现代机器人
手术护理学

主编 侯晓敏 殷彬燕

清华大学出版社

北京

内 容 简 介

全书分为上下两篇，共13章，详细介绍了手术机器人设备的使用、管理和专科手术的护理配合。上篇总论部分，从手术机器人的发展历程带入，以第四代达芬奇机器人设备为例，介绍设备的使用和管理、消毒灭菌、标准化手术护理流程的建立、手术体位的安置，以及手术中麻醉的管理；下篇各论部分，针对目前各个专科常见的机器人手术，对手术步骤和围手术期护理配合进行了详细分述。

本书围绕手术机器人进行了系统全面介绍，图文并茂、科学实用，适合围手术期护理人员、医学工程人员和广大医学生阅读参考。

图书在版编目（CIP）数据

现代机器人手术护理学 / 侯晓敏，殷彬燕主编. —北京：清华大学出版社，2021.11
ISBN 978-7-302-59606-6

Ⅰ．①现…　Ⅱ．①侯…　②殷…　Ⅲ．①机器人-应用-外科手术　②手术室-护理　Ⅳ．①R61-39 ②R472.3

中国版本图书馆CIP数据核字（2021）第237044号

责任编辑：周婷婷
封面设计：傅瑞学
责任校对：李建庄
责任印制：宋　林

出版发行：清华大学出版社
　　　网　　　址：http://www.tup.com.cn, http://www.wqbook.com
　　　地　　　址：北京清华大学学研大厦 A 座　　　邮　　编：100084
　　　社　总　机：010-62770175　　　　　　　　　邮　　购：010-62786544
　　　投稿与读者服务：010-62776969, c-service@tup.tsinghua.edu.cn
　　　质量反馈：010-62772015, zhiliang@tup.tsinghua.edu.cn
印　刷　者：小森印刷（北京）有限公司
经　　　销：全国新华书店
开　　　本：185mm×260mm　　印　张：16　　字　数：356 千字
版　　　次：2021 年 12 月第 1 版　　　　　　印　次：2021 年 12 月第 1 次印刷
定　　　价：158.00 元

产品编号：092012-01

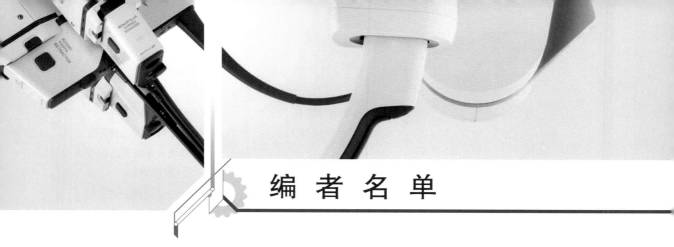

编 者 名 单

主　审　刘克玄（广东省医学会麻醉学分会主任委员）

　　　　　常后婵（广东省护理学会手术室专业委员会主任委员）

主　编　侯晓敏　殷彬燕

副主编　龚凤球　安晶晶

编　者（按姓名拼音排序）

安晶晶　董梦柠　杜跃军　傅　灿　葛军娜

龚凤球　关雄伟　郭　莉　侯晓敏　黄间开

廖冬梅　林　填　刘　宁　刘卫锋　刘曦光

刘雪妍　鲁永锦　苗　叶　彭焕橼　苏　青

滕红玉　万　俊　姚　玲　殷彬燕　于丹丹

曾　臻　张起帆　郑莉丽　周　凯　朱丽瑜

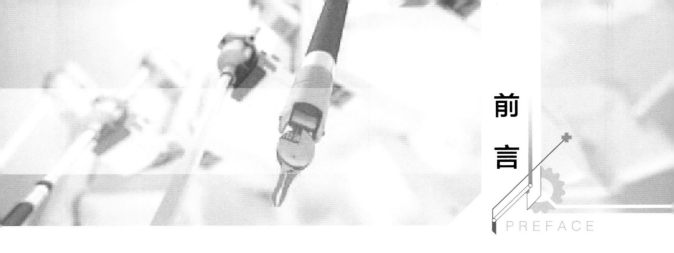

前言

PREFACE

　　微创外科是现代外科发展的重要趋势，随着世界科技的爆发式发展，医疗行业也搭上了科技发展的快车，尤其是腹腔镜微创外科、精准手术外科技术等的发展更是日新月异，其中最具革命性的尖端外科技术就是机器人手术。

　　机器人手术操作系统是一项集医学、机器人学、机械学、生物力学、计算机技术等为一体的交叉系统。这让手术室护理工作面临全新的挑战，如何快速适应、安全操作、科学管理机器人设备是我们需要思考的新问题。为保证手术中仪器设备的正常运行，帮助各级手术护理人员快速掌握设备的使用方法，南方医科大学南方医院、中山大学第一附属医院、四川大学华西医院以及广东省人民医院等手术室的护理专家们编写了本书。本书以图文并茂的形式介绍了手术机器人的操作使用、故障排除、日常管理和各类手术的护理配合，内容翔实、语言通俗易懂，旨在为手术室护理人员提供规范操作和管理的依据，分享笔者的临床经验。

　　本书在编写过程中得到了广大同人的大力支持和帮助，在此感谢全体编写人员的付出，由于编者水平有限，书中难免存在疏忽与欠缺，敬请广大读者批评指正。

主　编

2021 年 9 月

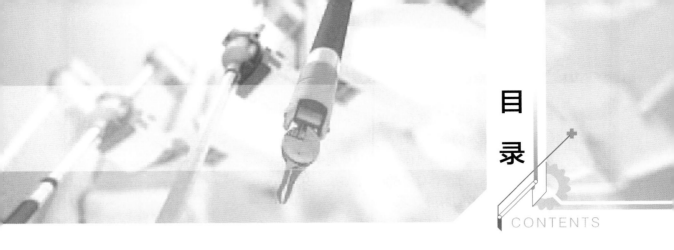

目录

CONTENTS

上篇 总论

下篇　各论

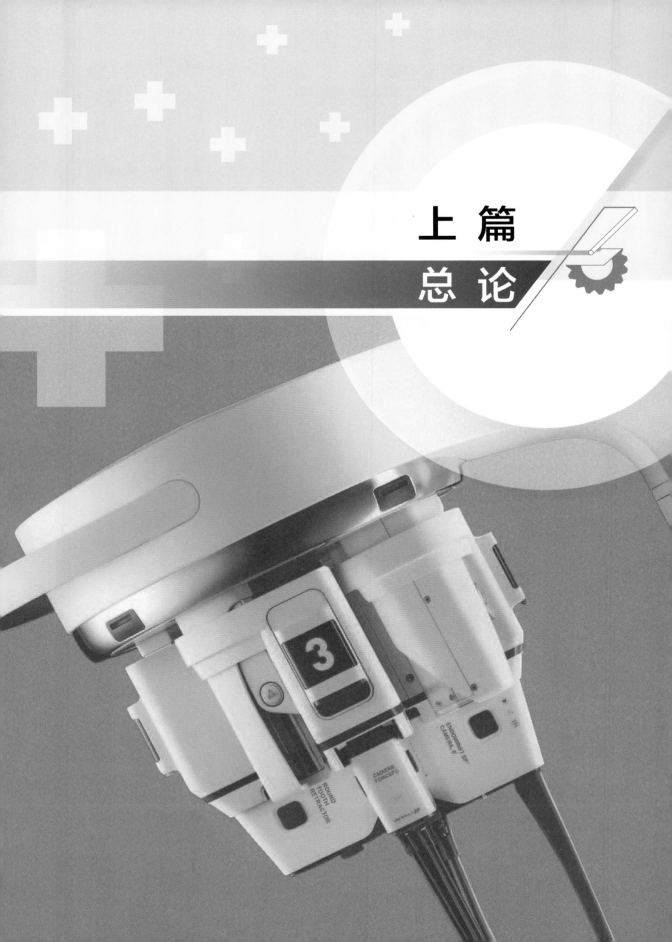

上 篇

总 论

第1章 手术机器人发展历程

　　微创手术是现代外科发展的重要趋势，随着世界科技的爆发式发展，医疗行业也搭上了科技发展的快车，尤其是腔镜微创外科和精准手术外科技术等的发展更是日新月异，其中最具革命性的尖端外科技术就是机器人手术。机器人手术操作系统是一项集医学、机器人学、机械学、生物力学、计算机技术等为一体的交叉系统。相较于传统腔镜手术，它的器械臂提供了更加自然灵巧和全方位的精细操作，超越了人手的极限，通过过滤人手不自主的震颤，达到快速、准确地完成解剖和缝合等功能。此外，还可避免外科医生长时间站立操作的辛苦，解放了外科医生，使外科手术朝着更加精准、稳定和高效的方向大步迈进。

　　早在 1985 年，美国人就尝试用 Puma 560 工业机器人辅助进行脑组织活检，这也是手术机器人最初的雏形和人类对其进行的探索。直到 1994 年，美国电脑动作（Computer Motion）公司研制了第一台用于辅助微创手术的内镜手术系统——伊索系统，即最佳定位自动内镜系统（automated endoscopic system for optimal positioning，AESOP）。该公司首先获得美国食品药品监督管理局（Food and Drug Administration，FDA）的正式批准，允许其在手术室使用能自动控制腔镜位置的器械臂。这种器械臂模仿了人手臂的功能，它由声音或脚踏控制，通过事先录制的规定声音命令，实现声音录入者（主刀医生）对器械臂的控制功能。同时，AESOP 器械臂能代替扶镜助手，为外科医生提供一个自主且平稳的术野环境。AESOP 虽然不能独立执行指令进行手术操作，但这却是人类在机器人外科手术领域迈出的关键一步。

　　随着摄像控制方面取得的进步，逐渐形成了主 - 仆式远距离操作机器人（master-slave telemanipulator）的概念，即外科医生通过远离患者的主控制台来控制手术操作系统。该技术是将计算机连接在外科医生的手和手术器械之间，以期利用计算机来增强手术操作的灵活性。设计者在主控制台上设置了两个主控装置控制机器手臂，外科医生的每次操作都能传达到机器手臂，机器手臂控制着患者体内手术器械的操作并缩小移动幅度，以一种比例遥控的方式服从于主控装置的所有命令，这一发明解决了手术机器人研发的关键技术问题。

　　1996 年初，Computer Motion 公司在 AESOP 的基础上结合主 - 仆式远距离操作系统理念研制了一款功能更为强大，具有良好视觉系统的机器人手术系统，即宙斯（Zeus）系统。它由 AESOP 声控内镜定位器、赫米斯（Hermes）声控中心、Zeus 机器人手术系统（左右器械臂、术者操作控制台、视讯控制台）和苏格拉底（Socrates）远程合作系统组成。它的中间器械臂是 AESOP 声控摄像臂，左右两条器械臂可操作 4 mm 的手术器械，其手术器械有两种：一种是传统的长直杆腔镜手术器械；另一种是带一个关节腕的手术器械。其具有 6 个方向的活动自由度（传统器械的 5 个自由度和关节腕左右方向的 1 个自由度）。手术时，医生坐在控制台前实时监视成像屏幕，语音控制 AESOP 内镜，手柄控制固定在手术床滑轨上的器械臂，脚踏控制电外科设备，其机械手模仿人类手腕完成各种手术操作。后来，宙斯系统由于其系统的局限性，被美国直觉外科（Intuitive Surgical）公司所收购。

2000 年 1 月 9 日，Intuitive Surgical 公司成功研发出达芬奇手术机器人操作系统（da Vinci robot system），同年 7 月，FDA 批准达芬奇手术机器人操作系统在临床使用。达芬奇手术机器人成为世界上第一个合法的商品化手术机器人，其系统也逐渐成为今日世界上外科手术机器人系统的主流。

Intuitive Surgical 公司在产品研发之初确定了 4 项关键设计准则：第一，也是最重要的，是系统的安全性能，即系统应具有失效保护功能，以确保手术的安全开展；第二，系统需要提供给医生对器械的直观控制功能；第三，器械末端需要具有灵活的 6 个以上自由度，以满足手术操作需求；第四，系统需要有逼真的三维视觉效果（三维内镜）。这些设计准则保证了系统能够恢复医生在普通腔镜手术中失去的能力，其技术支持主要来源于 SRI 国际研究所（SRI International）、国际商业机器公司（International Business Machines Corporation，IBM）和梅森工业技术（Mason Industrial Technology，MIT）公司。

1995 年，SRI 公司设计的原型机具有 4 个器械自由度（含末端开合），使用一个主操作手来直观地控制器械末端的运动，主操作手和从操作手的机械配置比较相似，因此，可以简化主从控制的计算。后来 Intuitive Surgical 公司基于这一代原型机在 3 年内又开发了 3 代样机，最终研发出了达芬奇手术机器人操作系统并上市销售。达芬奇手术机器人操作系统的命名早在 Intuitive Surgical 成立初期就已经确定下来，但早期的原型机不叫 da Vinci，是因为该公司希望这个名字被保留给产品使用。取名为达芬奇（da Vinci）是因为列奥纳多·达·芬奇（Leonardo da Vinci）是文艺复兴的代表性人物，他将艺术、科学、解剖学和工程学结合在一起应用于他的发明和创造事业，这很符合 Intuitive Surgical 公司的愿景。事实证明，这个名字也给产品带来了很高的知名度和认可度。

从销售第一台达芬奇手术机器人到之后的 4 年里，Intuitive Surgical 公司将主要精力集中在处理安全性的问题及扩充生产和销售团队上，使得产品的质量一直在提高，销售量不断增加。

最初的达芬奇手术机器人操作系统由 3 个基本部分组成，即一个控制台、一个装摄像机的成像车和一个装有 3 个器械臂的可移动操作车。它的立体视觉系统采用了两个索尼的阴极射线显像管（cathode ray tube，CRT）显示器，并应用反光镜实现了简化立体显示系统的效果，但视觉效果并不理想。在此基础上，Intuitive Surgical 公司采用奥林巴斯的单路光学通道加双路摄像头的设计方案（摄像头在内镜末端），虽然图像质量得到了提升，但是立体效果仍然无法让人满意。最终，Intuitive Surgical 和精密光学公司（Precision Optics Corporation，POC）签订创作协议，它们将两路 5 mm 棒状镜光路系统安装在 12 mm 内镜中，然后将图像导入内镜后端的三晶片摄像头，从而得到了较满意的立体成像效果。

此外，针对器械与器械臂连接不可靠的问题，它们通过应用滑块联轴器的方法得到了解决，明显地降低了器械和平台接口连接处对器械精度的影响。医生控制台主操作手端也有很明显的改进，开始是一个套管伸缩式的设计，改成了一个类似铲斗结构，与从手端的构型明显不同，但是大大增加了工作空间和可靠性。

2003 年，患者端的机器人操作系统由原来的 3 个器械臂增加到 4 个器械臂，为手术医生提供了更为强大的手术控制能力（如牵扯组织、分离组织等功能），同时也增加了不同臂之间切换功能的控制能力，并将手术器械种类由原来的 6 种扩充到 50 余种。

2006 年，Intuitive Surgical 公司推出了第二代达芬奇手术机器人操作系统——da Vinci S。该系统通过人机工程学设计把术前的调节准备时间减少了 50%，明显提升了手术效率。这一代机器人从患者端到医生控制端及图像车都更为轻巧、方便和灵活，第 4 条臂也被更好地融合到设计中，分布式的电源和控制系统设计大大减少了线缆的长度，视觉系统提升为宽屏笔记本屏幕（wide extended graphics array，WXGA）（1280×800 像素）高分辨率，使之更适应内镜系统。患者端操作系统增加了一个触摸屏和图像车触摸屏系统（TilePro 系统）来提升交互和控制能力，这些改进大大提升了医护人员的操作体验，更加满足市场的应用需求。

随着外科手术技术的发展，临床上对手术机器人的使用意愿和要求也在不断增加。2009 年，Intuitive Surgical 公司又继续推出了第三代达芬奇手术机器人操作系统——da Vinci Si。与前一代产品 da Vinci S 着重改进患者端操作系统不同的是，新一代的 da Vinci Si 重点考虑的是医生操作平台和图像车的功能改进，以精简平台来满足市场的需求。其改进内容包括触摸屏改为宽屏，并且支持更高的分辨率（1440×900 像素）。其将视觉控制系统由原来的分体模式（内镜控制器和机器人控制器分开）整合为将视觉系统集成在一起，将视觉控制调整由原来的两个步骤变为一个步骤。另外，内镜摄像头的体积也进一步缩小，方便人手握持，并且对图像系统的设置步骤也进行了简化，更便于临床操作。双医生控制台的方案也是这时提出的，该技术采用"交换控制"的方案允许医生共同控制机器人的器械，这样可以更方便医生培训及协作手术。

2014 年，Intuitive Surgical 公司又推出了第四代达芬奇手术机器人操作系统——da Vinci Xi（图 1-0-1）。da Vinci Xi 是目前世界上最先进的外科手术设备之一，与前三代手术机器人相比，第四代达芬奇手术机器人操作系统具有更清晰的裸眼三维影像系统。该系统自带智能图像处理功能，使手术视野更加清晰、逼真，成像功能更强大，被称为"水晶样清澈的三维高清视野"。它的成像系统具有多角度自动切换功能，使肿瘤全方位、无死角地呈现在医生的视野中。此外，它的颤抖自动滤除和直觉式操控技术，使医生的操作更稳定、自然，使手术更精准、精细和安全。术者还可以自主控制镜头和器械的操作，避免了与助手之间配合不熟练引发的安全性及低效率等问题。它的器械设计也更加灵活，7 个自由度的可转腕手术器械，其弯曲及旋转的程度远超越人手极

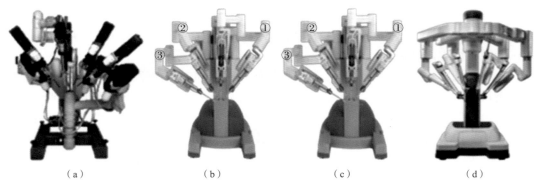

（a） （b） （c） （d）

图 1-0-1　四代达芬奇手术机器人

（a）da Vinci（1999 年）；（b）da Vinci S（2006 年）；（c）da Vinci Si（2009 年）；（d）da Vinci Xi（2014 年）

限，灵活度远超人手功能。

达芬奇手术机器人操作系统可以说是目前世界上最先进、最成熟，也是市场运营最成功的手术机器人操作系统。截至 2020 年 12 月底，全球的装机量已达到 5989台，参与手术量超过 850 万台。仅 2020 年，完成手术量就超过 120 万台，全球平均每25.4 s 就会有一位外科医生使用达芬奇手术机器人进行手术。

远程手术技术可以说是外科手术发展史上一个里程碑，而手术机器人技术的发展，为远程手术技术的实现提供了物质基础。不同于传统同一物理空间下的手术机器人，远程手术机器人需要将医生操作端与手术操作端放置于不同物理空间下，手术医生借助视频、音频、图像、力觉等临场感的装备与技术开展外科手术。构建远程手术机器人系统，不仅要考虑其功能是否稳定，还要为其添加可靠的远程通信系统。其中，机器人系统应包含远程手术器械臂、医生操作台、附属的腔镜系统和手术器械单元；远程通信系统要为机器人主从两端的多模态信号传输提供网络通道，只有同时满足这两者的要求才能实现真正意义上的远程手术操作。

早期远程手术的项目研发资金主要来源于军用基金。来自美国国防高级研究计划局（Defense Advanced Research Projects Agency，DARPA）的理查德·萨塔瓦（Richard Satava）对手术机器人用于战场很感兴趣，于是在 20 世纪 90 年代早期给远程机器人项目提供资金，旨在让前线战场受伤的士兵立刻得到救助，而医生可以留在安全的后方。在伊拉克战争中，这种前线外科手术方式变成了在前线稳定伤员并且迅速撤离伤员的方法，而 DARPA 提供的研究基金对支持早期的远程手术研究起到了巨大的作用。后来，随着远程机器人手术的不断发展和网络技术的不断进步及 5G 时代的来临，远程手术不再局限于战时用途，而是进一步达到了医疗资源共享，有效改善医疗资源的偏态分布、节省医疗资源与费用，提高患者救治率的目的，成为微创手术发展的新趋势。

2000 年，米拉利（Mirali）等首先报道了 5 例从美国巴尔的摩到意大利罗马的机器人远程手术指导实验，其中 4 例获得成功；同年，谢（Cheah）等完成了新加坡到美国巴尔的摩的远程腹腔镜胆囊切除术。2001 年，马雷斯科（Marescaux）等完成了世界首例从美国纽约到法国斯特拉斯堡横跨大西洋的机器人远程胆囊切除术，这是远程手术的一个里程碑，验证了远程手术技术的可行性，标志着外科手术跨时代的飞跃。

迄今，外科手术的发展经历了开放术式手术、腔镜手术、机器人手术、远程手术等不同阶段，标志着人类在外科手术历程中的不断进步和完善，人类探索的脚步从未停歇。除了市场占有份额最大的达芬奇手术机器人系统外，国内外有越来越多的团队也开始进入外科手术机器人研究领域，进行探索和研发，如美国华盛顿大学开发的小型微创外科手术机器人系统——Raven；波兰罗兹理工大学开发的类似 da Vinci系统的微创外科手术机器人；德国宇航中心开发的轻型臂微创手术机器人系统——MiroSurge；韩国米尔（Meere）公司发布的腹腔镜手术机器人——Revo-i；美国美敦力公司研发的手术机器人系统——Hugo RAS；德国阿瓦特拉医疗（Avatera Mediral）公司研发的腹腔镜微创手术机器人系统——Avatera；哈尔滨工业大学、苏州康多机器人有限公司、上海微创医疗器械（集团）有限公司等国内许多团队研发的手术机器人系统，可以说是百花齐放，各显神通，这些说明机器人手术时代已悄悄来临。

未来，手术机器人将会设计得更加小巧，具有更高的安全性、稳定性，以及更优的操作性能，以满足更多复杂环境下手术的需求。随着计算机技术和医学成像技术的发展，手术机器人还可以利用图像资料为医生进行手术导航和定位，并为手术方案的制定提供更为直观的信息。甚至还可以与人工智能（artificial intelligence，AI）、虚拟现实（virtual reality，VR）、增强现实（augment reality，AR）等高技术模块相结合，真正实现机器人自主手术，而人类只是起到监督和处理应急事件的作用而已，就像自动驾驶汽车一样，可以真正实现无人驾驶技术。

（侯晓敏　郭　莉）

第2章 da Vinci Xi 手术机器人设备的使用

第1节 da Vinci Xi 手术机器人操作系统概述

达芬奇手术机器人操作系统是一种高级机器人手术平台，其设计理念是通过使用微创方式，实施复杂的外科手术。简单地说，达芬奇手术机器人操作系统就是高级的腹腔镜系统。目前，世界上最先进的达芬奇手术机器人操作系统已经更新到了第四代（da Vinci Xi），较之每一个动作都需要医生操作一次的第三代，第四代更轻巧、便利和智能：双控制台设计，使两位术者可同时协调控制同一台手术；增强的裸眼三维高清视觉效果，可以将画面放大 15 倍以上，比医生裸眼看得清楚很多；主操作手调焦，放弃了原来脚控调焦模式，实现术者扭动主手夹持器即可进行调焦；模拟人手臂设计的器械臂，其旋转角度远超越了人手臂的旋转角度。da Vinci Xi 手术机器人操作系统还改变了传统外科医生的操作方式，只要有光缆，操作台"可以放在任何一个地方"。在手术过程中，主刀医生不必直接接触患者，甚至不用穿手术衣，真正实现了"千里之外"的远程手术。

da Vinci Xi 手术机器人操作系统包含 1 台医生控制台、1 台患者手推车和 1 台图像车，并与内镜、内手腕（Endowrist）器械和附件配合使用（图 2-1-1）。本节将对医生控制台、患者手推车、图像车、内镜、Endowrist 器械和音频系统进行介绍。

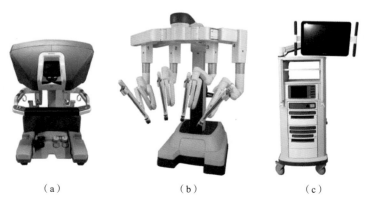

（a） （b） （c）

图 2-1-1　da Vinci Xi 手术机器人操作系统主要组件

（a）医生控制台；（b）患者手推车；（c）图像车

一、医生控制台

外科医生坐在医生控制台旁，通过使用两个手动控制器（主控制器）和一套脚踏板来控制器械与内镜的所有动作。医生在三维观察窗上观察内镜图像，该观察窗提供患者解剖部位、仪器的视图及图标和其他用户界面功能。医生控制台主要由以下几部分组成（图 2-1-2）。

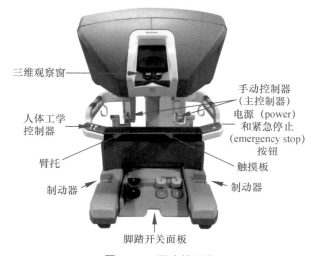

三维观察窗

手动控制器（主控制器）

人体工学控制器

电源（power）和紧急停止（emergency stop）按钮

臂托

触摸板

制动器

制动器

脚踏开关面板

图 2-1-2　医生控制台

（1）三维观察窗：高清立体观察窗由两个独立的发光二极管（light emitting diode，LED）显示器组成。

（2）手动控制器（主控制器）：两个手动控制器位于手术部位的三维放大图像下面。医生可以手持手动控制器查看手术部位，随着医生双手的操作，器械末端会出现在三维观察窗的视野中。

（3）臂托：包含一块触摸板用户界面、用于调整医生控制台人体工学的控制器及电源（power）和紧急停止（emergency stop）按钮。

（4）脚踏开关面板：含有脚踏板，用于激活各种系统模式，如内镜控制器，以及激活各种器械功能，如单极电刀和双极电刀。

（5）制动器：医生控制台的基座侧面有两个制动器，用于阻止医生控制台的移动。

二、患者手推车

患者手推车位于手术台旁，包含 4 条器械臂，可根据患者解剖部位进行定位。内镜可附接到任何器械臂上，用以提供患者解剖部位的高清三维视图。患者手推车操作员在无菌区域工作，负责更换器械和内镜，协助医生控制台操作员完成手术。为了确保患者安全，患者手推车操作员对比医生控制台操作员来说可以优先控制患者手推车。患者手推车主要由以下几部分组成（图2-1-3）。

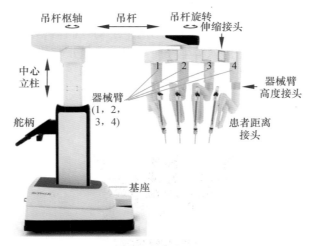

吊杆枢轴　吊杆　吊杆旋转　伸缩接头

中心立柱

器械臂（1，2，3，4）

舵柄

器械臂高度接头

患者距离接头

基座

图 2-1-3　患者手推车

（1）吊杆：是器械臂的可调整旋转支撑结构，可将器械臂移至更适于目标解剖部位和患者体位的位置。

（2）吊杆枢轴：沿着柱体对准和延伸吊杆。

（3）吊杆旋转：用于吊杆器械臂群的旋转。

（4）伸缩接头：调整器械臂间距的接头。

（5）器械臂高度接头：调整器械臂高度的接头。

（6）患者距离接头：调整器械臂以增加患者距离的接头。

（7）中心立柱：中心立柱向上或者向下移动吊杆，以调整系统的高度。

（8）基座：包含一个用于定位和运输的机动患者手推车驱动装置、患者手推车电子设备和接头面板。

（9）舵柄：包含手推车驱动装置启用开关的车把、一块触摸板、两根操纵杆、电源和紧急停止按钮、一个线缆托架和一个电池指示灯。车把和手推车驱动装置启用开关用于在手术室内操纵患者手推车（图2-1-4）。舵柄包含一块触摸板，可以提供系统

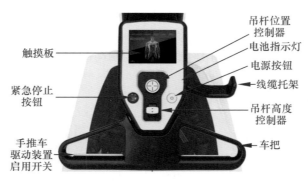

触摸板

紧急停止按钮

手推车驱动装置启用开关

吊杆位置控制器

电池指示灯

电源按钮

线缆托架

吊杆高度控制器

车把

图 2-1-4　患者手推车舵柄

消息和引导菜单选项；操纵杆包含吊杆位置控制器和吊杆高度控制器，用于器械臂、吊杆和中心立柱的手动定向操作。

（10）器械臂：患者手推车共包含 4 条手术器械臂，用于固定并移动内镜和器械，其远端附接到器械 / 内镜套管。通过器械臂上的各种按钮，发起动作，对器械臂进行调节，使其固定在合理的位置，方便术中操作（图 2-1-5）。

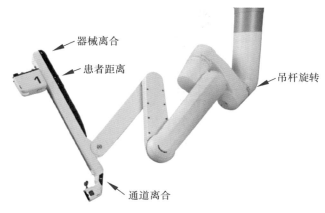

图 2-1-5　患者手推车器械臂

器械臂上的按钮主要具备以下几种功能：

① 器械离合：用于在手术部位中前进或收回内镜或器械端头。

② 患者距离：用于调整器械臂的角度。

③ 通道离合：用于对器械臂进行重新定位，以解决和避免手术期间各器械臂之间的互相干扰；还可用于升降吊杆、将器械臂聚集或散开、减少端口部位的张力。

④ 吊杆旋转：用于旋转器械臂群。

三、图像车

图像车（图 2-1-6）包含支持性电子设备，如供内镜和电子软件处理器使用的光源与视频图像处理设备。图像车还包括一块触摸屏和一个附件架，触摸屏可用于查看内镜图像和调整系统设置，附件架可放置外科辅助设备，如气腹机、电刀主机等。

（1）系统电子设备（核心设备）：包含用于进行视频图像高级处理、系统控制算法和芯片（ESU）控制（当医生使用器械功能脚踏板时）的电子设备。

（2）内镜控制器：包含一个可为手术部位提供照明的高强度光源和用于处理内镜所输出视频图像的电子设备。

（3）视频处理器：接受并处理源自内镜的视频输入，并通过系统电子设备发送至触摸屏和三维观察窗。

（4）VIO dV：用于激活器械的兼容式高频电刀，可以让机器人和腹腔镜器械配合使用。

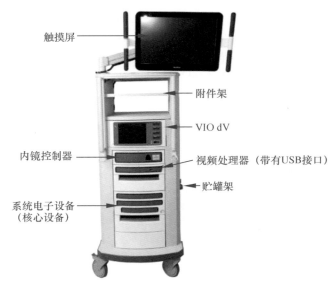

图 2-1-6 图像车

（5）触摸屏：提供患者侧的手术部位视图和一套用于调整内镜与视频配置的触摸控制按钮。

（6）附件架：用于放置附件设备的置物架。

（7）贮罐架：两个贮罐架用于放置储气罐。贮罐架可容纳各种尺寸的贮罐。贮罐架上有可调整的带子，并且在用螺丝刀松开各侧的一个螺钉后，下托架可滑入、滑出。贮罐架可支持两个贮罐，每个最多重 22.68 kg。

四、内镜和 Endowrist 器械

内镜由端头（有 0° 和 30° 端头角度）、轴、基座、壳体、线缆、接头和含挂绳的接头盖组成（图 2-1-7）。内镜从手术部位获得高清的三维视频，经处理显示于医生控制台三维观察窗和图像车触摸屏上。

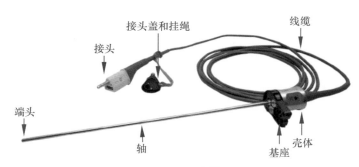

图 2-1-7 内镜

与无辅助人手相比，Endowrist 器械使外科医生操作更加灵活，获得比自然动作更大的操作范围，从而在微创手术中实现更加精准的操作。Endowrist 器械与 da Vinci Xi 手术机器人操作系统共用，有助于实现快速、精准的缝合、切割和包扎操作。Endowrist 器械为多用途器械，包含 12 mm、8 mm、5 mm 等不同规格（图 2-1-8）。

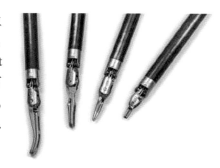

图 2-1-8　Endowrist 器械

五、音频系统

音频系统在患者手推车与医生控制台均安装有麦克风和扬声器，用于手术室人员和医生控制台操作员之间的语音沟通。此外，音频系统还可发出错误警告音和语音通知消息。

第 2 节　机器人手术室布局

随着机器人手术系统的不断发展和普及，机器人手术对手术室的布局要求也越来越高。在遵循手术室工作人员人体工效学设计原则及保证手术配合高效性、便捷性的前提下，合理布局机器人手术室，还能够对提高工作效率、保障手术环境安全、提升医护之间的配合默契、提高医护人员舒适度和满意度起到积极作用，也为临床教学、手术演示、远程医疗、视频会议及远程学术交流奠定良好基础。

一、手术室布局要求

（1）空间要求：因现代外科手术所需仪器设备较多，加上 da Vinci Xi 手术机器人操作系统自身体积比较庞大，为了使患者手推车可以灵活移动，建议手术室面积应该大于 50 m²，长宽最佳比例为 1∶1，高度应大于 3 m。

（2）功能要求：机器人手术属于高精尖手术，设计机器人手术室时应考虑建成一体化手术室，可常规配备机器人手术及腹腔镜微创手术所需的各种设备，墙面安装多个显像系统，便于助手及其他参与人员、参观人员观看和学习；也可以建立远程手术观摩室，进行远程学习使用。将各种设备的控制系统整合到统一界面，进行集中控制，将图文信息进行整合处理，满足各种功能需求，实现人、机、环境的高度协调，为手术的顺利开展提供保障。

（3）手术要求：da Vinci Xi 手术机器人主控台设有音频系统，故可以远离操作间，但仍建议放置在同一手术室，有利于主刀医生观察助手在手术台上的情况，同时也方便主刀医生与助手随时沟通（图 2-2-1）。

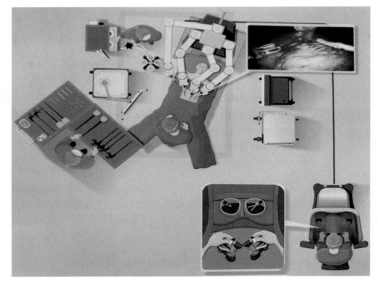

图 2-2-1　手术室布局示意图

二、基础设施位置布局

为保证手术配合高效有序，减少巡回护士传递手术用品和连接仪器设备时的行走距离，避免护士反复移动设备，da Vinci Xi 手术机器人手术室在布局时需要使药品柜、器械柜、麻醉柜、体位柜和工作台的位置与麻醉机系统、外科能量平台等保持协调，手术室内的其他设备如恒温箱、操控面板、观片灯等的安装位置都要符合人体工效学设计原则，以满足手术实际使用需求（图 2-2-2）。

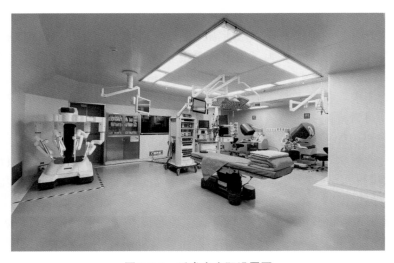

图 2-2-2　手术室实际设置图

三、移动设备位置布局

根据手术床位置、手术医生站位和器械台位置来确定麻醉机系统、外科能量平台、手术无影灯、吊臂显示器、远程转播显示器、全景摄像机等的安装位置。合理的位置布局对提高助手医生和洗手护士的观看舒适度，提高手术配合质量，保障手术安全具有积极意义。建议参照以下要点合理布局手术室。

（1）医生控制台一般放置于手术室靠墙处的固定位置，需要保证主刀医生能够直接看到患者和助手医生，便于术中交流。

（2）患者手推车可放在手术床四周任何位置，da Vinci Xi 手术机器人操作系统支持 270° 的患者接触区。为确保最大的患者侧接触区，建议将患者手推车放置在患者目标解剖部位的同侧并停靠于空间较为宽敞且人员走动较少的区域（图 2-2-3）。

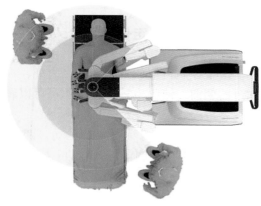

图 2-2-3　270° 患者接触区示例

（3）图像车的位置对医生控制台和患者手推车的依赖较小，可根据电缆和线缆的使用方向、电源接口距离和实际手术位置灵活摆放，需要保证图像车的触摸屏不被遮挡，以便于术中查看设置向导提示和其他信息。最佳的摆放位置为患者手推车同侧下方手术床床尾，使摄像电缆能够自由移动。

（4）吊臂显示器安装点的选择应根据助手医生最佳观看角度而定。一般而言，妇科、直肠手术应在手术床床尾设置显示器；泌尿、胃肠、肝胆和胸科手术应在手术床床头两侧各设置一个显示器。此外，因每个显示器的吊臂都有移动限位，旋转到一定的程度时就无法推动，安装时应注意将限位调至较少用的方向，以满足手术需求。

四、信号接口位置布局

da Vinci Xi 手术机器人立体成像系统负责采集并存储摄像头传来的视频信号，通过对视频信号进行处理和融合，将普通平面图像转成三维图像，系统的视频图像信号可以通过图像车或医生控制台传出，使系统的视频图像及手术室的音视频能够通过远程医疗视频系统进行实时转播，实现示教、远程沟通等功能。因此，需要在医生控制台靠墙处及图像车处合理布置信号接口。

总之，在遵循术者的人体工效学原则及保证手术配合高效、便捷、流畅的前提下，合理布局手术室空间，能够达到简化操作流程、节约时间、提高手术效率的目的，为临床教学、手术示教、远程医疗、学术交流等奠定基础。

第3节　系统组件定位

本节主要介绍如何在手术室内合理布置 da Vinci Xi 手术机器人操作系统组件，以实现安全、高效的工作目标，并符合人体工学原理，提高工作效率，增强配合默契度。系统组件定位包括医生控制台定位、患者手推车定位和图像车定位。

一、医生控制台定位

医生控制台应放置于无菌区之外，一般固定于手术室内靠墙位置。调整好医生控制台的朝向，使医生控制台操作员可以看见手术区域，同时可以与患者手推车操作员进行清楚沟通。

医生控制台仅可从侧面推动，两侧用于推动的手柄附近的标签上写有"push"（推），使用医生控制台任一侧的手柄可以进行移动或定位（图2-3-1）。

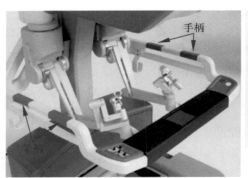
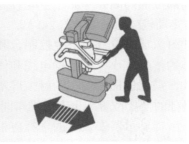

医生控制台标签：使用侧面的手柄移动
医生控制台

图2-3-1　使用手柄从任一侧推动

不得从后面或前面推或拉控制台。两侧单独的"禁止将手放在这里"标签说明不得将手放到此处来移动医生控制台（图2-3-2）。

医生控制台做好手术定位后，对控制台上的制动器进行设置，具体操作如下。

（1）踩下制动器踏板来启用制动器；在踩下踏板时，将看到"brake"（制动器）标签和锁定符号，表示制动器被启用。制动器位于手术控制台基座的侧面（图2-3-3）。

（2）要降低脚踏开关，仅需启动一个制动器。如果启动两个制动器可以获得更好的稳定性。

（3）踩下已按下的制动器即可释放。要抬起脚踏开关并运输手术控制台，必须释放制动器。

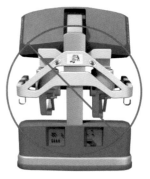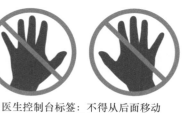

制动器

医生控制台标签：不得从后面移动
医生控制台

图 2-3-2　不得从后面或前面推或拉医生控制台　　图 2-3-3　医生控制台制动器位置

二、患者手推车定位

患者手推车装有用于运输此设备的电动驱动装置，需要两个人才可安全地移动患者手推车，其中第一个人操作电动驱动装置，第二个人（站在第一个人对面）引导驱动装置，以确保其不会与任何障碍物碰撞，各环节操作如下。

（1）安装防护罩：在手术室内指定一个区域（该区域应不易与未灭菌的物品接触或阻碍通行），为在手术开始前给患者手推车安装防护罩提供足够空间。

（2）手术：完成患者手推车防护罩安装、定位好患者、准备并确定好手术切口后，使用电动驱动装置将患者手推车驶入无菌区。

（3）制动器：使用制动器将患者手推车锁定到位，防止手术期间发生移动。电动驱动装置未启动时，患者手推车制动器会处于自动闭合状态。

（4）稳定脚：为防止移动，对接套管时，4 个稳定脚会自动部署于手推车基座。

患者手推车能够以不同的速度进行操作，电动驱动装置可根据推拉力度调整速度。抓住手把和手推车驱动装置启用开关，并向所需的方向推或拉，以此移动患者手推车。最高速度受限于患者手推车的位置，例如，当系统检测到适当的运输存放位置时，允许以最高速度操作，但操作务必小心。

为确保最大的患者侧接触区，可以将患者手推车放在患者的任一侧。da Vinci Xi 手术机器人操作系统支持 270° 的患者接触区（图 2-2-3）。

患者手推车可放在患者四周任何位置。如果目标解剖结构在中线外（如在心、肾和下腹部区域）的手术，则需要特殊考虑，将患者手推车放在患者目标解剖部位的一侧，可先将患者手推车放置在麻醉机对面，再将手术床旋转 45°，以便从侧面驶入患者手推车，最大限度地减少麻醉机的移动并提供最大的患者侧接触区（图 2-3-4）。

避免设置系统时将吊杆旋转 180° 与基座相对（图 2-3-5）。在此配置中，患者接触区有限，助手接触区受限，且助手经常处于背部靠近已铺无菌单中心立柱的情况。

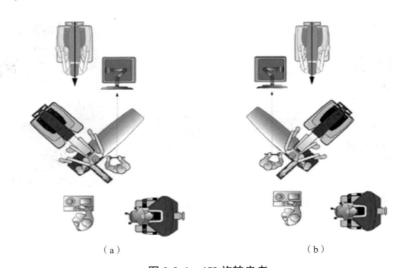

（a）　　　　　　　　　　　　　　（b）

图 2-3-4　45° 旋转患者

（a）患者左侧；（b）患者右侧

三、图像车定位

图像车（图 2-3-6）应放置在无菌区外围，可将图像车放在麻醉机或患者手推车的任一侧，并考虑线缆和电缆的连接问题，避免线路的缠绕、挤压。应确保患者手推车操作员可以全面且轻松地直视图像车组件和触摸屏，以便查看设置向导提示和其他信息。

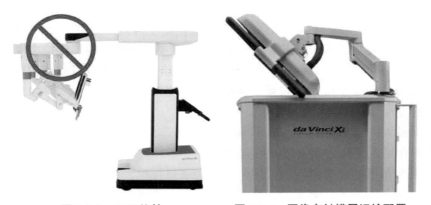

图 2-3-5　180° 旋转　　　　　图 2-3-6　图像车触摸屏运输配置

操作时需要注意：

（1）移动图像车之前，收起触摸屏并关闭后门，以避免倾翻或碰撞。

（2）解锁图像车的所有滚轮锁并将推车做好手术定位。

（3）将全部 4 个滚轮锁上的突舌向下推，以将之锁定到位（图 2-3-7）。

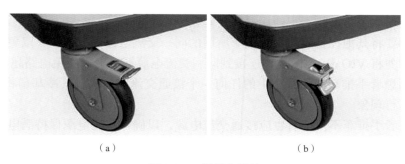

（a）　　　　　　　　　　　　　　　　（b）

图 2-3-7　图像车滚轮

（a）滚轮解锁；（b）滚轮锁定

第 4 节　系 统 连 接

　　本节介绍如何连接 da Vinci Xi 手术机器人操作系统的各个组件，包括电源连接、系统线缆连接、内镜线缆连接、电刀连接及视频和音频连接。应注意，图像车背面的其他线缆应始终保持连接状态，且仅限经授权的 Intuitive Surgical 公司人员进行操作。

一、电源连接

　　将医生控制台、患者手推车和图像车的交流电源线连接到墙上插座。为保障在现场出现电源故障时可以继续使用 da Vinci Xi 手术机器人操作系统，应使用支持备用电源的墙上插座（通常为红色）。确保墙壁上的各个插座满足表 2-4-1 中的要求。

表 2-4-1　系统电源线和电源要求

系统组件	电源线长度	电源要求	待机功率
医生控制台	25 ft/7.6 m	1000 VA 连续 115 V 以上，8.4 A 230 V 以上，4.2 A	95 VA 115 V 以上，0.8 A 230 V 以上，0.4 A
患者手推车	25 ft/7.6 m	1000 VA 连续 115 V 以上，8.4 A 230 V 以上，4.2 A	75 VA 115 V 以上，0.6 A 230 V 以上，0.3 A
图像车	25 ft/7.6 m	1000 VA 连续 115 V 以上，12 A 230 V 以上，6 A	145 VA 115 V 以上，1.1 A 230 V 以上，0.55 A

　　电源连接注意事项：

　　（1）首次使用前，将患者手推车连接到墙上插座至少 2.0～2.5 h，以便对备用电源进行完全充电。

（2）任何系统组件均不得使用接线板延长线。

（3）不要将其他设备连接到图像车所用的同一交流电源墙上插座，以免线路过载。

（4）切勿将 VIO dV 与图像车连接到同一交流电源插座上，避免电路超负荷。

（5）当患者手推车和图像车中的任何一个接通交流电源时，其冷却扇将连续运转，属于正常运行现象。

（6）患者手推车不使用时也应接通交流电源，以确保备用电源保持满电状态。

（7）患者手推车电池应充分充电，否则，监视器将显示错误消息。如果患者手推车接入交流电，则可忽略该错误。

二、系统线缆连接

系统运行时，线缆负责传输视频、音频和数据，da Vinci Xi 手术机器人操作系统线缆长 20 m（65.6 ft），该线缆应始终保持与图像车相连接的状态。系统线缆是相同的，它可以连接到医生控制台或患者手推车；过长的线缆应整理好悬挂在图像车侧面的线缆钩上，避免线缆打折、打结或脱垂至地面，防止线缆损坏（图 2-4-1）。

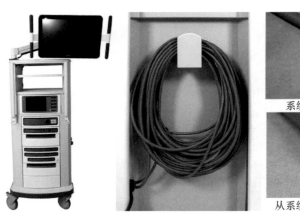
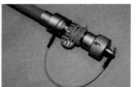
系统线缆上的端帽
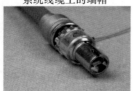
从系统线缆上移除端帽

图 2-4-1　系统线缆

（一）系统线缆布线原则

系统线缆布线原则是避开手术室通道，包括其他设备，以免损坏线缆、造成妨碍或引起险情。线缆位置还应便于患者手推车在术前安装防护罩和术中位置的移动（图 2-4-2）。

（二）系统线缆连接方式

（1）拔掉线缆上的端帽，检查线缆接头和系统插口是否存在碎片或针脚弯曲，是否留有异物。系统插口带有保护盖，使用前须将保护盖打开。

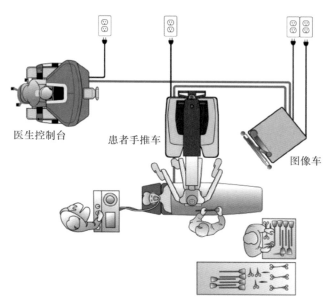

图 2-4-2　布置系统线缆

（2）连接各系统线缆时，应将线缆接头上的红点与匹配插口上的红点对齐，翻开插口盖，插入线缆接头。如果线缆连接正确，可以听到"咔嗒"声，再轻轻拉动接头，确认线缆完全连接稳定（图 2-4-3）。

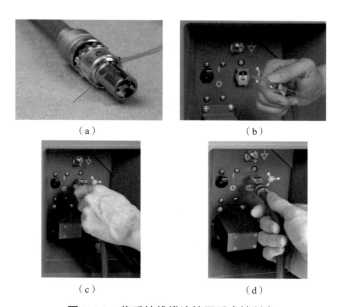

图 2-4-3　将系统线缆连接至手术控制台

（a）红色对准标记（箭头）；（b）查看红色标记并对准；（c）翻开插口盖并插入；（d）轻拉以确保完全连接

（3）注意线缆未与系统连接时，各系统线缆末端的保护金属盖应始终盖好。

（三）系统线缆连接注意事项

（1）系统线缆连接完毕并启动后，在系统完全关闭之前，不可将系统线缆插头拔下（图2-4-4）。如果在使用期间系统线缆被拔出，则会出现无法恢复性故障。要恢复系统功能，需要插好线缆、移除所有器械并重启系统。

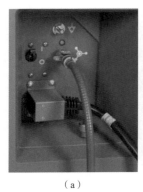 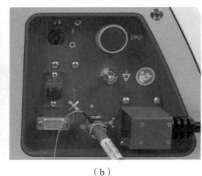 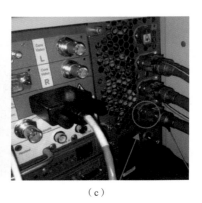

（a） （b） （c）

图2-4-4 系统线缆连接

（a）手术控制台连接；（b）患者手推车连接；（c）图像车视频处理器与核心设备的连接（不得拔除）

（2）系统线缆缆芯为光纤，使用时应避免弯曲，减少因线缆扭结导致线缆损坏，造成系统无法运行。线缆的最小安全弯曲半径为2.54 cm。同时小心避免踩踏线缆，以免造成损害。

三、内镜线缆连接

每次使用前，内镜必须按照《再处理说明用户手册》进行灭菌并仅由准备在无菌区作业的人员操作。将内镜线缆插进内镜控制器上的插口中（位于图像车上）（图2-4-5）。建立手术切口时也可手持内镜以助术前探查和套管插入。

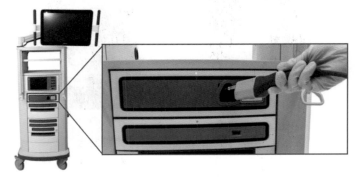

图2-4-5 连接内镜线缆

　　内镜线缆连接注意事项：

（1）开灯后，切勿凝视光学纤维束头端的光，避免因强光刺激造成永久性眼损伤。

（2）小心操作内镜线缆。如果线缆严重弯曲或扭结，可能损坏内部光纤材料，从而大幅减少通过线缆传输的光量。

（3）如果在患者手推车臂上安装多个内镜，操作上可行，但系统消息仅提示一个内镜发送视频。

四、电刀连接

　　将系统配备的能量活化电缆连接到图像车背面的辅助接头后，便可以使用兼容的电刀（ESU），最多同时可附接 3 个 ESU，电缆按电刀型号用颜色标记（图 2-4-6）。

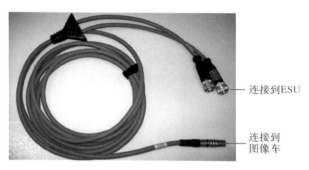

图 2-4-6　代表性能量活化线缆

（一）ESU 系统连接方式

（1）将线缆的电刀端接入电刀上相应的槽，并彻底旋紧螺钉锁，以确保线缆完全连接（图 2-4-7）。

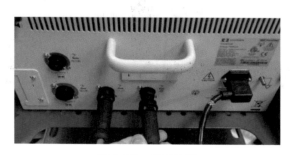

图 2-4-7　电刀连接

（2）将线缆的系统端插入图像车背面 3 个能量插口中的任一插口（图 2-4-8）。将线缆接头上的红点与插口右边的红点对齐。如果线缆连接正确，可以听到"咔嗒"声，再轻轻拉动线缆接头，确认线缆完全插入。当 ESU 和系统打开时，相应的 LED 指示灯将会亮起。

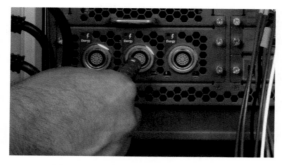

图 2-4-8　能量插口（图像车背面）

（二）ESU 系统连接注意事项

（1）如果两个同一能量类型的电刀连接到系统，如两个单极电刀，系统将不允许能量激活。

（2）需要确保仅将兼容的电刀连接至 da Vinci Xi 手术机器人操作系统。如将不兼容的电刀设备连接至操作系统，系统将不允许能量激活。

五、视频和音频连接

图像车背面有 6 个辅助连接接口箱：2 个视频输入，3 个视频输出，1 个音频输入 / 输出。各接口箱有 3～4 个接口，但一次仅支持使用 1 个连接（图 2-4-9）。医生控制台背面的连接面板提供了默认的外界图像显示（TilePro）输入。此外，视频处理器的背面还有 2 个视频输出（图 2-4-10）。

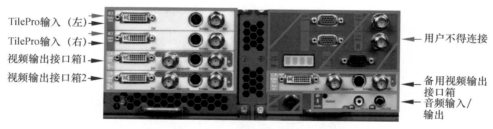

图 2-4-9　图像车背面上的视频和音频连接

连接视频或音频时注意事项：

（1）各输入和输出接口箱仅支持一种视频格式。

（2）图 2-4-9 红框所示的图像车上灰底灰字标记接口，是由经过授权的专业人员在安装或维修系统时根据需要连接的，非授权人员禁止操作，这部分连接严禁拔下。

（3）为避免触电，在接触任何接口时，切勿同时接触患者。

（4）其他信息参照核心设备连接图（图 2-4-11）。

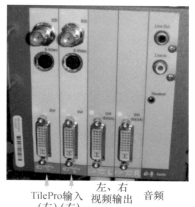

TilePro输入　左、右　音频
（左）（右）　视频输出

图 2-4-10　医生控制台背面的连接

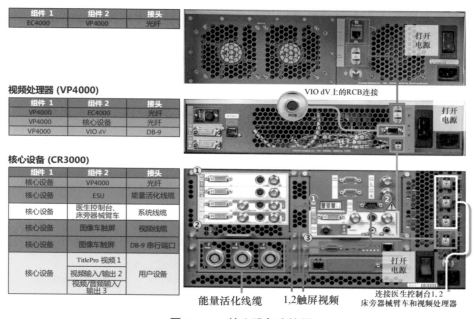

组件 1	组件 2	接头
EC4000	VP4000	光纤

视频处理器 (VP4000)

组件 1	组件 2	接头
VP4000	EC4000	光纤
VP4000	核心设备	光纤
VP4000	VIO dV	DB-9

核心设备 (CR3000)

组件 1	组件 2	接头
核心设备	VP4000	光纤
核心设备	ESU	能量活化线缆
核心设备	医生控制台、床旁器械臂车	系统线缆
核心设备	图像车触屏	视频线缆
核心设备	图像车触屏	DB-9 串行端口
核心设备	TitlePro 视频 1 视频输入/输出 2 视频/音频输入/输出 3	用户设备

VIO dV 上的RCB连接

能量活化线缆　1,2触屏视频　连接医生控制台1,2 床旁器械臂车和视频处理器

图 2-4-11　核心设备连接图

第 5 节　da Vinci Xi 手术机器人的启动、关机和存放

本节主要介绍 da Vinci Xi 手术机器人的启动、关机和存放的相关操作与注意事项。

一、电源概述

图像车、患者手推车和医生控制台背面均有一个交流电源开关（图 2-5-1），此开

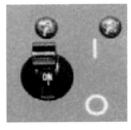

图 2-5-1 交流电源开关

关必须处于接通位置（各开关旁边的"Ⅰ"标识）才能打开该子系统。

内镜控制器、视频处理器和核心设备在背面均有其自身的组件电源开关，确保每个组件电源开关均处于接通状态。所有子系统和组件电源开关均处于接通状态，确保系统正常运行。

当图像车、患者手推车或医生控制台连接至交流电源且未通电时，系统自动进入睡眠模式。图像车、患者手推车或医生控制台可分别独立通电，称为单机模式。开启单机模式时应注意以下两方面问题。

（1）要为图像车或医生控制台独立通电时首先应确保图像车或医生控制台连接至交流电源，并断开蓝色的光纤线缆，按下电源按钮为图像车 / 医生控制台通电。

（2）要为患者手推车独立通电，按电源按钮为患者手推车通电。开启此模式时，患者手推车无须连接至交流电源。表 2-5-1 为电源按钮色彩指示器颜色提示。

表 2-5-1 电源色彩指示器

电源按钮颜色	定义
灰色（未亮起）	组件未连接至交流电源
琥珀色（棕黄色）	组件处于待机（睡眠）模式
闪烁琥珀色	倒计时进入待机（睡眠）模式
蓝色	组件已通电

二、系统启动

启动系统时，应确保图像车（包括光纤 / 辅助线缆）、患者手推车和医生控制台线缆连接到各个组件，确保所有系统组件都连接到交流电源，按任何单个电源按钮为整个系统接通电源（图 2-5-2）。

在启动程序期间，系统将会执行整体性测试，患者手推车臂和医生控制台手动控制器会执行各种模拟手术的动作。如听到提示音和语音通知反馈（如启用），则表示系统已就绪。

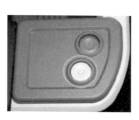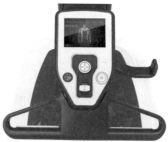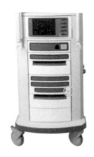

图 2-5-2　各系统电源按钮

（一）患者手推车启动

启动患者手推车后，未收起的患者手推车器械臂会执行自检，患者手推车器械臂移动并执行简短的机械整体性测试。成功完成系统整体性测试后，所有未收起的器械臂 LED 在通电后闪烁蓝色，电源按钮 LED 则蓝色常亮，此时应注意以下问题。

（1）如果系统在启动之前检测到安装的无菌转接头、器械或套管，则器械臂在启动期间不会移动，但这项功能允许系统在启动程序期间保持与患者的连接。

（2）如果器械臂在测试期间撞到其他物品，使用器械或通道离合按钮可以将器械臂移离障碍。

（3）如果情况允许，应尽量在启动系统时移除器械。

（二）医生控制台启动

医生控制台的手动控制器执行自检时，手动控制器将移动到开始位置，只有达到开始位置，系统才能启动并正常工作，此时应注意以下问题。

（1）如果手动控制器被阻碍，可以用手移动控制器达到释放效果，使控制器移动到开始位置。

（2）在启动程序期间，切勿将头或其他物体放在三维观察窗内。

（3）在此期间，禁止启动任何 da Vinci Xi 手术机器人操作系统控制器，包括离合按钮、脚踏板等。

（4）尽管在启动程序期间系统会忽略大多数按钮激活，但一些激活可能会引起无法恢复的故障，导致不得不重新启动系统。

（5）如有需要，启动期间可按下紧急停止按钮（图 2-5-3）。在系统发出提示音后，操作员即可操作系统控制器。

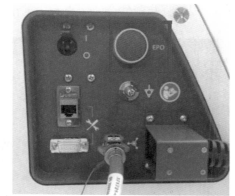

图 2-5-3　紧急停止按钮

三、da Vinci Xi 手术机器人的关机和存放

（一）系统关机准备

（1）准备关机前，应先从患者手推车上取下器械和内镜。

（2）从器械臂上断开（脱离对接）套管，握住套管并按套管固定杆，以释放套管。

（3）使用通道离合按钮，将器械臂从患者身上移开。

（4）将患者手推车移离手术台。

（5）将所有无菌系统附件移除并进行清洗。

（6）按照相关生物危害协议弃置一次性使用的物品。

（二）移除患者手推车铺单

（1）从器械臂的前端开始，移除无菌单，并释放器械的无菌转接头。

（2）释放套管无菌转接头。

（3）释放器械臂后部的臂件夹具。

（4）释放器械臂后部的金属盘。

（5）从臂件的后部，将铺单向臂件的前部翻转。

（6）将铺单弃置于医疗垃圾内。

（7）戴上干净手套（或由第二个戴干净手套的人帮助），将取掉铺单的臂件移开。

（8）释放柱形铺单顶部的金属盘。

（9）按照相关生物危害协议弃置铺单。

（三）收起患者手推车

（1）将臂件紧压在一起。

（2）收起臂件，使用患者手推车触摸屏上的收起（stow）按钮（图 2-5-4）。

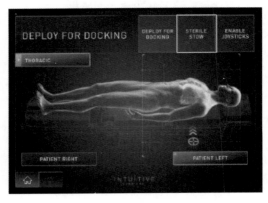

图 2-5-4　收起按钮

（四）关闭系统

（1）按任何系统电源按钮。系统将开始 10 s 的关机进程，并显示即将关机的秒数；如预取消关机，可按电源按钮取消。

（2）如果系统未在关机后 10 min 内重启，系统会将任何重启视为新手术，器械使用次数将相应减少。

（3）当患者手推车和图像车中的任一个接通交流电源时，其冷却扇将连续运转，勿使用患者手推车的紧急断电按钮来关闭

冷却扇，这会阻止患者手推车电池充电。

（4）关机后可以安全地断开所有线缆，建议保留连接以最大限度地减少连接器的污染。

（五）da Vinci Xi 手术机器人存放

（1）确保存放间符合以下要求：①室温为−10～55℃；②相对湿度为 10%～85%，无冷凝。

（2）将患者手推车靠近墙壁插座放置，并接通交流电源。

（3）关机后立即覆盖保护盖，以防连接器受到污染和物理损害。

为确保备用电池一直处于充电状态，存放期间应保持患者手推车连接交流电源，这一点很重要，否则将导致电量耗尽。但在存放期间，医生控制台和图像车不需要接入交流电源。

第 6 节　患者手推车无菌防护装置的安装

患者手推车无菌防护装置能使患者手推车保持无菌状态并更适应手术需要，是机器人手术准备工作的重点环节，本节介绍患者手推车中心立柱和器械臂无菌防护装置的安装、存放及移除方法。

一、无菌防护装置的安装

（一）物品准备

根据手术需要，准备 3～4 张器械臂无菌保护套和 1 张中心立柱无菌套。器械臂无菌保护套结构较为复杂，包含器械无菌转接头、套管无菌转接头和臂夹，洗手护士使用前应熟悉其结构，以确保正确安装使用。每种保护套应预留 1～2 张作为备用，以应付系统配置时无意造成的污染（图 2-6-1）。

（二）人员准备

出于快速、无菌和安全的考虑，无菌防护装置的安装应由两人为一组共同完成，可由一名准备就绪的洗手护士或医生助手和一名巡回护士共同完成。安装无菌防护装置之前，应正确定位患者手推车的位置，以确保无菌区外有足够的空间为患者手推车铺单。

（三）安装无菌防护装置部署

在安装无菌防护装置前应对手推车吊臂进行部署设置，使其吊杆展开，以便接触

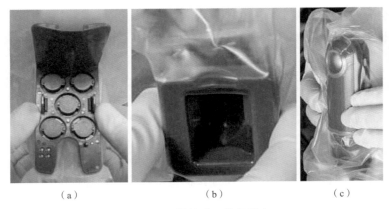

图 2-6-1　器械臂无菌保护套

（a）器械无菌转接头；（b）套管无菌转接头；（c）臂夹

中心立柱进行无菌套安装，同时避免安装完成的无菌套受到污染。此外，升高中心立柱以避免无菌区已铺的无菌套受到污染。铺无菌套的吊杆部署有自动和手动两种方式，具体操作如下。

1.　自动部署——设置向导

（1）巡回护士：在患者手推车触摸板上，按住屏幕上的铺无菌套部署（deploy for draping）（图 2-6-2），系统将部署吊杆并调整器械臂，为中心立柱和器械臂铺无菌套做好准备（图 2-6-3）。

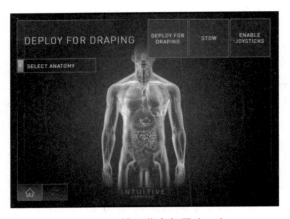

图 2-6-2　铺无菌套部署（一）

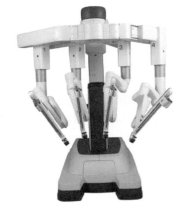

图 2-6-3　铺无菌套部署（二）

（2）手术开始前，可在患者手推车触摸板上选择解剖部位和方法。选择后，屏幕将出现等待无菌任务（waiting on sterile tasks）字样。该提示会待全部器械臂完成铺无菌套操作并定位到绿色激光线之外后消失（图 2-6-4）。

（3）洗手护士：按照中心立柱铺无菌套程序和器械臂铺无菌套程序中的步骤为中心立柱和器械臂安装无菌防护套。

2. 手动部署

使用患者手推车臂上的离合按钮和操纵杆以手动对吊杆进行铺无菌套操作。

（1）巡回护士：手动定位患者手推车，按住启用操纵杆（enable joysticks）（图 2-6-5）。

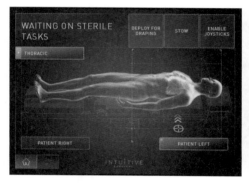

图 2-6-4　等待无菌任务

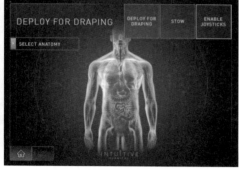

图 2-6-5　启用操纵杆

（2）使用操纵杆升高并部署吊杆，使器械臂向外展开，从而留出足够空间以避免器械臂和中心立柱在铺无菌套时受到污染。

（3）洗手护士：按照中心立柱铺无菌套程序和器械臂铺无菌套程序中的步骤为中心立柱和器械臂铺无菌套。

（4）操作过程中如遇到问题，可参考患者手推车触摸板提供的包括铺无菌套部署吊杆和器械臂、安放铺无菌套及术前无菌存放器械臂的相关说明，切勿盲目操作，以免损坏设备。

（四）中心立柱无菌防护装置安装程序

如果患者手推车吊臂可能接触到中心立柱，则应为中心立柱铺单以避免交叉感染。无菌套上的色带表示无菌隔离带，如由一名非无菌人员（巡回护士）协助安放铺无菌套，则该人员不得抓住色带以下的部分，具体操作方法如下。

（1）巡回护士：以无菌方式将中心立柱无菌套交给洗手护士，无菌套卡朝上（图 2-6-6）。

（2）洗手护士：打开第一个撕型突片，在无菌桌上部分展开无菌套，并以适当方式打开，使软袋的两侧约呈 90°（图 2-6-7）。

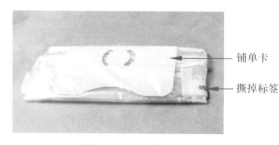

铺单卡

撕掉标签

图 2-6-6　无菌套卡朝上

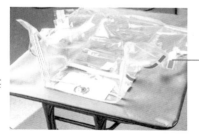

铺单部分打开（约90°）

图 2-6-7　无菌套部分打开

（3）拿起无菌套：在无菌套口边内抓住无菌套卡并向中心立柱移动，小心防止交叉污染（图2-6-8）。

（4）将无菌套安放到中心立柱之前，撕开撕型突片并展开无菌套的其余部分。

（5）将无菌套卡上的金属盘附到中心立柱上的磁性槽上（图2-6-9）。

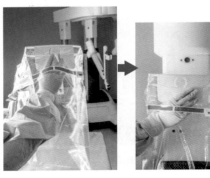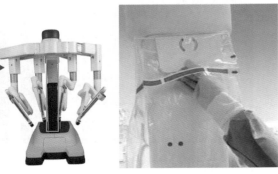

图 2-6-8　拿起无菌套并向中心立柱移动 图 2-6-9　将无菌套卡附到
中心立柱

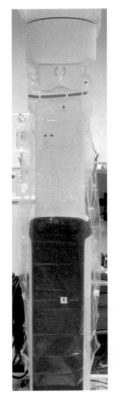

图 2-6-10　中心立柱
已完成无菌铺单

（6）根据需要在中心立柱周围调整无菌套至合适位置，即完成中心立柱无菌铺单（图2-6-10）。

（五）器械臂无菌防护装置安装程序

部署好的器械臂根据需要进行移动调整，以确保各器械臂之间有足够操作空间，同时使用位于患者手推车舵柄上的吊杆高度控制操纵杆手动调整吊杆高度，从而保证器械臂的无菌。无菌套上的色带表示无菌隔离带，如由一名非无菌人员协助安放无菌套，则该人员不得抓住色带以下的部分，具体操作方法如下。

（1）巡回护士：将器械臂和吊杆调整至合适位置后，巡回护士以无菌方式打开器械臂无菌套交给洗手护士。洗手护士将无菌套的撕型突片朝向天花板，无菌带向上（图2-6-11）。

（2）洗手护士：在无菌桌上部分展开无菌套，使含手形贴签朝向天花板。展开无菌套余料，使臂夹现出，然后翻转铺无菌套，使器械无菌转接头朝向天花板（不再显示手形贴签）（图2-6-12）。

（3）沿无菌套口边的折痕抓起（不要弄破）两边的撕型突片，将其展开，使器械臂的中心开口露出（图2-6-13）。

（4）如有需要，可使用抓持和移动功能伸展器械臂，从而防止安放无菌套时受到污染。

（5）撑开无菌套开口，然后一只手抓住无菌套口边正面的无菌转接头部分，另一只手抓住无菌套远端。小心地将无菌套往下

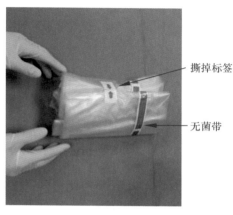

撕掉标签

无菌带

图 2-6-11　无菌套定向

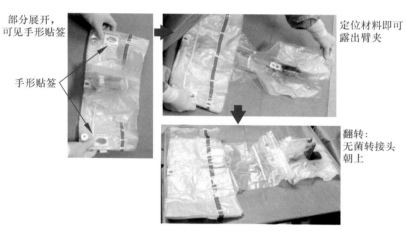

部分展开，
可见手形贴签

手形贴签

定位材料即可
露出臂夹

翻转：
无菌转接头
朝上

图 2-6-12　展开无菌套

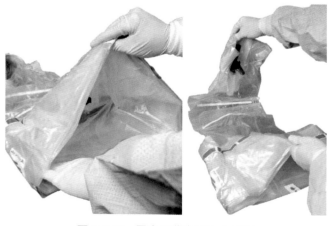

图 2-6-13　露出无菌套的中心开口

套在器械臂上（图2-6-14）。

（6）安装器械无菌转接头（图2-6-15）

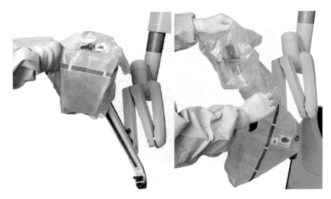

图 2-6-14　将无菌套往下套在器械臂上

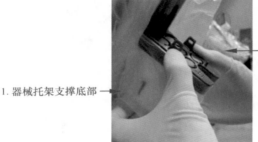

1. 器械托架支撑底部　　　　　　　　　2. 将无菌转接头压入适当位置

图 2-6-15　安装器械无菌转接头

① 将双手放在器械托架底部使之稳定，并用两个拇指将无菌转接头压进器械托架，直至听到"咔嗒"声就位。

② 无菌转接头上的圆盘会转动，当听到一声提示音时，表明系统已识别无菌转接头。如果无菌转接头未接合，则移出转接头并重新安装。避免过度拉伸无菌转接头附近的袋子，避免袋子破裂造成污染。

（7）将双手伸入无菌套口边，手指放在金属盘后，软带朝前（双手朝向5点钟和12点钟方向）。沿着患者手推车臂将无菌套朝中心立柱移动。无菌套上的色带表示无菌隔离带，洗手护士不可将双手伸到口边外，以确保无菌（图2-6-16）。如有需要，巡回护士可抓住无菌隔离色带后面的无菌套外部，协助完成铺无菌套。

（8）将无菌套口边内部的两个金属盘附到器械臂上的磁性槽中。无菌套圆盘的浅凹处应朝向器械臂，确保不存在任何能够阻断圆盘与凹槽连接的无菌套余料或扭曲（图2-6-17）。如有需要，收拢多余的无菌套材料并将其移向器械臂的背面。

（9）将套管无菌转接头与套管支架对齐，使无菌转接头的顶部（通过上缘的浅凹识别）与套管支架的顶部对齐。确保套管支架和套管无菌转接头之间不存在可阻断连接的多余无菌套材料。径直将套管无菌转接头压进套管支架，使之接合（图2-6-18）。

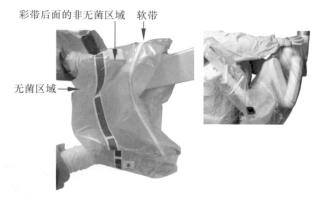

图 2-6-16　将双手伸入无菌套中

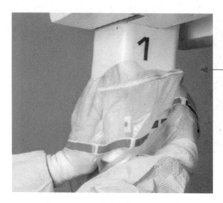

图 2-6-17　安装中心立柱铺无菌套

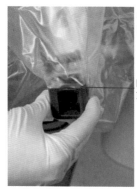

图 2-6-18　安装套管无菌转接头

（10）折断铺无菌套背面臂夹附近的撕型突片（图 2-6-19）。

（11）准备将臂夹安装到器械臂背面时，小心地滑动多余无菌套材料，使之远离灰色手柄。如有需要，可将多余无菌套材料折叠至器械托架的背面。

（12）使灰色手柄保持稳定，以防止将臂夹扣入就位时器械臂意外移动。将臂夹安装到器械臂背面时，注意不要捏到多余无菌套材料（图 2-6-20）。

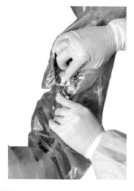

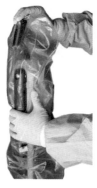

图 2-6-19　折断撕型突片　　　图 2-6-20　安装臂夹

（13）将软带向内弯曲，沿器械臂形成一个畅通的器械插入通道（图 2-6-21）。

（14）移动已铺无菌套的器械臂使之远离未铺无菌套的臂，避免交叉污染。

（15）巡回护士：将下一条未铺无菌套的患者手推车器械臂移动到位。

（16）洗手护士：以同样方式为其余的器械臂铺无菌套。

在"设置向导"运行期间，当每条器械臂和中心立柱成功完成铺无菌套时，触摸屏图像会有相应表示图（图 2-6-22）。

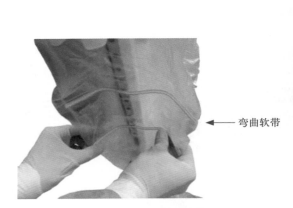

←弯曲软带

图 2-6-21　弯曲软带

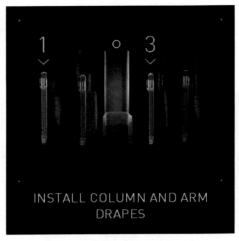

INSTALL COLUMN AND ARM DRAPES

图 2-6-22　1 号器械臂和 3 号器械臂及中心立柱已铺无菌套

在装好最后一个器械无菌转接头后，患者手推车定向激光器亮起（图 2-6-23）。

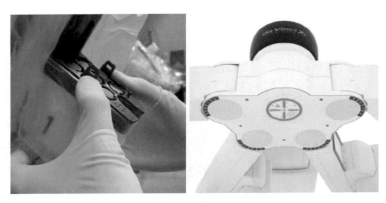

图 2-6-23　装好全部 4 个无菌转接头后，定向激光器亮起

（17）为最后一条患者手推车器械臂和中心立柱铺完无菌套后，按照提示将所有器械臂定位于绿色激光线后，以确保在将器械臂对接至患者（对接）期间能够清楚地看到激光线。激光线将在一段时间后关闭。若激光线在器械臂推到其后面之前关闭，按任意离合按钮均可以重新打开激光线（图 2-6-24）。

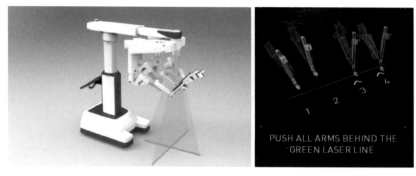

图 2-6-24　1 号器械臂和 2 号器械臂在激光线之后

二、已铺无菌套患者手推车存放

患者手推车完成铺无菌套后，在患者手推车触摸板上，按住无菌存放（sterile stow）按钮（图 2-6-25），移至无菌存放位置，各器械臂折起并在其与中心立柱之间留出足够空间，确保无菌，并为手术室节约更多空间。

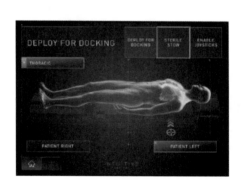
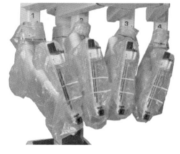

无菌收起的器械臂示例

图 2-6-25　无菌存放

三、移除患者手推车无菌防护装置

手术后，移除并处置所有无菌套，确保彻底移除无菌转接头、夹子和金属盘。参见第 2 章第 5 节中移除患者手推车铺单部分。

第 7 节　图像系统的使用

da Vinci Xi 手术机器人操作系统的内镜为高分辨率的三维图像处理系统，对手术视野具有 15 倍以上的放大功能，能为主刀医生带来患者体腔内三维立体高清影像，较普通腹腔镜手术，主刀医生能更好地辨认解剖结构、组织定位及把握操作距离，大大提升了手术精确度。本节主要介绍图像系统的组成及全套内镜系统的使用方法。

一、图像系统组件

图像系统组件由内镜、三维观察窗和图像车 3 个部分组成（图 2-7-1）。

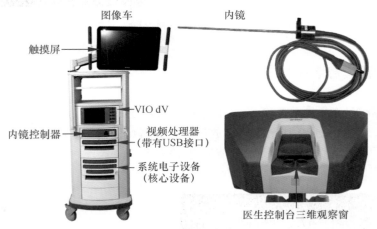

图 2-7-1　图像系统组件

（1）内镜：配备 0° 或 30° 端头。

（2）三维观察窗：三维观察窗是为主刀医生提供手术视频的高清屏幕。

（3）图像车：包括触摸屏、内镜控制器（照明装置）、视频处理器和系统电子设备（核心设备）等。

二、内镜系统的使用

（一）内镜的组成和功能

内镜由端头、轴、基座、壳体、线缆、接头和含挂绳的接头盖组成（图 2-1-7），从手术部位获取到高清（high definition，HD）的三维视频。HD 视频由图像车的系统电子设备处理并显示于医生控制台三维观察窗和图像车触摸屏。

（1）基座：内镜在基座两侧有两根释放控制杆，用于将内镜从患者手推车臂移除（图 2-7-2）。

（2）线缆：光线引导器和内镜通信信号均被集成到一根永久接于内镜的线缆中。内镜线缆直接连接到图像车上的内镜控制器，以向内镜提供通信和照明（图 2-7-3）。

（3）光孔（发出光的开口）：图像系统中有 3 个光孔。第一个孔在内镜控制器上，

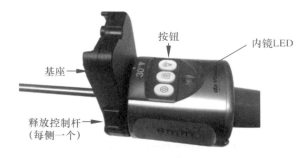

图 2-7-2   内镜壳体

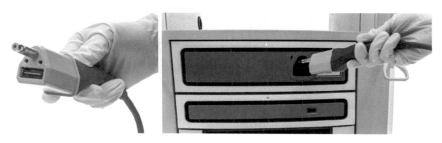

图 2-7-3   内镜线缆和图像车

当内镜从内镜控制器移除时，内镜控制器中的一个光闸关闭并阻隔光输出。其他孔则位于内镜端头（图 2-7-4）。

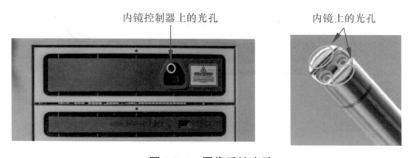

图 2-7-4   图像系统光孔

（二）内镜系统的检查

（1）每次手术前，应彻底检查内镜是否存在缺陷或损坏迹象，包括光端口、光纤表面、线缆和端头的玻璃表面等部位，以保证手术正常开展。如有损坏切勿使用，否则可能给患者造成严重伤害或手术并发症。

（2）检查器械外部的清洁情况、完整情况，并遵守操作规范，确保使用安全。

（3）避免设备坠落、碰撞及使用不当的清洁和灭菌方法导致的损坏。

（4）内镜不使用时，应将接头盖重新装到线缆接头上。

（三）内镜与图像车的连接

使用内镜时，将集成线缆连接头盖取下，然后将接头插进内镜控制器，完成内镜与图像车的连接（图2-7-5）。

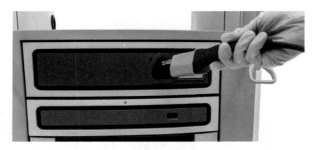

图 2-7-5 将接头插进内镜控制器

当系统检测到内镜已被连接时，接头旁边的 LED 亮起，表示已正确连接（图2-7-6）。系统根据手术场景自动确定并调整光输出的量，内镜在校准期间会产生一张可用图像，但系统可能会在数据加载时对图像做出可见校正，不需要等到校正完成才开始使用内镜。

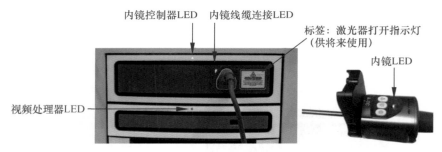

图 2-7-6 图像系统 LED 位置

LED 颜色及状态见表 2-7-1～表 2-7-3。

表 2-7-1 内镜控制器 LED 颜色及状态

内镜控制器 LED	状态	内镜控制器 LED	状态
关	无电源	闪烁蓝光	正在通电
红光	故障	常亮蓝光	已通电且就绪

表 2-7-2 内镜控制器 LED 颜色及连接状态

内镜控制器 LED	状态
关	未连接
常亮蓝光	已连接且就绪

表 2-7-3　内镜 LED 颜色及状态

内镜 LED	状态
关	未连接
闪烁绿光	已连接且正在载入数据
常亮绿光	已连接且数据已完全载入

（四）手持式内镜的使用

对于手术的任何非机器人或腹腔镜部分，可以手持方式使用内镜，但端口放置 0° 内镜和 30° 内镜的手持使用方式有所不同，具体操作如下。

（1）0° 内镜：以按钮（和基座）朝上的方式握住内镜，以便使图像在监视器成为正立像（图 2-7-7）。

（2）30° 内镜：30° 内镜有两个端头方向，向上和向下。

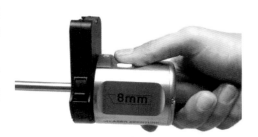

图 2-7-7　内镜按钮和基座朝上

30° 内镜的基座有一个标记，该标记与内镜上的 30° 向下（在顶部）或向上（在底部）箭头对准（图 2-7-8）。当基座向上或向下时，内镜可感测到并相应地翻转视频。如果内镜端头和基座均向下时，所显示的图像将颠倒。

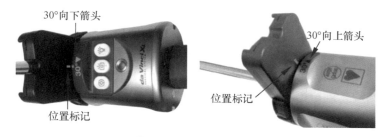

图 2-7-8　30° 内镜基座

选择 30° 向下的方向时，以按钮朝上且基座向上的方式握住内镜壳体（内镜端头将向下），如图 2-7-9 所示，并将基座上的位置标记与壳体上的 30° 向下标记对准。

选择 30° 向上的方向时，以按钮朝下且基座向上的方式握住内镜壳体（内镜端头将向上），如图 2-7-10 所示，并将基座上的位置标记与壳体上的 30° 向上标记对准。

30° 内镜安装于器械臂上后，可从图像车触摸屏或医生控制台触摸板主页选项卡中选择向上和向下方向。作为响应，系统会将内镜旋转

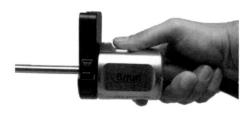

图 2-7-9　向下方向的内镜

180° 并调整左眼和右眼视图，这使外科医生无须患者的配合即能独立切换向上和向下方向。内镜手柄上设计有左右眼切换和定位的手动调节按钮，可供人工调节（图 2-7-11）。

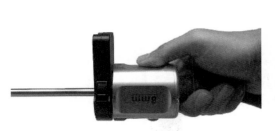

图 2-7-10　向上方向的内镜

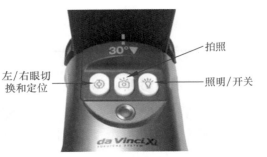

图 2-7-11　内镜按钮

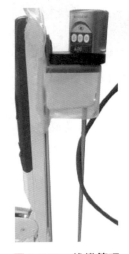

图 2-7-12　线缆管理

（五）内镜的管理

（1）内镜端头的管理：使用内镜时应注意，远端在使用期间可能会达到高温。打开内镜控制器时，避免与皮肤、组织和衣服接触，否则可能会造成损伤。切勿试图通过薄绵纸擦洗来清洁内镜端头。因为薄绵纸可能被高温损坏，并且内镜端头可能出现薄绵纸沉积物，这些都可能造成光线通过量的减少，干扰正常图像资料显示。

（2）内镜线缆的管理：为了在手术期间进行更好的线缆管理，将线缆置于内镜轴和臂之间后再将内镜插入套管。这就最大限度地缩短了在手术期间可随意摇摆的线缆长度。不要将内镜线缆悬于器械臂上，否则可能会被缠住或造成线缆受损，同时限制器械臂的移动范围（图 2-7-12）。

（六）内镜的安装和移除

1. 内镜的安装

将内镜安装至器械臂或在术中跳端口至其他器械臂之前，要确保外科医生已就绪且知晓内镜将装到哪条器械臂上。此外，还须确保器械臂已铺单且铺单无菌转接头已装好。将内镜端头插入套管，并将壳体按入无菌转接头。如听到完成提示音，则表示内镜已接合（图 2-7-13）。

（1）0° 内镜的安装：0° 内镜通常以按钮朝向器械臂的方式安装（图 2-7-14）。

（2）30° 内镜的安装（确认方向正确）：对于 30° 内镜，其向上方向通常以按钮朝向器械臂（朝内）的方式安装，而向下方向则按钮背对器械臂（朝外）（图 2-7-15）。

2. 内镜的移除和更换

当外科医生想要更换内镜时（如将 0° 换为 30°），需要先将已安装的内镜与内镜控

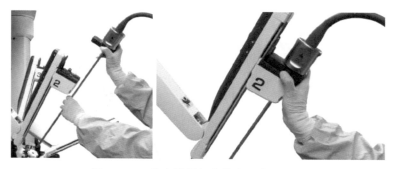

图 2-7-13　将内镜插入套管和无菌适配器

0°　　　　　　　　　30° 向上　　　　　　　　　30° 向下

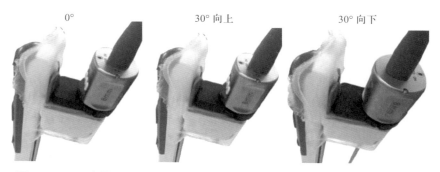

图 2-7-14　0° 内镜安装　　　　图 2-7-15　30° 向上 / 向下内镜安装

制器断开连接，然后将其连接到另一内镜上。为了在更换期间保护内镜接头，图像车上安有两个接头托架（图 2-7-16），具体操作方法如下。

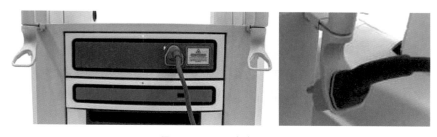

图 2-7-16　图像车托架

（1）挤压内镜基座上的两根释放杆并将内镜从器械臂上拉起，从而将内镜从患者手推车器械臂上移除（图 2-7-17）。

（2）从内镜控制器拔下内镜线缆。

（3）如要更换内镜，需要先将移除的内镜线缆接头放在图像车的托架中，并将内镜放在无菌台面上，再将新内镜的线缆连接至内镜控制器，最后将新内镜附接到患者手推车器械臂上。

（4）手术后，将盖子盖到接头上，并旋紧螺钉。在再处理之前，将内镜放进灭菌托盘里，以防运输过程中损坏镜头。

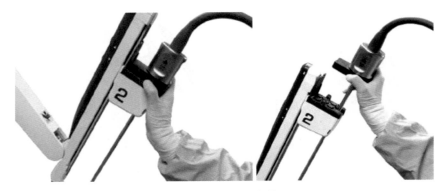

图 2-7-17　移除内镜

（七）内镜术中结雾处理方法

当内镜端头和气腹之间存在温度差时会出现内镜结雾现象。da Vinci Xi 手术机器人内镜的设计可保持内镜端头温暖，从而减少结雾的可能性，操作时应遵循以下原则。

（1）可使用加热注气法。

（2）尽量避免将注气或烟雾排放口连接到内镜套管。

（3）术前连接好内镜后，先不打开光源。

（4）当内镜在等待使用时，可将它放在内镜加温装置中，但温度应控制在 49℃（约 120ºF）以下，时间在 5 min 以内。

（5）术中可将内镜端头短暂（不到 15 s）浸入温水［低于 55℃（131 ºF）］。

（6）可以使用防结雾溶液。

（7）尝试将注气器设置为最大流量（指的是 CO_2 流入量的速度，而非压力）。

（八）内镜术中清洁方法

如因端头结雾或污脏而需要清洁，则移除内镜，并以浸湿的无菌纱布小心擦拭端头，还可将内镜短暂浸入温水容器中并以无菌纱布擦干后再重新安装到器械臂上并放进患者体内。

三、图像车触摸屏的使用

图像车触摸屏可显示医生控制台三维观察窗中所看到的整个手术图像。触摸屏的右侧有一个关于图像设置和选项的菜单，具体设置和操作方法如下（图 2-7-18）。

（一）触摸屏主菜单介绍

触摸屏主菜单中含有主页（home）选项卡、设置（settings）选项卡、手术台（table）选项卡，包括设置向导（guided setup）和故障排除（troubles-hooting）选项卡，各图标及其功能见图 2-7-19、表 2-7-4～表 2-7-7。

系统状态消息

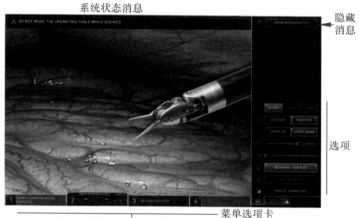

隐藏消息

选项

菜单选项卡
[主页（home）选项卡已选择]

器械臂/器械/内镜区域

图 2-7-18　图像车触摸屏

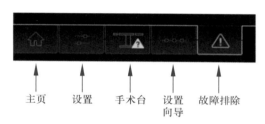

主页　设置　手术台　设置向导　故障排除

图 2-7-19　显示出所有选项卡并已选择故障排除选项卡的触摸屏

表 2-7-4　触摸屏主页选项卡

控制	调整	描述
	隐藏消息	触摸以隐藏系统消息
	控制台 /TilePro 1/TilePro 2	触摸控制台以显示内镜视图。触摸 TilePro 1 或 TilePro 2 以显示源自附加视频输入（TilePro video in）连接的视频输入
	左眼 / 右眼	触摸以显示左眼或右眼视频图像
	内镜向上 / 内镜向下	触摸以向上或向下定位内镜角度
	亮度	拖动滑块以调整手术图像亮度
	音量	拖动滑块以调整患者手推车扬声器音量
	吊杆麦克风已启用	触摸以使吊杆麦克风静音或取消静音
	拍照	触摸以从内镜视图捕获图像。系统将图像保存到连接至图像车上视频处理器的一个 USB 闪存驱动器。系统根据触摸屏上显示哪只眼睛来记录左边或右边图像
	删除远程指导	触摸以删除远程指导标记
	网络连接情况（OnSite）	此处显示网络连接的状态。可区分的状态包括：已断开、已连接或活动会话正在进行中

表 2-7-5　触摸屏设置选项卡

控制	调整	描述
	剩余使用次数	提供手术期间使用的器械的库存情况
	照明打开 / 关闭	从触摸屏打开 / 关闭照明
	故障排除	显示系统软件版本，提供对事件日志、图像故障排除用彩条、色彩平衡调整、工厂默认图像设置的访问权限，并在必要时手动校准三维
	视频输入 / 输出	触摸视频输入 / 输出以指定视频输出格式
	激活 / 停用荧光显像技术（Firefly）	触摸以激活 Firefly[ab]。如果 Firefly 已经激活，则触此按钮将停用 Firefly
	Firefly 强度滑块	移动滑块更改荧光组织和非荧光组织之间的对比度

表 2-7-6　触摸屏设置选项卡中的故障排除选项

控制	调整	描述
	三维校准	用于执行内镜照相机手动三维校准的控制器。通常不需要，仅用于排除故障
	白平衡	用于执行内镜照相机手动白平衡的控制器。通常不需要，仅用于排除故障
	色彩条	在内镜视图的左眼或右眼中显示色彩条图像。仅用于排除故障
	显示事件日志	在图像车触摸屏上显示系统事件日志
	恢复视频默认设置	将视频设置恢复到默认值
	软件版本	列出当前系统软件版本编号
	系统名称（序列号）	列出系统名称 / 序列号
	照度水平	用于调整照明装置输入水平的滑块
	色彩平衡	用于调整内镜图像色彩平衡的滑块。向左移动滑块会增加图像的红色色调，向右移动会增加图像的蓝色色调
	色彩模式	选择常规或鲜艳的按钮

表 2-7-7　手术台、设置向导和故障排除选项卡的功能

选项卡	描述
手术台	显示手术台状态（如"对接状态下请勿移动手术台"）
设置向导	显示设置向导消息、步骤和状态
故障排除	显示系统状态和故障排除信息

（二）器械臂状态指示

器械臂 / 器械状态区域会显示有关患者手推车上所安装的内镜和器械的实时信息，包括正在使用中的器械 / 内镜的状态，以供助手或器械护士观看，各种状态指示情况如下（图 2-7-20）。

1. 器械状态指示（图 2-7-21）

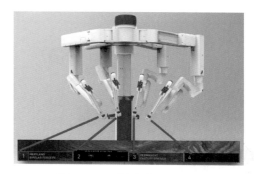

图 2-7-20　器械臂状态指示

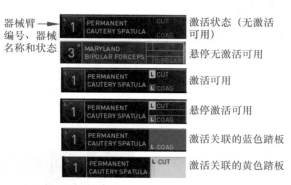

图 2-7-21　激活状态指示

（1）未在使用的器械：器械名称和器械臂编号呈灰色。

（2）器械就绪：器械名称和器械臂编号亮起。

2. 器械激活状态指示

（1）激活不可用：灰色。

（2）激活可用：关联的踏板颜色。

（3）脚悬停：背景高亮显示。

（4）已激活：背景高亮显示关联颜色。

（三）内镜状态指示（图 2-7-22）

（1）内镜不可用：灰色；内镜可用：高亮显示。

（2）悬停和激活状态条出现在医生视图中（图 2-7-23），脚在活动踏板上方但未踩上，表明悬停，（脚踏板被踩下）然后激活。

（3）内镜水平指示：此图标表示内镜在手术区中的方向。圆圈中较厚的部分是

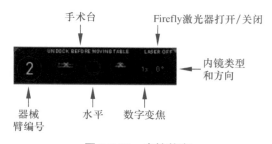

图 2-7-22　内镜状态

被重力所"拉下"，因此它指向相对于手术图像中的"向下"方向（图 2-7-24）。

（4）离屏指示

① 当器械在视野之外时，指示以有色边框出现，引导医生将内镜指向视野之外的器械。

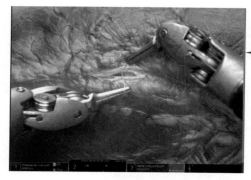

图 2-7-23　医生视图中的激活状态

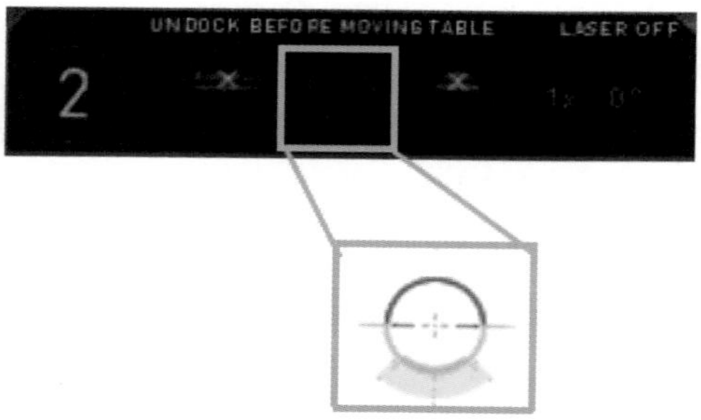

图 2-7-24　内镜水平

② 如果视野之外的器械已激活，如臂 1，边界呈现标注编号 1 的黄黑色。

③ 如果视野之外的器械未激活，如臂 4，边界呈现标注编号 4 的灰色。

④ 调整内镜视图，使之指向指示，直到器械出现在视野中（图 2-7-25）。

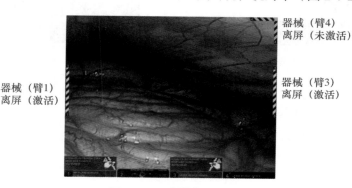

图 2-7-25　离屏指示示例

（5）工具关联图标：工具关联图标提供视觉线索，便于了解哪些器械是从医生控制台进行控制。图标在三维观察窗中以约相应深度出现在器械腕上方或周围（如图标较大，表示器械较靠近内镜；图标越小，表示器械离内镜越远）。这些图标在用户头部伸入三维观察窗时和匹配夹钳之前出现，借之可参考了解器械在视觉上是否受阻。例如，图标可能在三维观察窗中可见，但器械端头则不可见，说明它在组织后方（图 2-7-26）。

（四）拍照功能

此功能使用户能够捕获内镜视图中的静态图像。系统将图像保存到连接至图像车上视频处理器的一个 USB 闪存驱动器内。系统可根据触摸屏上显示哪只眼睛来记录左边或右边图像（da Vinci Xi 手术机器人操作系统不支持外部 USB）。

（五）远程指导

触摸屏还具有远程指导功能，可使用手指在视频图像上绘制有色的线。可从主手

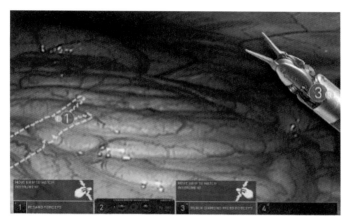

图 2-7-26 工具关联图标示例（左边器械在组织后方）

术区或从可选的视频输入对视频图像进行远程指导。绘制的远程指导标记还会出现在手术控制台观察窗中，重叠在触摸屏正在使用的视频通道（左或右）上。外科医生不能阻止远程指导标记的出现，但可以通过踩下内镜脚踏板来删除线。远程指导是一个教学工具，仅可用于促进手术期间的交流，但不得将远程指导用作手术的图形工具（如用远程指导标记指示切开部位等）。

四、图像质量故障的排除

1. 图像太亮或太暗

校正过亮图像时，使用触摸屏或触摸板的亮度滑块，将亮度降低到所需水平。

校正暗像时可按以下步骤：首先使用触摸屏或触摸板的亮度滑块，将亮度提高到所需水平。若调整亮度暗像问题仍无法得到解决，应检查内镜的端头是否有污渍，若有及时清洁端头，因为如果血液或其他蛋白积聚在端头上，可使光通过量降低，导致暗像。必要时应更换内镜并联系 Intuitive Surgical 公司进行维护。

2. 校正闪烁图像

（1）检查是否存在电刀干扰。如果闪烁仅在烧灼期间发生，则从图像车移走 ESU 并移除图像车线缆中的所有电刀线。

（2）必要时应更换内镜并联系 Intuitive Surgical 公司进行维护。

（3）更换 ESU。

（4）重新启动系统；若仍无法校正，应联系公司进行维修。

3. 校正模糊或低对比度图像

（1）调整数字变焦设置：从触摸板上选择镜头放大倍数。

（2）检查内镜的端头是否有污渍，如有需要则清洁端头。因为如果血液或其他蛋白积聚在端头上，可使光通过量降低。

（3）必要时更换内镜并联系 Intuitive Surgical 公司维护。

4. 内镜白平衡

通常而言，系统会自动设置内镜的白平衡。但如出于任何原因需要白平衡，则按照以下步骤进行。

（1）将内镜线缆连接至图像车上的内镜控制器。

（2）从图像车触摸屏或医生控制台触摸板，恢复出厂默认设置（factory defaults）。

① 从触摸屏：在设置（settings）选项卡触摸故障排除→恢复出厂默认设置（troubleshooting→restore factory defaults）。

② 从触摸板：在设置（settings）选项卡触摸高级→恢复出厂默认设置（advanced→restore factory defaults）。

（3）将内镜的远端指向距一白色物体 10 cm 处，让它充满整个视野。

（4）点击触摸屏上的白平衡按钮，完成白平衡时，系统将响起提示音。

5. 色彩模式

da Vinci Xi 手术机器人操作系统提供两种色彩模式：常规和鲜艳。可从医生控制台触摸板或图像车触摸屏选择色彩模式。

常规（normal）：此模式生成的图像色调舒适，保持白色明亮。非常适合查看低对比度或等对比度场景（如脂肪、肠道、肌肉），系统默认为常规（normal）模式。

鲜艳（vivid）：这种模式生成的图像增强组织颜色，提供总体更加鲜明的显示。这种饱满的色彩更适合查看高对比度场景（如肝和胆囊、胃和脾）。

在任一模式中，色彩平衡滑块都用于调整显示图像的蓝色和红色调，通过医生控制台和图像车均可选择色彩模式，具体操作如下。

（1）通过医生控制台触摸板选择色彩模式（图 2-7-27）。

① 触摸设置（选项卡）settings→高级（advanced），进入高级设置页面。

② 触摸色彩模式（color mode）旁的常规（normal）或鲜艳（vivid）。

（2）通过图像车触摸屏选择色彩模式（图 2-7-28）。

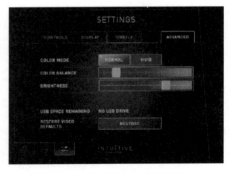 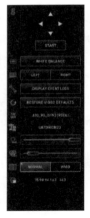

图 2-7-27　医生控制台选择色彩模式　　图 2-7-28　通过图像车触摸屏选择色彩模式

① 触摸设置（settings）选项卡→故障排除（troubleshooting）按钮，进入故障排除页面。

② 触摸色彩模式（color mode）图标旁的常规（normal）或鲜艳（vivid）。

此时需要注意：在调整色彩模式时，当 Firefly 模式激活时，色彩模式（color mode）和色彩平衡（color balance）不可从触摸板或触摸屏进行调整（图 2-7-29）。而当彩色模式（color mode）设置显示灰色，照明器亮起，而 Firefly 模式没有激活，则说明系统上没有安装支持此功能的硬件，要与 Intuitive Surgical 公司联系进行维护（图 2-7-30）。

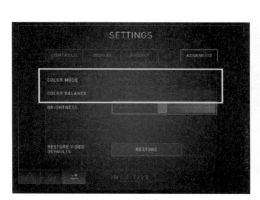
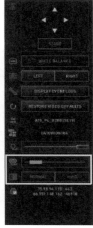

图 2-7-29　Firefly 已激活

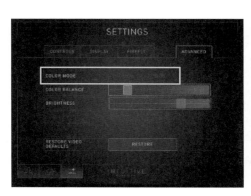
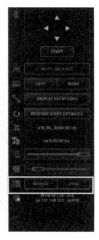

图 2-7-30　未安装色彩模式硬件

第8节　患者准备的注意事项和通道定位

一、患者准备的注意事项

在进行通道定位前，应先做好患者准备工作以满足通道定位需求，操作时应注意以下几方面。

（1）不同手术患者的定位方式有所不同，主要由手术医生综合评估后确定。

（2）器械臂对接前就应做好患者的定位工作，将手术床床面降至最低，这样有利于手推车的对接。

（3）铺无菌单后的手推车器械臂应安置妥当，避免与患者或设备接触，导致无菌套污染。

（4）一旦将 da Vinci Xi 手术机器人与患者相连，不得以任何方式移动手术床。如果手术中需要移动手术床，则应移除所有器械和内镜，断开 da Vinci Xi 手术机器人操作系统连接，移动完毕后固定好手术床，重新对接系统。

二、通道定位

不同手术、不同患者的通道定位有所不同，临床上最常见的通道定位方式主要有直线通道和三角形通道两种定位（图 2-8-1）。直线通道定位使 da Vinci Xi 手术机器人器械臂能够平行工作，从而将手术工作空间最大化和器械臂干扰最小化；在需要操作与通道成直线的情况下，也可使用三角形通道定位。有些手术由于受到解剖位置的影响，常规的通道定位模式无法满足手术需求，手术医生应根据患者的具体情况设计一个备用方案。

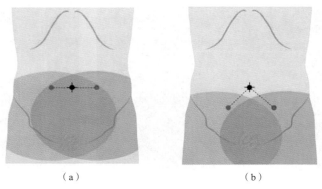

（a）　　　　　　　　　　　　　（b）

图 2-8-1　直线通道和三角形通道定位示例

（a）直线通道定位；（b）三角形通道定位

蓝色椭圆：器械可到达的蓝色通道区域。红色椭圆：器械可到达的红色通道区域

（一）通道定位步骤

（1）测量通道定位之前，应先建立气腹，再标出所有器械通道和助手通道的目标位置。

（2）确定手术工作空间：手术工作空间是指仪器能够达到并完成整个手术操作任务的患者体腔内的空间区域。如果手术工作空间≤2 个象限，可将目标置于手术工作空间边界的中心。如＞2 个象限，则应考虑双对接（将器械臂脱离对接、将吊杆旋转到新目标解剖部位并重新对接的过程）。

（3）将初始内镜通道定位于距目标解剖部位 10～20 cm 处。

（4）将其余通道按 6～10 cm 间距（推荐 7 cm）定位，与目标解剖部位相垂直。如空间有限，可将通道的间距最低降至 6 cm。某些手术空间狭小的手术，外臂活动受限，如二尖瓣修复术，通道的最小间距可调整为 4 cm。还应注意通道和骨隆突部位之间至少保持 2 cm 距离，避免医疗器械相关压力性损伤的发生。

（5）根据需要定位助手通道，应尽可能远离机器人通道（至少 7 cm）。与机器人通道成直线或三角形定位，从而最大化触及面积并最小化器械臂干扰。不要将助手通道置于机器人通道和目标解剖部位之间（图 2-8-2）。

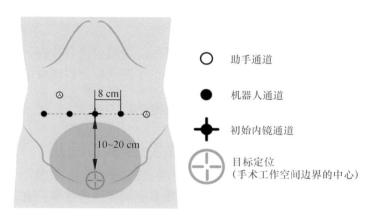

○	助手通道
●	机器人通道
✛	初始内镜通道
⊕	目标定位（手术工作空间边界的中心）

图 2-8-2　通道定位

（二）套管置入和对接

对接是将患者手推车移动至手术床旁，并将患者手推车臂与套管连接的过程。完成通道定位后，将套管插入患者体内并定位好患者，由一名非无菌人员（巡回护士）将患者手推车移入无菌区对接。所有通道定位均应在内镜的图像可见范围内进行。在套管插入期间，闭孔器的端头应始终在视线范围内（内镜的可视范围内）。

（三）正确放置套管远端中心

da Vinci Xi 手术机器人操作系统采用的是远端中心技术。远端中心作为一个支点，让系统能够在手术现场操纵器械和内镜，同时将设备对患者体壁施加的压力降到最低。正确放置远端中心，将套管上的黑色粗线插入患者体壁内，让器械通过切口进行透视，摩擦力更小，精准度更高（图 2-8-3）。

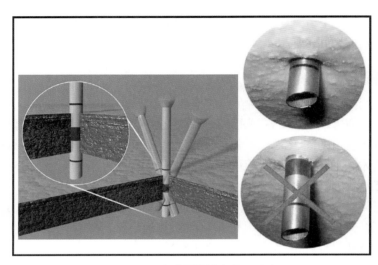

图 2-8-3　正确放置器械套管远端中心

医生控制台操作员不能移动远端中心。通过使用端口离合按钮，患者侧助手可以重新定位器械臂以调整远端中心。建议在整个手术期间检查器械臂的位置，以确保通道部位无张力。

■ 第 9 节　患者手推车的使用

患者手推车是 da Vinci Xi 手术机器人操作系统的操作性组件，其主要功能是使主刀医生在医生控制台能直接控制 4 个器械臂以移动器械和内镜，在无菌区医生助手的协助下，共同完成手术操作。本节主要介绍患者手推车的相关使用要点。

一、患者手推车概述

患者手推车见图 2-1-3。基座是由用于定位和运输的机动手推车驱动装置构成的，内含电子设备和接头面板，是患者手推车的基石。患者手推车舵柄是手推车的主要操作界面，通过舵柄上的按键或触摸板的操作指引，可完成手推车的相关设置。中心立柱的主要功能是向上或向下移动吊杆，以调整系统的高度。吊杆是一个可调旋转支撑结构，将器械臂移至适用于目标解剖部位和患者体位的位置。吊杆的前端有 4 条器械臂，可用于连接内镜系统和手术操作的专用器械，以实现三维视图成像及手术操作执行。下面主要介绍舵柄和器械臂的功能。

（一）舵柄

舵柄（图 2-1-4）是患者手推车的主要操作界面，由驱动装置启用开关的手把、触摸板、操纵杆、电源和紧急停止按钮等组成。手把和手推车驱动装置启用开关用于在手术室内操纵患者手推车。操纵杆包含吊杆位置控制器和吊杆高度控制器，以对器械臂、吊杆和中心立柱进行手动定向。触摸板可提供系统消息和引导菜单选项，由接受过专业训练的工程师或者巡回护士完成相关操作。

患者手推车触摸板为手推车提供各种使用模式的设置功能，如准备展开器械臂进行铺单或对接、收起器械臂以便运输，或在铺单之后收起，以减少在手术室使用的空间等。触摸板还可提供系统故障通知和恢复的功能（图 2-9-1）。

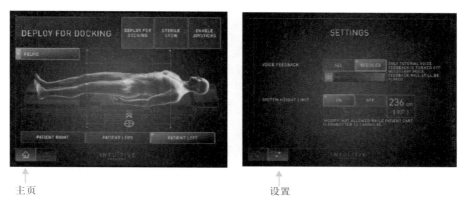

主页 设置

图 2-9-1 触摸板主页选项卡和设置选项卡

（二）器械臂

器械臂简称"臂"，是 da Vinci Xi 手术机器人的主要操作部件，它用于固定并移动内镜和器械，以达到与手术医生同步操作的功能。器械臂内含设置接头，包括器械离合、患者距离、通道离合和吊杆旋转（图 2-1-5），这些接头使操作者能顺利将器械臂连接至套管。器械离合的作用是前进或收回内镜或器械端头；患者距离则用于调整器械臂角度；通道离合可以重新定位器械臂，以解决和避免手术期间潜在的器械臂碰撞情况，还用于升降吊杆、将各器械臂聚集或隔开（像风扇一样）或减少端口部位的张力；吊杆旋转可用于旋转吊杆器械臂群。

二、患者手推车定位

患者手推车对接前，需要先部署吊杆、调整器械臂并将患者手推车放置到手术床旁进行定位，为手术做准备。一旦将 da Vinci Xi 手术机器人操作系统与患者相连，不得以任何方式移动手术床。如果手术中需要移动手术床，则应移除所有器械和内镜，断开 da Vinci Xi 手术机器人操作系统，将手术床移动完成后，重新对接系统。一旦内镜套管完成对接，即系统提示在对接状态下时，则不可移动手术床（图 2-9-2）。因此，患者手推车对接前的准备工作尤为重要，主要由定位模式的选择、移动患者手推车和执行定位 3 个部分组成。

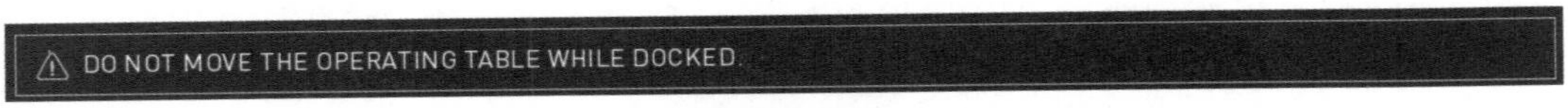

⚠ DO NOT MOVE THE OPERATING TABLE WHILE DOCKED.

图 2-9-2　对接状态下不可移动手术床

（一）定位模式的选择

目前，移动患者手推车的方式有向导式和手动式两种。下面简单介绍两种方式的操作方法。

1. 设置向导式定位

设置向导式定位模式是为了简化手推车操作流程而设计的。设置模式前应综合评估患者手推车的位置、无菌器械臂的位置和术中应用模式、目标解剖部位及医生助手操作空间等综合因素，再选择合适的部署方案。使用设置向导时，患者手推车有 3 种基本位置模式，即直向、朝向头部或朝向足部，每种位置均须考虑到吊杆枢轴角度和臂旋度（表 2-9-1、图 2-9-3）。

部署器械臂期间，患者手推车可根据实际需求做调整，最大化满足手术需求。如将吊杆升高到预设高度，以增加患者距离；往外延伸吊杆，以确保操作可及面；旋转吊杆以使器械臂大体朝向预期目标解剖部位；定好位置后，对器械臂进行进一步手动调整以最大化总体可及范围和最小化潜在干扰等。

表 2-9-1　患者手推车部署设置

选择解剖部位	选择手推车位置		
	患者右	患者左	患者足部
胸	朝向头部	朝向头部	不适用
心脏	直向	直向	不适用
上腹部	朝向头部	朝向头部	不适用
下腹部	直向	直向	不适用
肾	直向	直向	不适用
骨盆	朝向足部	朝向足部	直向

2. 手动定位

设置向导模式是最轻松、准确定位患者手推车的方式，但如果设置向导模式未实现所需定位，则可使用手动控制器。患者手推车触摸板提供设置向导说明，使用者根据流程指引进行操作即可（图 2-9-4）。

手动定位时，巡回护士将患者手推车移入无菌区，移动过程中应注意周围是否存在障碍物，最好周围有人提供指引。当患者手推车的器械臂完成所有铺单时，遵循以

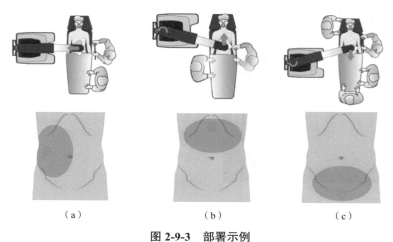

（a）　　　　　　　　　（b）　　　　　　　　　（c）

图 2-9-3　部署示例

（a）直向；（b）朝向头部；（c）朝向足部

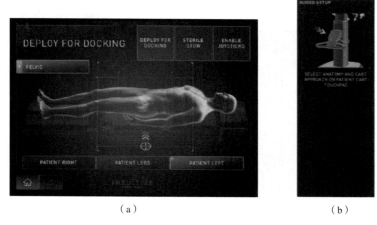

（a）　　　　　　　　　　　　　　　（b）

图 2-9-4　设置向导说明

（a）患者手推车触摸板；（b）图像车触摸屏

下步骤继续设置。

（1）在患者手推车触摸板的选择解剖部位（select anatomy）屏幕选择需要的解剖部位区域（图 2-9-5）。

（2）从选择手推车位置（select cart location）屏幕选择需要的手推车位置（图 2-9-6）。

（3）确认所有器械臂都已定位在绿色激光线后面，等待无菌任务屏幕出现（图 2-6-4），直至无菌任务完成。

（4）在准备好移向患者时，从患者手推车触摸板按住展开进行对接（deploy for

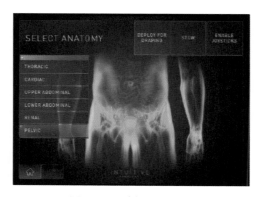

图 2-9-5　选择解剖部位

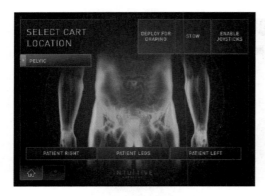

图 2-9-6　选择手推车位置

docking），吊杆升起、伸展和旋转，各器械臂移至选定路径的正确位置，完成部署工作（图 2-9-7）。

操作过程中应注意手术室内潜在碰撞的风险因素，及时移开照明灯、吊杆和设备。如果设置向导未提供所需系统配置，则可使用手动控制器定位吊杆。在需要重新选择解剖部位和手推车位置时，可按住展开进行对接按钮以更改设置。

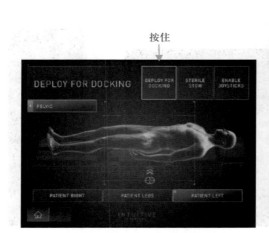
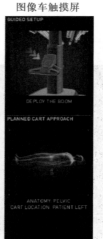

图 2-9-7　展开进行对接

（二）移动患者手推车

部署后，启动床旁器械臂车舵柄上的一个或两个器械臂车驱动启用开关，启动器械臂车驱动，将患者手推车移动至手术床旁。此时，吊杆会向地面发射绿色定位激光。巡回护士应调整器械臂的位置，以看到激光避免碰撞。如果十字准线不可见，需要将所有器械臂推到激光线后方（图 2-9-8、图 2-9-9）。巡回护士缓慢地将患者手推车驱动到手术床旁，调整距离，避免污染。

（三）执行定位

部署患者手推车并对接初始器械臂后，应执行定位。虽然可手动安置 da Vinci Xi 手术机器人操作系统，但是定位可以确保对系统的定向，并使系统对准在通道定位期间所建立的手术工作空间边界的中心。定位时将患者手推车吊杆对齐到手术工作空间

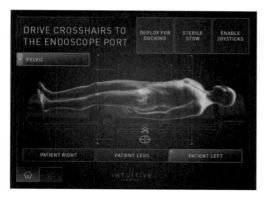

图 2-9-8　驱动器十字准线（触摸板）

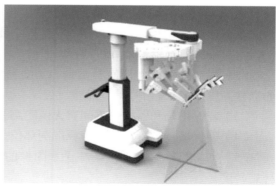

图 2-9-9　定位激光十字准线

上方，以确保所有器械臂均可对接到套管，并朝向目标解剖部位，最大化设置接头的移动范围，并确保铺单后器械不被污染（图 2-9-10）。

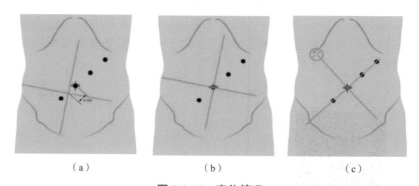

（a）　　　　　　　　　（b）　　　　　　　　　（c）

图 2-9-10　定位情况

（a）居中；（b）旋转；（c）调整

　　完成安装内镜并使用器械离合按钮，让指向目标解剖部位的目标图标十字准线出现在触摸屏上（目标解剖部位是手术工作空间边界的中心，不一定是病理位置）（图 2-9-11）。

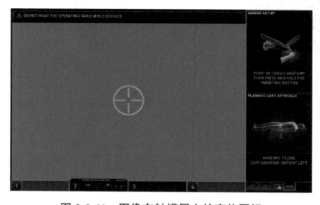

图 2-9-11　图像车触摸屏上的定位图标

定位完成后，确认目标解剖部位的定位；如果定位未完成，需确认吊杆相对于目标解剖部位的位置和旋转度。如能达到以下要求，则可继续操作而无须再定位。

（1）确保所有器械臂均可对接。

（2）如果无法对接所有器械臂，需要移除内镜，将所有器械臂脱离对接并调整中心立柱高度。

（3）确保吊杆和器械臂之间有无菌距离。

（4）确保吊杆被旋转指向目标解剖部位。

（5）如果目标解剖部位不在手术图像的中心，则将所有器械臂脱离对接并调整吊杆旋转度。

三、患者手推车对接

对接是将患者手推车移至手术床旁，并将器械臂与套管连接的过程。当套管插入患者体内时，巡回护士将患者手推车移入无菌区。一旦患者手推车移动到位，立即定位器械臂和吊杆，以完成套管的对接（图 2-9-12）。如有需要，可使用通道离合按钮手动调节器械臂的位置来完成对接工作（图 2-9-13）。

图像车触摸屏

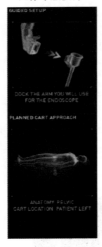

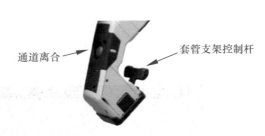

通道离合　　　　套管支架控制杆

图 2-9-12 对接第一内镜臂 　　**图 2-9-13 套管支架控制杆和通道离合**

患者手推车对接时，应确保器械臂有足够的活动空间，不接触患者，不发生器械臂碰撞。可使用通道离合按钮将各器械臂隔开（约一拳距离）（图 2-9-14），这有助于在手术期间解决和避免潜在的器械臂碰撞。建议将器械臂尽可能并拢地定位，同时允许每个轴移动而不出现干扰。器械臂隔开后，将患者距离接头降低，距患者或其他无菌障碍物约一拳（图 2-9-15），这可确保最大的器械可及范围。

如操作过程中出现器械臂碰撞的情况应及时查找原因，及时处理。此外，为了

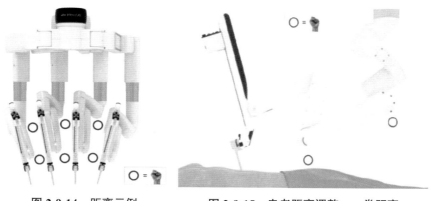

图 2-9-14 距离示例　　　　图 2-9-15 患者距离调整：一拳距离

避免套管过热，打开内镜控制器之前，避免内镜端头（远端 25 mm）留在套管内过长时间。

四、术中器械臂管理

由于受解剖位置因素影响，不同手术、不同患者的器械臂管理有所不同。为了确保最大的可及范围和最低的臂间干扰，在空间允许的情况下，建议将器械臂平行装配，并且降低患者距离接头，如出现干扰器械臂正常工作的情况，巡回护士应学会识别并处理。

（一）内镜在通道后方工作的处理

如果内镜被旋转 180° 以到达端口层之后工作，因其已超出正常视野的解剖结构，巡回护士应手动将左右手动控制器和相应的器械臂关联，以便实现直观移动。尽管含内镜的器械臂并非由一只手控制，但仍须将其重新分配，因为不可将超过两条的器械臂分配给任何单一手动控制器。

（二）器械臂间干扰的处理

巡回护士应学会识别器械臂的干扰位置，判断干扰是在器械臂的前端还是后端（图 2-9-16）。如果干扰位于器械臂前端（靠近器械）部分，可使用伸缩接头将器械臂向相邻器械臂拉近，以使各器械臂能够平行工作，从而将干扰降至最小（图 2-9-17）。

如果干扰位于器械臂后端（靠近患者距离接头）位置，则使用患者距离按钮将各臂往远离彼此的方向调整（上或下），以增加接头之间的距离并将干扰降至最小（图 2-9-18）。

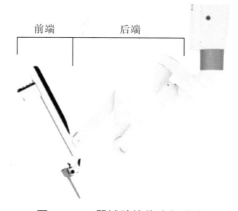

图 2-9-16 器械臂的前端和后端

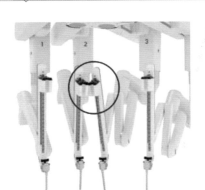
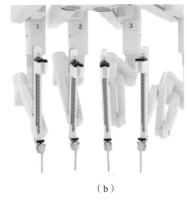

（a）　　　　　　　　　　　　　　　　　　（b）

图 2-9-17　伸缩调整以解决干扰

（a）干扰；（b）无干扰

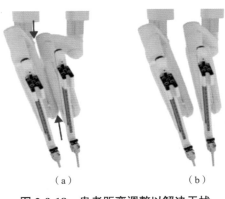

（a）　　　　　　　（b）

图 2-9-18　患者距离调整以解决干扰

（a）干扰；（b）无干扰

（三）增加器械可及范围

在确定器械需要达到的可及之处后，可通过使用伸缩接头，增加与通道水平面成直线的手术工作空间（图 2-9-19）；或通过降低患者距离的方式，增加超越通道水平面的手术工作空间（图 2-9-20）。

五、收起患者手推车

手术结束后，将吊杆和器械臂从其位置撤

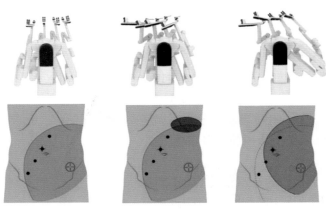

图 2-9-19　调整伸缩接头

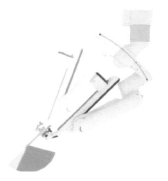
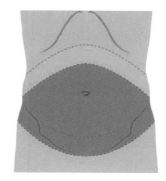

图 2-9-20　降低患者距离

回至默认收起位置。当器械臂和吊杆结构处于最紧凑状态时，将患者手推车收起。患者手推车有两个收起位置，主要是根据患者手推车的无菌转接头是否已安装来判断。系统有自动判断两种情景的功能，具体操作如下。

（一）收起

如果无菌转接头未安装，患者手推车自动提供收起位置选项。收起患者手推车，以便转运或存放，操作步骤如下。

（1）移除所有无菌铺单后，按住患者手推车触摸板上的收起（stow）按钮（图 2-9-21）。吊杆上的 LED 闪烁发光。

（2）患者手推车自动收回，直至垂直中心立柱和吊杆都从其最紧凑状态伸展不到 30.5 cm。

（3）该收起功能实现紧凑收起，必要时仍可使用通道离合按钮，使机器变得足够紧凑，以舒适地通过门道。

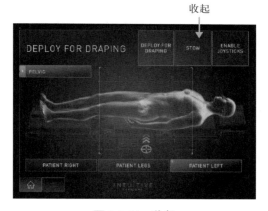

图 2-9-21　收起

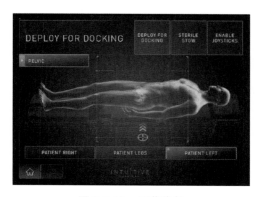

图 2-9-22　无菌收起

（二）无菌收起

如果安装了一个或多个无菌转接头，患者手推车自动提供选项，将器械臂移入无菌收起位置，以保持无菌状态。使用该功能时，应先完成中心立柱铺单，以免造成污染，操作步骤如下。

（1）在患者手推车触摸板上，按住无菌收起（sterile stow）按钮（图 2-9-22）。患者手推车移入无菌收起位置，吊杆移至一个无菌收起位置，将各器械臂折起并在其与中心立柱之间留出足够空间，确保不破坏无菌环境。

（2）当听到表示无菌收起已完成的提示音时释放按钮。

第10节　医生控制台的使用

一、医生控制台概述

（一）手动控制器（主控制器）

主控制器位于三维观察窗的下方。随着医生双手在手动控制器上的操作，器械末端会出现在三维观察窗的视野中（图2-10-1）。

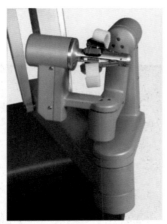
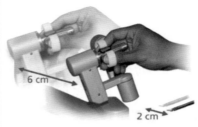

图2-10-1　手动控制器（主控制器）

（二）三维观察窗

三维观察窗是高分辨率屏幕，为医生提供视频图像。将头置于观察窗中，医生可以在全屏模式下查看三维图像，切换到 TilePro™模式时会显示三维图像，以及最多两个辅助图像，图标和文字信息会出现在视频上方，为医生提供扩展信息（图2-10-2）。

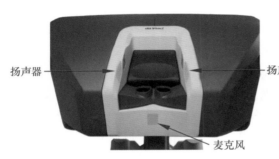

扬声器　　　　　　　　　　扬声器

麦克风

图2-10-2　三维观察窗

（三）医生控制台音频信息

通过医生控制台三维观察窗上的麦克风和位于头托内的一对扬声器，可与患者手术平台操作员进行通话。

（四）臂托

臂托上有一块触摸板，用于调整医生控制台人体工学的控制器及电源和紧急停止按钮。

（五）触摸板

触摸板（图 2-10-3）是医生控制台的主要控制界面，用于医生控制台各种功能模式的设置。

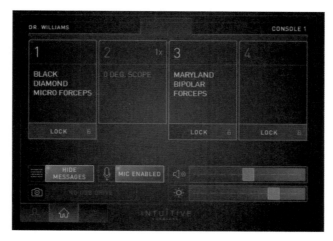

图 2-10-3　触摸板（主屏幕）

（六）左侧控制单元——人体工学控制器

如图 2-10-4 所示，左侧控制单元提供对医生控制台的人体工学调整控制器，可用于调整三维观察窗及臂托的高度、脚踏开关面板的深度及三维观察窗的倾斜程度。

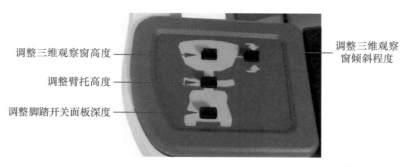

图 2-10-4　左侧控制单元

（七）右侧控制单元——电源和紧急停止按钮

右侧控制单元上有电源和紧急停止按钮（图 2-10-5），按下红色的紧急停止按钮可

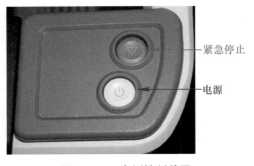

图 2-10-5　右侧控制单元

停止系统运行：①可以停止器械和内镜的动作，在钳子闭合时按下，钳夹力度会减弱；②按下紧急停止按钮后再按主屏幕上的恢复按钮即可启动可恢复性故障。

（八）脚踏开关面板

医生无须将头移出三维观察窗，可以通过脚踏开关面板控制内镜、器械及仪器功能（图 2-10-6）。

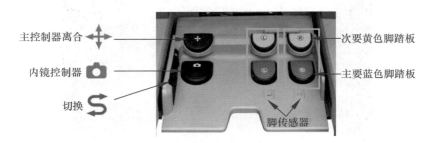

图 2-10-6　脚踏开关面板

（九）后面板

医生控制台后面板提供各种连接，包括视频、音频、电源和光纤的连接等，如图 2-10-7 所示。

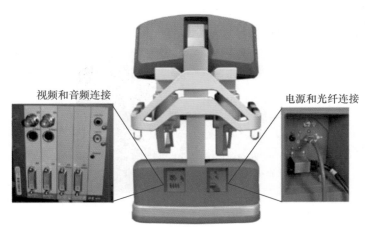

图 2-10-7　后面板连接

二、设置医生控制台

（一）人机工程学设置

（1）调整座椅高度，使大腿相对地面呈略向下的角度，这可确保腿部容易移动来启动脚踏板。

（2）调整扶手高度，使前臂可舒适地靠在扶手上，让肩膀处于松弛状态。

（3）根据医生个人的习惯和偏好调整三维观察窗的高度。

（4）根据医生个人的习惯和偏好调整三维观察窗倾斜度：向上倾斜可让颈部角度更舒适；向下倾斜可以让手和三维观察窗内的器械更好地对准。

（5）根据医生个人的习惯和偏好调整脚踏开关面板深度。

（二）登录和设置

新用户使用时先创建账户并保存人体工程学设置，再次登录时只需要在列表中选择自己的账号即可恢复全部设置，也可进行删除用户设置。

（1）新用户：依次单击登录（login）→新用户（new user）→下一步（next），系统将引导进行人体工学设置，在完成每项任务后单击下一步（next）。完成人体工学设置后，设置自动保存并在主屏幕出现（图 2-10-8）。

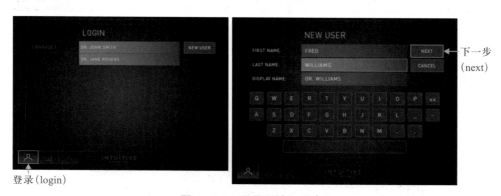

图 2-10-8　登录和输入用户名

（2）再次登录：依次单击登录（login）→选择自己的账户名称→单击恢复人体工学设置（restore ergonomic settings）按钮以恢复人体工学设置，触摸板主屏幕出现时即为恢复完毕，如图 2-10-9～图 2-10-12 所示。

三、触摸板控制器

触摸板控制器与手动控制器不能同时使用；为保证安全，在使用其中一种方式时，另一种方式将会被锁定。

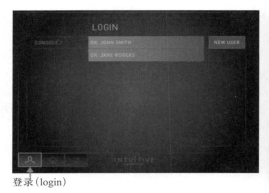

登录（login）

图 2-10-9　选择登录

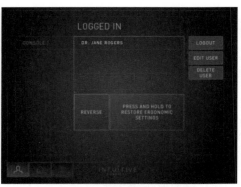

图 2-10-10　选择恢复设置

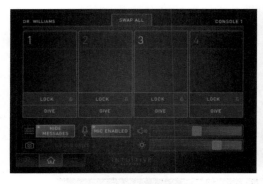

图 2-10-11　主屏幕界面

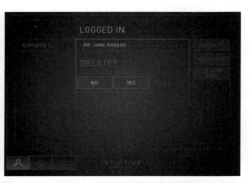

图 2-10-12　删除用户界面

（一）解锁触摸板

按触摸板解锁（unlock）按钮以再次启用触摸板（图 2-10-13）。

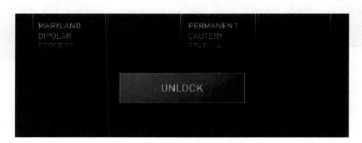

图 2-10-13　触摸板解锁

（二）主页选项卡

主屏幕会显示 4 个器械臂的使用状态，以及连接的器械或内镜信息（图 2-10-14、图 2-10-15）。

器械臂状态单元

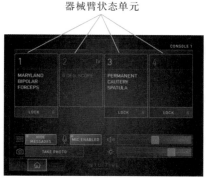
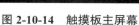
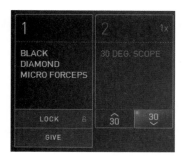

图 2-10-14　触摸板主屏幕　　图 2-10-15　器械臂与器械内镜连接显示

（三）快速设置

表 2-10-1 为部分快速设置图标，根据不同需求进行选择和设置。

表 2-10-1　快速设置图标及意义

示例	描述
	亮度（brightness）
	音量（volume）
	耳麦音量（headset volume）
	静音（mute）
	耳麦静音（headset muted）
	取消静音（headset unmuted）
	拍照（take photo）
	隐藏信息（hide messages）
SWAP ALL	转换全部：双控制台（swap all）
LOCK	器械臂锁定 / 解锁（lock/unlock）
GIVE	放弃 / 获取：双控制台（give/take）可以放弃或获取对特定器械臂的控制
30 30	内镜角度（scope angle）可以旋转内镜和实时视频 180°

四、手术控制器

（一）头部进入三维观察窗

（1）医生必须先将头放在三维观察窗内才可以开始使用手动控制器。

（2）三维观察窗中有一对红外头部传感器用来确定系统是否正在使用中，如果医生的头在观察窗外，则无法控制器械或内镜。

（3）红外头传感器会在医生的头不在观察窗中时阻止患者手推车移动，从而执行安全功能。

（二）匹配夹钳

控制器械前，医生必须先"匹配夹钳"，器械准备好匹配夹钳时会出现图标和文字信息提示，器械端头需要超过套管端头后才可以匹配。匹配夹钳可防止器械的无意启用，还可以确保不工作器械夹持的物品在激活后不会意外脱落。

1. 匹配夹钳的要求

（1）支持预期动作：①使用主控制器部分关闭或打开夹钳；②对于施夹钳等打开或关闭可能会导致触发的器械，使用手动控制器略微旋转夹钳即可。

（2）安装新器械时，如果患者手推车操作者移动器械臂或内镜臂，应对主控制器施加轻微的握力，这可以让系统在三维观察窗中相对器械端头对准主控制器。

2. 匹配夹钳注意事项

（1）为保证患者安全，如果端头在三维观察窗中不可见，则不能匹配夹钳，也不要移动器械。

（2）一旦进入医生控制模式，医生控制台操作员不得将手从控制装置拿开，直到头从医生控制台观察窗离开后让系统退出跟随模式，否则可能导致主控制器非受控移动，从而对患者造成严重伤害。

（3）为避免电气危险，医生控制台操作员在使用主控制器时不得接触患者。

（4）施夹钳必须进行夹钳匹配，且在关闭前必须打开 90% 以上。

（5）为确保患者安全，患者手推车操作员的动作优先于医生控制台操作员，患者手推车操作员对器械臂进行任何移动都会导致所有器械退出医生控制。

（三）指压离合器

（1）拨动指压离合器，可将手动控制器与器械控制分开。

（2）按住指压离合器，可移动手动控制器而不移动器械。当手动控制器达到极限位置时，允许重新定位主控制器到舒适位置，并腾出操作空间。

（3）和主离合器踏板不同的是，指压离合器仅应用于自己的手动控制器，因此，当应用右手指压离合器时，分配给左手的器械仍处于医生控制中。

（4）要恢复器械控制，照例释放指压离合器和匹配夹钳即可。

（5）可以使用触摸板上的控制器屏幕关闭手指离合（图 2-10-16）。

（四）脚踏开关面板的使用

脚踏开关面板上有两组脚踏板，左侧控制系统上有 3 个踏板（主控制器离合、内镜控制器和转换踏板），右侧的 4 个踏板控制器械激活（图 2-10-17）。

（1）内镜控制器：踩住内镜踏板，可将器械控制转换为内镜控制。如需要顺时针旋转内镜，需要踩下内镜踏板，同时顺时针旋转两个主控制器，与方向盘类似。

此时需要注意：在双控制台模式下操作时，踩下内镜踏板将使全部器械退出医生控制，并且也会停止另外一个控制台上的能量器械供能。当松开内镜踏板时，主控制器将恢复对器械的控制；器械端头应随时保持在医生视野范围内。

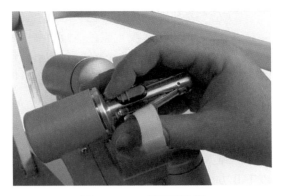

图 2-10-16　指压离合器

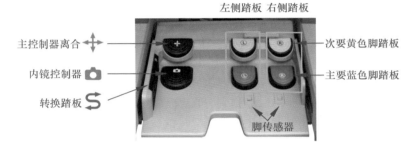

图 2-10-17　脚踏开关面板控制器

（2）主控制器离合：踩下主控制器离合踏板让医生能够重新定位自己的双手到舒适的位置，并在工作空间不足时腾出空间。在医生释放踏板，照例匹配夹钳以恢复控制之前，所有器械保持不动。

（3）转换踏板（左踏板）：踩下转换踏板，可让医生选择哪个器械受到手动控制器的主动控制。当转换器械时，医生必须始终能够看到器械端头，确保它在移动该器械之前处于视野之内。

（4）器械激活踏板（图 2-10-18）：包括两对踏板，即左踏板和右踏板，用于激活受主控制器控制的某项功能。左侧一对踏板激活与左手动控制器关联的器械，右侧一对踏板激活与右手动控制器关联的器械，这些踏板自动关联无法更改。沿三维观察窗的底部，系统会显示有关每个器械臂的信息。器械激活踏板功能如下。

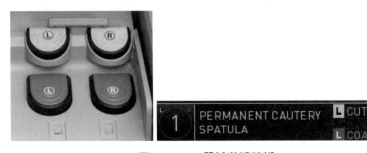

图 2-10-18　器械激活踏板

①左主要功能踏板（蓝色）：激活左手动控制器所控制器械的凝血功能。
②右主要功能踏板（蓝色）：激活右手动控制器所控制器械的凝血功能。
③左次要功能踏板（黄色）：激活左手动控制器所控制器械的切割功能。
④右次要功能踏板（黄色）：激活右手动控制器所控制器械的切割功能。

五、三维观察窗

三维观察窗显示手术部位，并使用图标和文字消息提供扩展系统信息，主要包含以下几方面的信息。

（一）踏板激活状态条（图2-10-19）

（1）悬停和激活状态条会出现在医生视野中，脚在活动踏板上方但未踩上即为悬停，脚踏板被踩下后即可激活。

（2）踏板激活状态条有两个栏：左栏显示左排踏板；右栏显示右排踏板。

（3）状态条颜色变化取决于两种颜色脚踏板的状态：黑色为未检测到悬停和踏板驱动；高亮为检测到悬停；蓝色为检测到分配给蓝色踏板功能的激活；黄色为检测到分配给黄色踏板功能的激活。

（二）三维观察窗信息

（1）器械臂和器械信息区：显示属于器械臂、器械或内镜的信息。

（2）系统状态信息区：显示基本的系统状态和信息（图2-10-20）。

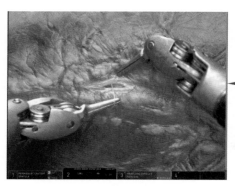

图2-10-19　踏板激活状态条

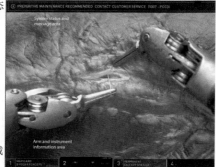

图2-10-20　三维观察窗信息

（3）器械臂和器械/内镜信息：当医生控制台处于使用状态时，三维观察窗显示手动控制器和器械/内镜的状态（图2-10-21）。

（4）器械臂和器械状态：提供使用中控制台的器械臂、手动控制器和器械的状态（图2-10-22）。

①左（L）和右（R）表示该器械被分配给左、右手动控制器。

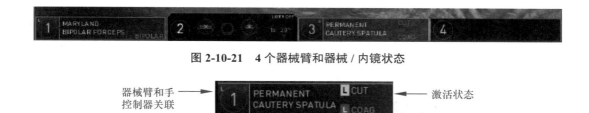

图 2-10-21　4 个器械臂和器械 / 内镜状态

器械臂和手控制器关联 —→

器械名称

激活状态

图 2-10-22　器械臂状态

② 当处于双控制台模式运行时，所有受控的器械臂都在触摸屏显示器上显示为彩色。在医生视野中，当受自己的控制台控制时，器械臂显示为彩色；当受对方控制台控制时，器械臂显示为灰色。

③ 器械臂编号图标提供额外的状态信息，见表 2-10-2。

表 2-10-2　器械臂编号状态指示灯

示例	描述
1	器械臂 1 被分配给左手动控制器
3	器械臂 3 被分配给右手动控制器
3	器械臂已锁定
3	该器械臂已暂停，如用户正在主动移动内镜
3	分配给该器械臂的手动控制器正被医生控制台用户控制
1	该器械臂出现故障（需要注意，在这种情况下，状态指示灯将为三维观察窗信息区域、触摸屏和触摸板提供的信息提供补充）
4	可以按下转换踏板以更改手动控制器

（5）器械臂弹出式信息：如果医生控制台操作员控制的某个器械臂需要某个动作时，系统将生成弹出消息，显示有关于所需操作的信息，当行动完成时，弹出消息消失（图 2-10-23）。

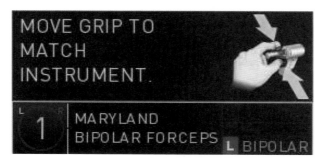

图 2-10-23　弹出消息

（6）内镜状态：显示所有关联的内镜信息，包括器械臂编号、内镜类型、内镜方向、内镜水平和数字变焦（图2-10-24）。

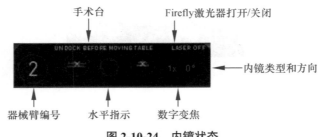

图2-10-24　内镜状态

（7）三维观察窗中的激活状态：对于已安装的能量器械，三维观察窗会准确陈述与每个踏板相关联的功能，并且使用高亮颜色指出激活状态。

① 灰色器械名称表示某个器械未与手动控制器关联（图2-10-25）或未激活。

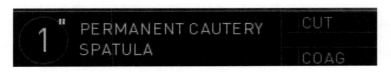

图2-10-25　器械未关联

② 非灰色器械名称表示该器械处于医生控制之中。如果激活可用，踏板功能名称将高亮显示关联踏板颜色；如果踏板功能名称变成灰色，则激活不可用（图2-10-26）。

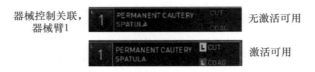

图2-10-26　器械名称和激活控制

③ 当医生的脚悬停时，在踏板功能名称周围高亮显示（图2-10-27）；当医生踩下激活踏板时，背景将更改为关联踏板纯色（图2-10-28）。

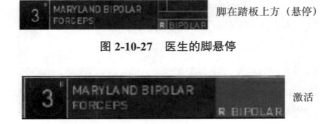

图2-10-27　医生的脚悬停

图2-10-28　医生激活蓝色能量踏板

六、双控制台模式

早在第三代达芬奇手术机器人时就开始使用双医生控制台模式，该技术采用"交换控制"方案允许医生共同控制机器人，以方便手术协作及培训。以下介绍两个医生控制台模式的使用方法和注意事项等。

（一）双控制台连接和启动

要在双控制台模式中操作，必须将医生控制台连接到专用交流电源插座，然后将第二个控制台的纤缆连接到图像车后部可用的光纤端口，以完成两个控制台的对接工作。

（二）双控制台的使用注意事项

（1）每名医生只能通过触摸板独立控制自己的操作台。

（2）三维观察窗除了共享内镜视频源、手术区图像相关视频设置和内镜等部件的相关重叠区块之外，三维观察窗也独立运行。每个三维观察窗展示医生在常规位置控制的器械信息，并显示其他医生在三维观察窗中控制的器械信息。每名医生可独立调整他们的图像，包括内容和设置。

（3）每名医生控制台的器械控制设置（特别是移动缩放）均独立运行。

（4）系统允许两位医生重新将器械分配给不同的手动控制器，并且此功能可以继续在双控制台模式下使用。切换器械后，两个控制台将接受新的器械分配并保持。

（5）双控制台器械控制设置：当系统检测到两个医生控制台正在使用时，触摸板主屏幕将显示放弃/获取（give/take）按钮和转换全部（swap all）选项卡（图 2-10-29）。

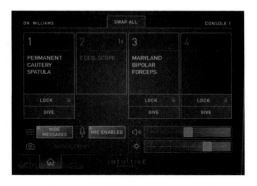

图 2-10-29　双控制台主屏幕示例

① 通过分别触摸放弃（give）或获取（take）按钮，任何一名医生可以放弃或获取对特定器械臂的控制，器械将退出跟随，直到进行控制的医生按常规方式匹配夹钳；未控制的器械会自由地转移到其他控制台，只需要用户回复确认对话框（图 2-10-30）。

② 当一个医生控制台的医生动作导致另一个医生控制台手动控制器分配出现变化时，手动控制器分配受影响的医生将收到通知，同时不允许移动任何器械，直到确认通知（通过踩下器械臂转换踏板确认）（图 2-10-31）。

③ 转换全部（swap all）：任一医生都可触摸转换全部按钮来改变对器械臂的控制，触摸后全部器械会退出医生控制，医生需要按常规方式重新匹配夹钳。这个功能影响所有器械臂和已安装的器械却不影响内镜。

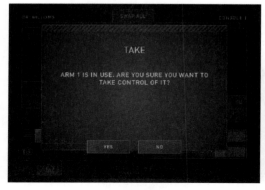

图 2-10-30　器械控制消息

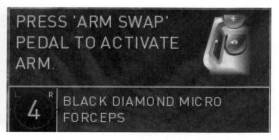

图 2-10-31　器械臂转换信息

（三）内镜控制器

任何一名医生均可通过常规方式踩下内镜踏板来控制内镜臂；第一个人按常规操作获得内镜控制后，在内镜臂被控制时，全部器械臂将退出医生控制，其他控制台上的能量器械将停止使用。

（四）视频控制

在双控制台模式下，两个医生控制台及图像车上的触摸屏监视器可共享视频设置，双控制台模式不会保存视频设置。

（五）虚拟指针（双控制台教学辅助工具）

虚拟指针是用作说明的软件工具，通常在双控制台手术中使用。指针是浅蓝色圆锥三维图形，激活后覆盖到实时视频图像上。这允许医生用它指向实时视频图像中的特定解剖部位。医生可通过每个未与器械臂关联的手动控制器激活并控制一个指针，其使用方法如下。

（1）医生可通过合上未关联手动控制器的夹钳激活虚拟指针。

（2）激活指针后，可自由移动控制指针的手动控制器，医生可使用手动控制器，同时握住已合上的夹钳来操控指针的位置和方向，指针末端对应闭合夹钳的手指指尖方向。

（3）作为三维效果的一部分，指针会出现阴影，光线来自观看的方向，它会在移远时变小，移近时变大。

（4）在指针激活的情况下离合手动控制器，可以重新定位手动控制器而不移动指针位置。

（5）医生松开夹钳同时踩下内镜踏板时，指针将会消失。指针消失后，控制指针的手动控制器不能再自由移动，只能正常离合手动控制器，指针会在再次合上夹钳时重新出现在默认位置（图 2-10-32）。

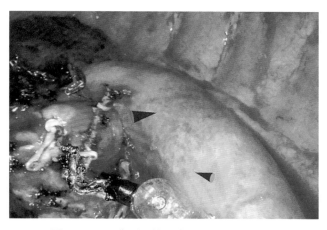

图 2-10-32　典型双控制台应用（监督模式）

（6）指针激活时远程指导不可用。

第 11 节　系统维护和常见故障的排除

一、设备清洁

根据各自医院政策规定的频率对系统组件和线缆的外表面进行定期擦拭。应使用柔软的无绒布和表面消毒产品（或预先湿润的消毒擦拭产品）进行擦拭，注意擦拭前应拧干水分，避免过度潮湿。设备使用前，应将部件晾干，避免任何液体（包括体液）进入系统内部。设备清洁时还应注意以下几点。

（1）医生控制台、患者手术平台和影像处理平台上的设备不适合接触液体。在消毒医生控制台、患者手推车和影像处理平台时，勿喷溅液体，消毒时应小心谨慎，确保液体不与系统组件上的电子设备接触。

（2）应特别注意医生控制台操作员与系统接触区域的清洁（如主控制器夹钳、立体观察窗和扶手）。

（3）清洁触屏显示器：遵循医院对血液和体液管理的相关要求，尽量使用温和洗涤剂、软毛巾或棉签进行清洁，切勿让液体进入显示器。

二、预防性维护

定时进行预防性维护是必需的，而且必须由 Intuitive Surgical 公司授权的服务代表操作。除系统附件外，系统主要部件内无用户可维修的组件。如果系统需要维护或维修，必须与 Intuitive Surgical 公司技术支持部门联系。

三、系统故障排除

（一）需要立即转换至开放性手术的处理方式

如果术中出现意外情况，手术医生要求立即转换至开放性手术时，按以下步骤从患者身上移除系统。

（1）从患者身上移除所有器械。

① 先使用医生控制台自动控制模式释放器械夹钳。

② 如果自动控制模式无法释放器械夹钳，需启用手动夹钳释放（详见第 2 章第 9 节）。

（2）从患者身上移除内镜。

（3）从器械臂上断开套管。

（4）从患者身上移开各器械臂。

（5）如有必要，将患者手推车推离患者；如果患者手推车驱动不工作，需双人手动移动患者手推车。

（6）在执行以上操作时应注意：①如果系统在转换至开放性手术时处于故障状态，可使用患者手推车通道离合按钮撤出器械臂。如果系统完全断电，可轻轻移动各器械臂，并在必要时放置器械臂接头。②在按下紧急停止按钮之前，不能对无故障系统执行夹钳释放，以免导致器械意外移动或使夹钳释放功能受损。

（二）系统电源问题的处理

当 da Vinci Xi 手术机器人操作系统或单个组件（医生控制台、患者手推车和图像车）无法正常供电或者无法进入自动受控的关机程序时，系统可能会出现异常行为，如电源连接故障或某一系统组件过热就可能会出现断电问题。当出现电源相关故障时，遵循以下方法进行排查和处理。

1. 检查交流电源连接

（1）确认医生控制台、患者手推车和图像车的电源线均正确连接至专用的交流电源插座。

（2）确认医生控制台、患者手推车和图像车上的电源开关被置于开启位置（每个开关旁的"I"指示），这些开关位于各组件的背面（图 2-11-1）。

（3）务必确保患者手推车上的紧急断电（EPO）按钮未被按下。一旦按下，则需要再次按下以重置 EPO 按钮（图 2-11-2）。

（4）检查图像车上的电源连接，确认内镜控制器、视频处理器和核心设备的电源开关被正确置于开启位置（开关旁的"I"指示），同时确认电源线均连接至集成图像车的电源板上，这些组件不得在任何时候被关闭或断开电源（图 2-11-3）。

2. 检查光纤线缆连接

检查患者手推车、医生控制台和核心设备之间的蓝色光纤线缆连接是否正确。有

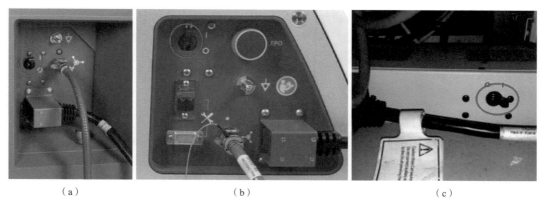

图 2-11-1　主要组件的断路器开关

（a）医生控制台；（b）患者手推车；（c）图像车（基座）

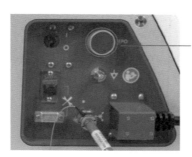

紧急断电按钮
未按下

图 2-11-2　患者手推车的紧急断电按钮

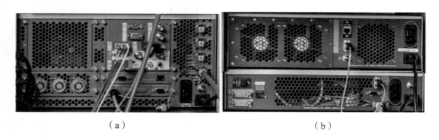

（a）　　　　　　　　　　　　　　　　（b）

图 2-11-3　图像车组件开关

（a）系统电子设备（核心设备）；（b）内镜控制器，视频处理器

关更多信息参见第 2 章第 4 节。

3. 系统硬关闭及重启

当按下组件电源按钮后，如果整个系统或医生控制台、患者手推车或图像车的任一组件无法正常供电，参照以下故障排除程序。

首先，如上所述检查交流电源连接情况，如果所有交流电源连接正常，则遵循以下步骤进行操作。

（1）将每个交流电源开关拨到关闭位置（各开关旁的"O"指示），断开图像车和

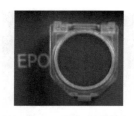

图 2-11-4　紧急断电按钮
（患者手推车）

医生控制台的交流电源。

（2）在患者手推车上，按紧急断电按钮（图 2-11-4），断开所有电源。

（3）等待 2 s，再次按下紧急断电按钮复位。即使关闭电源开关，患者手推车仍可使用电池运行。使用紧急断电按钮从交流电源断开患者手推车，退出默认待机（睡眠）模式。

（4）重新开启图像车和医生控制台交流电源开关。

（5）确认患者手推车的交流电源开关处于开启位置，30 s后，所有 3 个系统组件均返回到默认待机模式，3 个电源按钮指示灯都亮起琥珀色。

（6）按下医生控制台、患者手推车或图像车上的电源按钮以正常启动系统。

（三）意外移动情况的处理

当器械臂制动器过载时，会造成意外移动。引起这种情况的因素有很多，如对患者施加过大的力及患者手推车组件（器械臂、附近的物体）的碰撞等。如果系统检测到意外的装配连接件移动，相关装配连接件的器械臂 LED 指示灯将亮起琥珀色灯光，屏幕也显示消息。要清除此错误，需按下该器械臂的通道离合按钮，该按钮可以消除可能施加在患者身上的任何过度的力。

（四）系统故障

发生故障时，系统会确定该故障属于可恢复性故障还是不可恢复性故障，然后采取以下方式进行提示。

（1）锁定所有患者手推车器械臂。

（2）系统将发出一连串错误提示音。

（3）监视器将显示描述错误的文本消息（图 2-11-5）。

（4）如果故障特定于某个器械臂，系统将显示错误图标，该器械臂的 LED 指示灯将亮起琥珀色或红色。

（5）如果故障不特定于某个器械臂，所有器械臂的 LED 指示灯将亮起琥珀色或红色。

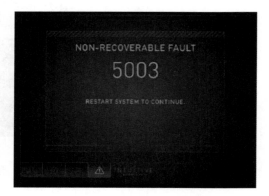

图 2-11-5　触摸板上的故障消息

1．可恢复性故障

当系统判定为可恢复性故障时，可参照以下方法进行处理。

（1）使用系统故障恢复：如果故障是可恢复的，可以通过按下触摸板或触摸屏上的故障恢复来忽略故障。报警静音，系统在几秒后恢复。在使用故障恢复按钮之前，应该彻底查清故障原因，不了解其原因可能导致患者手推车器械臂失控移动最多 2 cm，或导致手动控制器失控移动最多 5 cm。

（2）禁用器械臂、手动控制器（主控制器）或吊杆：如果出现某个器械臂特有的错误，系统允许禁用该器械臂，此时可以将禁用器械臂收起，使用剩余患者手推车器械臂完成手术；在禁用手动控制器之后，医生将无法通过医生控制台控制内镜臂；在禁用吊杆后，手推车驱动、定位和吊杆控制器都将被禁用。

2. 不可恢复性故障

如果故障不可恢复，则必须重新启动系统。将显示"不可恢复性故障：××××重新启动系统以继续"。

如果在手术期间出现不可恢复性故障，可重新启动系统，而无须从患者身上拆下器械和内镜。在系统重启期间，医生控制台观察窗和触摸屏监视器将暂时无法看到视频，需要先按下任何系统组件上的电源按钮关闭系统。所有系统电源按钮指示灯都将亮起琥珀色后，再按下任何系统组件上的电源按钮以重新启动系统。

（五）患者手推车驱动故障排除

移动患者手推车时，如果出现系统断电的问题，应先提升稳定脚，并将患者手推车置于手动操作，以便在不使用手推车电动马达驱动的情况下也能移动手推车。由于需要很大力量，建议由两人手动移动患者手推车。

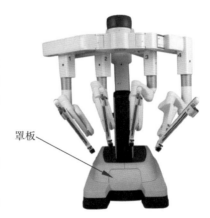

图 2-11-6　罩板位置

1. 手动移动患者手推车的方法

（1）在患者手推车基座上，向内推盖板使其解锁，然后向下拉并打开盖板以打开罩板（图 2-11-6）。

（2）患者手推车罩板的内部会出现如图 2-11-7 所示标签。

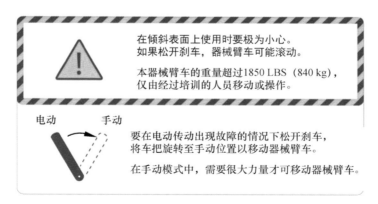

图 2-11-7　患者手推车内部标签

（3）将控制杆移动到手动位置。

（4）由两人手动搬运或放置患者手推车。

（5）一旦不再需要手动控制，应将控制杆移回电动位置，以便患者手推车驱动恢复供电。此外，处于手动状态的手推车系统是无法进入跟随模式的。

2. 手动移动患者手推车的注意事项

（1）当患者身上停驻一个或多个器械臂时，不可移动患者手推车。

（2）当患者手推车停放在斜坡上时，不可松开患者手推车驱动。

（3）当触摸屏上显示图 2-11-8 所示消息时，说明患者手推车稳定脚在手术期间尚未部署，虽然此时系统是可以操作的，但器械臂有所动作时器械可能会产生振动，患者手推车会被推动，这会对手术造成一定的干扰和风险，尽量避免此操作。

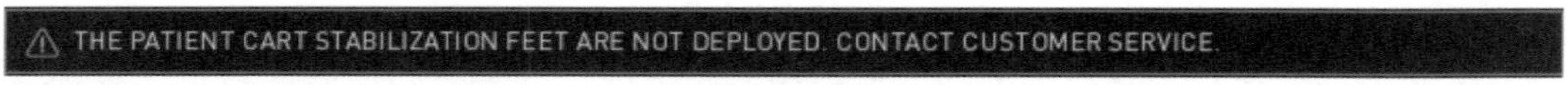

⚠ THE PATIENT CART STABILIZATION FEET ARE NOT DEPLOYED. CONTACT CUSTOMER SERVICE.

图 2-11-8 "稳定脚未部署"消息

（六）系统的重新启动

1. 从自动高温关机状态重新启动

如果组件或子系统在正常运行模式下出现过热现象，系统会自动进入可控关机程序，以防止系统损坏。当系统检测到过热时，会自动启动 60 s 关机程序，此时不要中断关机程序。完成后，所有 3 个系统的电源按钮指示灯都亮起琥珀色，表明系统处于默认待机（睡眠）模式。

若要从自动高温关机状态重新启动系统，参照以下方式。

（1）等待 5 min，以使过热系统组件冷却。

（2）排查可能导致系统过热的原因。例如，确保所有通风系统罩有足够的通风量；将可能阻碍气流进出系统罩的物体移开。

（3）从待机模式重新启动系统，只需要按下系统电源按钮即可。启动期间，电源按钮指示灯闪烁蓝色；启动完成后，指示灯蓝色常亮。

2. 从单个电源冷却模式重新启动

如果单独运行单个组件出现过热问题导致自动关机，则需要按下电源按钮 3 次，以使该组件回到正常运行状态。该操作被称作"冷却模式"，系统组件会在该模式下从过热状态冷却。

（1）第一次按下电源按钮没有任何明显效果。

（2）第二次按下电源按钮可将系统组件返回到待机模式。电源按钮指示灯将亮起琥珀色。

（3）第三次按下电源按钮可正常启动组件。

（七）紧急停止

如出现特殊情况需要对系统或者某部分组件进行紧急停止时，可参照以下操作。

1. 紧急停止医生控制台

（1）如果有必要停止系统运行，可按下医生控制台紧急停止按钮。系统将此操作归类为可恢复性故障（图 2-11-9）。

（2）按下触摸屏或触摸板上的恢复故障按钮忽略该故障。对于在夹钳抓持组织时按下紧急停止按钮的情况，参见第 2 章第 10 节医生控制台的手动夹钳释放。

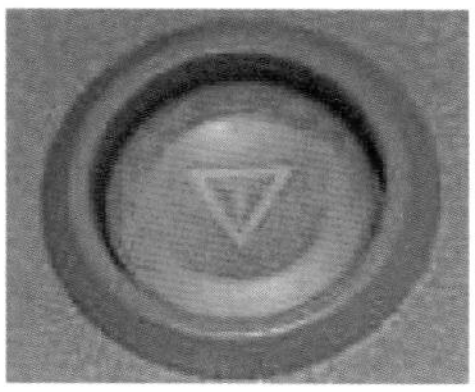

2. 紧急停止患者手推车舵柄

（1）如果有必要停止系统运行，可按下患者手推车紧急停止按钮。系统将此操作归类为可恢复性故障（图 2-11-10）。

（2）按下触摸屏或触摸板上的故障恢复按钮忽略该故障。

3. 患者手推车紧急断电

按下患者手推车紧急断电（EPO）按钮，以关闭患者手推车。系统将此操作归类为不可恢复性故障，此时必须重新启动系统（图 2-11-11）。

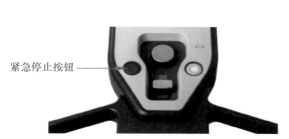

紧急停止按钮 ——

图 2-11-10　紧急停止按钮（患者手推车舵柄）

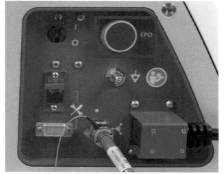

图 2-11-9　医生控制台
紧急停止按钮

图 2-11-11　EPO 按钮（患者手推车后部）

（八）备用电池的使用

（1）如果拔下患者手推车电源，系统将提示正在使用电池运行，并建议将患者手推车插入电源以避免断电，系统将使用备用电源继续运行。备用电池仅供从患者身上安全地移除系统组件使用，并非供继续手术使用。

（2）如果患者手推车备用电池电量不足，手推车驱动将被禁用，必须等待备用电池充电后方可使用手推车驱动。所以，患者手推车电池应充分充电。

（九）系统无响应故障排除

如果系统无响应，或者无法正常工作，则需要按照以下步骤排除故障。

（1）检查屏幕上显示信息，查看系统是否正在执行操作。

（2）按下患者手推车舵柄或医生控制台上的紧急停止按钮。

（3）按下触摸板或触摸屏上的故障恢复按钮，并确认系统正常工作。

（4）如果问题依然存在，则需要按下图像车、患者手推车或医生控制台的任一组件上的电源按钮重新启动系统。

（5）如果系统仍无法重新启动，则需要硬关闭及重启。

（十）内镜控制器故障排除

内镜系统出现故障时，参照表 2-11-1 进行排查和纠正。

表 2-11-1　内镜控制器故障排除

故障表现	可能的问题	纠正措施
内镜控制器未通电	图像车未连接或未通电 内部电源未运行 交流输入电源插座未插上	连接并启动系统 与 Intuitive Surgical 公司技术支持部门联系
设备未发射光	内部电源未运行 光纤电缆未连接	与 Intuitive Surgical 公司技术支持部门联系，正确连接光纤电缆
视野变暗	设置不正确	调节内镜上的亮度控制

（侯晓敏　龚凤球）

第3章 da Vinci Xi 手术机器人器械、附件及系统的管理

第1节 Endowrist 器械安装、移除与管理

一、概述

Endowrist 器械远端端头的关节设计模仿了人类手腕结构,每个器械都有特定的功能,如抓取、缝合或组织处理等。Endowrist 器械的主体由以下几部分组成(图 3-1-1)。

(1)器械壳体:可以与器械臂无菌转接头结合,包含 2 个释放按钮、2 个冲洗口和 1 个圆盘。释放按钮壳体两侧各有 1 个,可以将器械与器械臂无菌转接头分开来移除器械;冲洗口用于器械再处理;连接到器械腕的圆盘可以转化为由医生控制台主控制器做出的动作。

(2)轴:可以穿过套管并由医生控制台控制。

(3)器械腕:节状器械腕可提供宽广的移动范围。

(4)端头:器械的末端执行器(如抓紧器、烧灼钩、刀片等)。

(5)释放按钮:可手动释放手柄。

(6)最多使用次数指示灯:显示器械达到最多使用的次数。

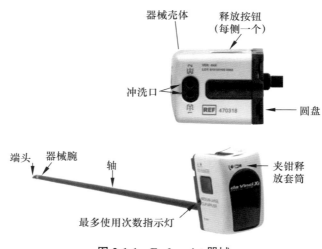

图 3-1-1 Endowrist 器械

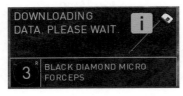

图 3-1-2 插入插头和播放信息

每一种新型器械仅需要 15 s 将其参数下载到 da Vinci Xi 手术机器人操作系统，便能即插即用。下载期间，这个器械臂的 LED 会发蓝光闪烁，并有一条信息显示（图 3-1-2）。如果即插即用期间出现任何错误，需要重新安装该器械。

二、器械安装

（一）安装注意事项

（1）检查器械是否有存在破损、裂缝、缺口或磨损的零件。

（2）将器械腕伸直并合上钳口，以确保顺利地插入套管并防止损坏器械。

（3）将器械端头插入套管，将器械壳体按入无菌转接头，器械接合成功会出现提示音（图 3-1-3）。

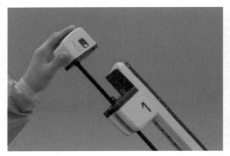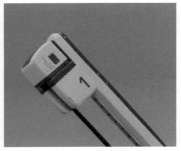

图 3-1-3 将器械插入套管和无菌转接头

（4）系统识别安装到器械臂上的器械后，可以手动或通过"受导工具更换"方法将器械插入患者体内。

（5）将器械端头插入套管时，确保主刀医生已经准备好恢复对器械的控制，还应注意不要戳破设备臂上的无菌单。

（二）安装模式

1. 手动插入器械模式

（1）将器械插入患者体内时务必小心，从套管移入患者体内时，可能无法立即看到器械，需要移动内镜以看到该器械。

（2）插入后，确保医生控制台视图可以看到所有已安装的器械。

（3）手术期间，必须使用器械离合按钮手动插入每个器械臂上安装的第一个器械。按住按钮时，LED 会闪烁蓝色。如果已经按过一次离合器按钮，在器械超过套管之后，必须再按一次离合器按钮，医生才可以控制该器械。

2. 受导工具更换器械模式

为提供一种安全有效的器械连接和更换方式，系统可以协助患者手推车操作员引导器械插入患者体内，启用该功能时，器械托架和器械臂顶部的 LED 会闪烁绿色。该功能会将新的器械端头引导至上次安装器械端头的位置，以方便操作（图 3-1-4），但应注意在更改内镜臂、检测到系统错误、器械端头太接近套管时禁用该功能。其具体操作方法如下。

（1）将器械臂伸直，并合上钳口。

（2）将器械端头插入套管，将器械壳体按入无菌转接头。

（3）等待无菌转接头附近的 LED 闪烁绿色。

（4）按下壳体，直到出现阻力，同时 LED 变成蓝色，以将器械轻轻滑入手术区。

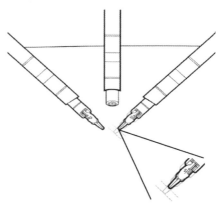

图 3-1-4　受导工具更换

三、器械移除

在移除器械之前，应与手术医生进行沟通，确保医生已做好移除器械的准备，将器械暴露在视野中，且钳端没有抓住任何组织。医生将器械腕伸直，与患者手推车操作员沟通清楚需要移除的器械，并置于移除位置，挤压器械释放按钮并将器械穿过套管向上滑出（图 3-1-5）。

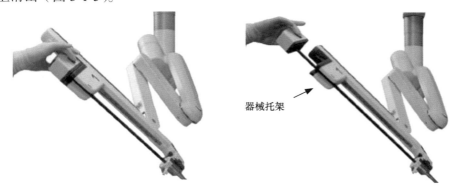

器械托架

图 3-1-5　器械移除

在出现系统故障或医生控制台无法控制器械的情况下，可使用手动夹钳释放系统来移除器械。如果器械正在抓持组织，可使用器械释放套件中包含的夹钳释放扳手来协助移除器械，在可视化手术部位的同时执行以下操作：

（1）找到器械释放套件。

（2）按下医生控制台的紧急停止按钮。

（3）将扳手长端插入器械壳体上的夹钳释放安全套中与安全套接合。

（4）逆时针转动扳手打开器械夹钳。

（5）在内镜或直视情况下，确认夹钳没有抓持任何组织。

（6）一旦组织被夹钳释放，则可从器械上取下扳手。

（7）挤压器械壳体两侧的释放按钮将器械移除。

（8）在触摸屏或触摸板上恢复故障，或根据需要重新启动系统。

四、器械使用管理

为保持 Endowrist 器械可靠和一致的性能，每种器械是有固定使用次数。每次安装器械后，一旦医生控制台开始控制该器械，系统将为该器械计数一次；如果器械已安装但未被医生控制，则可直接移除而不减少剩余使用次数；当最后一次使用该器械时，系统将显示"手术后器械将过期"，此时该器械在当前手术期间可用，但不可用于新手术。当达到最多使用次数时，器械壳体上的最多使用次数指示灯将改变颜色（图 3-1-6）。

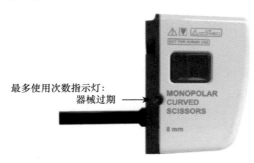

最多使用次数指示灯：
器械过期 →

图 3-1-6 过期器械的最多使用次数指示灯

手术期间在图像车触摸屏上触摸设置选项，可以查看所有器械剩余的使用次数，器械过期后，将自动被停用且无法继续使用。

五、液体泄漏预防措施

Endowrist 器械的设计使得在手术期间可以根据手术要求将其水平或向上倾斜定位，使血液或其他液体能够通过器械轴流向器械的近端，确保术野清晰可见。但如果在手术期间观察到血液或其他液体从器械漏出流至器械臂铺单或无菌转接头时，可将器械从器械臂上移除，并使端头向下，让液体排出，在插入任何其他器械之前应彻底擦除无菌转接头和铺单上的所有液体。

◨ 第 2 节　可重复使用器械的种类及用途

机器人手术器械与腔镜手术器械类似，目前最新一代 da Vinci Xi 手术机器人的可重复使用器械种类约 50 种，直径分别为 5 mm、8 mm 和 12 mm。每种器械都有唯一的编码和机身码，以便在后续使用中对器械进行管理追溯。按其构造，所有机器人手术器械均不可拆分。根据器械通电类别，可重复使用器械分为单极器械、双极器械、超声能量器械和不可通电类器械；根据功能，可分为抓持类、分离类、切割类、持针器类、冲洗吸引类、施夹钳类、穿刺器类、特殊器械类等。

一、单极器械

单极器械是机器人手术的常规通用器械，一般用于组织的分离和抓持，通过单极导线与电刀主机连接，单极器械的有效电极尖端可产生高频、高压电流，在与组织接触时对组织进行加热，实现对组织的分离和凝闭，从而对组织进行离断和止血。单极器械常用于妇科、泌尿外科和普外科。常见的单极器械见图 3-2-1。

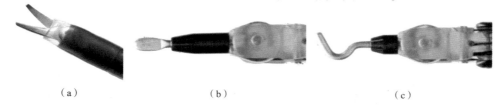

（a）　　　　　　　　　　（b）　　　　　　　　　　（c）

图 3-2-1　单极器械

（a）单极手术弯剪；（b）永久电铲；（c）永久电钩

二、双极器械

双极器械通过双极导线与电刀主机连接，当钳头抓住组织时形成电流回路，使组织细胞脱水而凝固，从而达到止血目的。其主要用于组织的电凝、抓持、分离及剪切，比单极器械更安全。常见的双极器械见图 3-2-2。

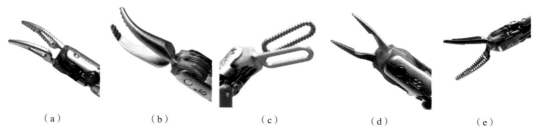

（a）　　　　（b）　　　　（c）　　　　（d）　　　　（e）

图 3-2-2　双极器械

（a）Marland 双极镊；（b）双极弯解剖器；（c）有孔双极镊；（d）微型双极镊；（e）长柄双极镊

三、持针钳

持针钳是术中用于把持缝针、缝合组织的器械。因为操作过程中经常与缝针接触，磨损较大，所以大多数持针钳工作端都镶有硬度较大的镶片。常见的持针钳见图 3-2-3。

四、施夹钳

施夹钳是手术中常用于夹闭血管或其他管道的器械。施夹钳分为不同材质和型号。常见的施夹钳见图 3-2-4。

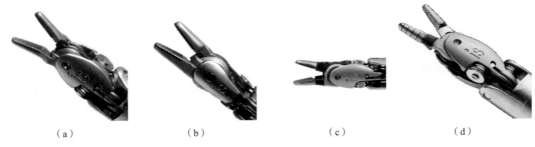

（a）　　　　　　　（b）　　　　　　　（c）　　　　　　　（d）

图 3-2-3　持针钳

（a）大号持针钳；（b）Mrga 持针钳；（c）Mega Suturecut 持针钳；（d）Suturecut 大号持针钳

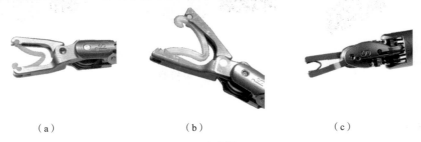

（a）　　　　　　　　　　（b）　　　　　　　　　　（c）

图 3-2-4　施夹钳

（a）中号施夹钳；（b）大号施夹钳；（c）小号施夹钳（钛夹钳）

五、抓持类器械

机器人手术器械与腔镜手术器械类似，受穿刺器直径的限制，在手术操作过程中不能用手来辅助，分离、抓持、翻转、牵拉等操作全部通过器械直接接触组织来完成。为了抓持不同的组织，实现不同功能的操作，机器人手术器械的前端设计有不同的弧度和工作齿，甚至有一些仿生的设计，如鸭嘴钳、海豚嘴抓钳、鼠齿钳、鳄鱼齿抓钳等（图 3-2-5）。

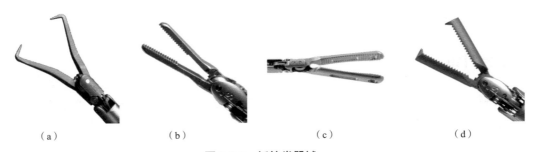

（a）　　　　　　　（b）　　　　　　　（c）　　　　　　　（d）

图 3-2-5　抓持类器械

（a）持钩镊；（b）长短头镊子；（c）小号夹持牵开器；（d）Cobra 抓持器；（e）Prograsp 镊；（f）端头向上有孔抓持器；
（g）Cadiere 镊

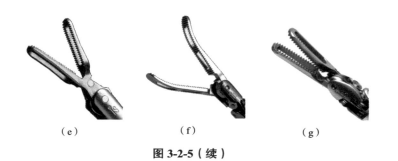

（e）　　　　　　　　　（f）　　　　　　　　　（g）

图 3-2-5（续）

六、手术剪

手术剪用于离断组织，剪切缝线和血管牵引带等。常见的有 Potts 手术剪和圆端手术剪（图 3-2-6）。

（a）　　　　　　　　　（b）

图 3-2-6　手术剪

（a）Potts 手术剪 ;（b）圆端手术剪

七、专科手术器械

专科手术器械是根据专科手术的特点和需求而设计的专用器械，如心脏手术的特殊器械（图 3-2-7）。

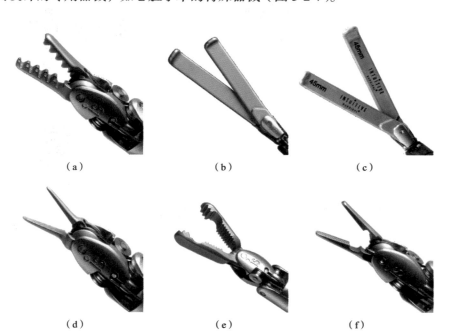

（a）　　　　　　　　　（b）　　　　　　　　　（c）

（d）　　　　　　　　　（e）　　　　　　　　　（f）

图 3-2-7　心脏专科器械

（a）Resano 镊 ;（b）心房牵开器（右侧短）;（c）双刃牵开器 ;（d）黑钻微型钳 ;（e）心脏探头抓持器 ;（f）DeBakey 镊

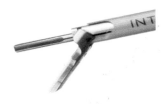

图 3-2-8　超声刀
（Harmonic ace 手术弯剪）

八、超声能量器械

超声能量器械即超声刀，是一种高频电外科设备，主要用于组织的切割与血管闭合等操作，具有出血少、对周围组织伤害小的优点。它作用于人体组织起到切割与凝闭的作用，不会引起组织干燥、灼伤等副作用，刀头工作时也没有电流通过人体，有"无血手术刀"之称（图 3-2-8）。

第 3 节　可重复使用器械的消毒灭菌流程

一、可重复使用器械结构概述

1. 普通器械

可重复使用器械的类型及结构见图 3-3-1。

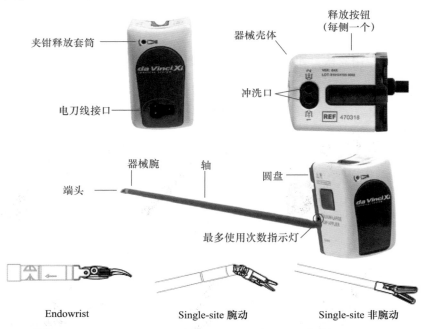

夹钳释放套筒　　器械壳体　　释放按钮（每侧一个）

电刀线接口　　冲洗口

器械腕　　轴　　圆盘

端头

最多使用次数指示灯

Endowrist　　　　Single-site 腕动　　　　Single-site 非腕动

图 3-3-1　可重复使用器械的类型及结构

2. 吻合器

da Vinci Xi 手术机器人吻合器结构见图 3-3-2。

da Vinci Xi Endowrist 与 Single-site（非腕动）器械都有一个主冲洗口和次冲洗口（图 3-3-3），位于壳体背部。主冲洗口从壳体上突出，大多数器械的主冲洗水流流入壳

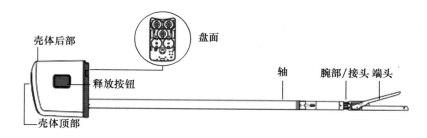

图 3-3-2 da Vinci Xi 手术机器人吻合器结构

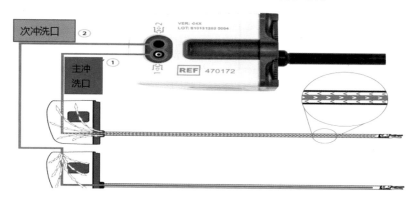

图 3-3-3 Single-site 器械冲洗口

体，其中单极手术弯剪、Single-site 吸引冲洗器从端头流出，Single-site 器械（除了永久电钩、吸引冲洗器或腕动持针钳之外）从壳体附近的轴流出。

二、可重复使用器械消毒灭菌流程

1. 预处理程序

预处理操作步骤及操作方法见表 3-3-1。

表 3-3-1 预处理操作步骤及操作方法

操作步骤	操作方法
1. 移除附件	清洁之前移除所有附件，确保充分清洗和灭菌
2. 检查指示器	检查器械壳体上的指示灯，如变红色，表示过期，将无法使用（图 3-3-4）
3. 擦拭	使用软布擦掉器械上的残留污垢
4. 灌注和湿润	于使用完毕后 60 min 内开始灌注和浸泡 ①灌注：把含有 Luer 接头的注射器完全插入主冲洗口并拧紧。在接口中至少注射 15 mL 的 pH 值为中性的酶清洁剂或冷水（图 3-3-5） ②湿润端部：把器械置入溶液箱中或喷洗湿润所有表面，包裹一块湿布以保持端部潮湿，切勿浸入盐液中（图 3-3-6）
5. 转运	安全运输到达器械再处理中心

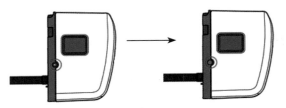

图 3-3-4　壳体指示灯变红

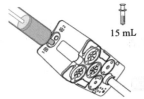

图 3-3-5　灌注

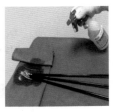

图 3-3-6　湿润端部

2. 清洗

该流程可根据各医院的具体情况，采用人工清洗或自动清洗两种模式。

（1）人工清洗模式：操作步骤及操作方法见表 3-3-2。

表 3-3-2　人工清洗操作步骤及操作方法

操作步骤	操作方法
1. 确认	再次确认器械上的所有附件已全部移除
2. 检查	检查指示器
3. 准备溶液	准备中性或弱碱性酶液（pH 7~11），最大使用浓度为 1∶100 或 ≤1%，可完全浸泡整个器械
4. 灌注	器械灌注参照器械预处理方式
5. 浸泡	将器械浸泡 30 min
6. 冲洗	使用高压冷水（温度 10~25℃）冲洗
7. 喷洗	使用高压冷水 [水的压力为 2 bar/30 psi（1 bar＝0.1 MPa，1 bar≈14.5 psi）] 喷洗
8. 刷洗	仅限使用尼龙（软毛）刷清洁，避免破坏器械腕或端头的绝缘层，以免造成漏电
9. 漂洗	漂洗时间不少于 60 s，彻底去除可见污垢和清洁剂
10. 检查	用 4 倍放大镜检查整个器械是否存在污垢，如果污垢仍然存在，则重复整个清洁流程
11. 处理	使用清洗消毒器清洁和热消毒处理。按医院制度及地区规范要求进行消毒，热消毒不能代替再处理 温度：85~93℃（185~199 ℉），时间：1~5 min

（2）自动清洗模式：清洗模式及操作方法见表 3-3-3。

表 3-3-3　自动清洗模式及操作方法

清洗模式	操作方法
A. 自动清洗	① 普通器械和吻合器放入自动清洁机器内，确保所有的器械冲洗口连接至冲洗管上，遵循清洗消毒器制造商的再处理说明进行处理 ② 选择中性至弱碱性清洁剂（pH 7~11），切勿使用酸性（pH＜7）或强碱（pH＞11）、基于漂白成分、基于过氧化氢的清洁剂、漂洗助剂，以免造成器械损坏
B. 超声波清洗	① 器械灌注：把器械的 Luer 接头完全插入主冲洗口并拧紧，至少注射 15 mL 清洁液，把器械置于超声波浴中。参照说明书的参数进行超声波清洁 15 min ② Single-site 吸引冲洗器：在壳体后部把吸引冲洗器管件紧密地安装于突出的倒钩与器械进行连接。通过吸引冲洗器管件的另一端至少注射 15 mL 的清洁液来灌注吸引冲洗器。把器械置于超声波浴中进行超声波清洁 15 min ③ 完成超声清洗程序后再次执行人工清洗步骤 6~10 的操作，然后进行热消毒

3. 转移

器械完成预处理和清洗流程后，需要转移至清洁区进一步处理。处理和运输时应谨慎小心，使用合适容器保护端部，以免造成器械损坏。

4. 检查、包装和灭菌操作流程

操作步骤及操作方法见表 3-3-4。

表 3-3-4　检查、包装和灭菌操作步骤及操作方法

操作步骤	操作方法
1. 干燥	将器械表面完全擦干，冲洗口和壳体中吹入洁净干燥空气，确保行下一步骤前器械已完全干燥
2. 最后检查	使用前后或再处理时，都需要检查器械的完整性和是否彻底清洁，如存在污垢，则重复清洁流程
3. 润滑	确保器械干燥，选择蒸汽可透、pH 值为中性的润滑剂进行润滑处理
4. 包装	选择符合要求的包装材料进行包装
5. 灭菌	灭菌流程参数参照预真空蒸汽灭菌表（表 3-3-5）
6. 存储	将已经灭菌处理的托盘存放于清洁、干燥的环境中，待手术使用

表 3-3-5　灭菌流程参数

时间	参数
温度和全循环接触时间	当温度为 134℃（约 273 ℉）时 3 min 当温度为 132℃（约 270 ℉）时 4 min
干燥时间	① 30～50 min 根据使用的包装系统、蒸汽质量，灭菌设备的载入量和环境条件，干燥时间有所不同。根据 Intuitive Surgical 公司进行的验证研究，蒸汽灭菌后的干燥时间为 30～50 min ② 根据医院制度确定干燥时间

▣ 第 4 节　内镜的消毒灭菌流程

一、内镜概述

da Vinci 手术机器人内镜是专为 da Vinci 手术系统设计的成像系统，用于观察患者体内情况，有配接头盖和不配接头盖两种配置，根据前端视觉角度可分为 0° 和 30°。其构造如图 3-4-1、图 3-4-2 所示。

内镜系统配备有 3 个冲洗口和 3 个冲洗区域，以供清洗时使用，如图 3-4-3 所示。

二、内镜消毒灭菌流程

内镜的清洁分为自动清洁和人工清洁两种模式。两种内镜均可使用人工清洁流程进行再处理，自动清洁流程只可以处理未配有接头盖的内镜。内镜的"灌注和湿润"步骤应在手术结束后立即开始，以防止干燥。

1. 预处理程序

操作步骤及操作方法见表 3-4-1。

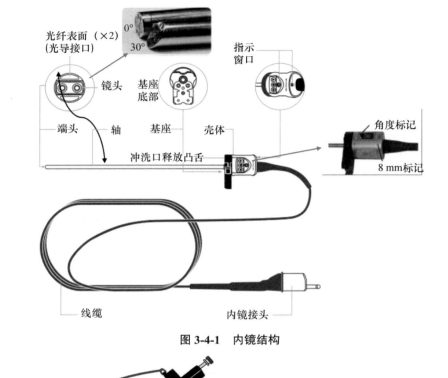

图 3-4-1　内镜结构

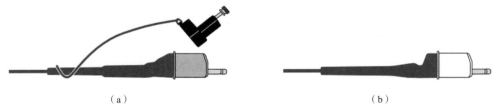

图 3-4-2　内镜的两种配置

（a）配接头盖的内镜；（b）不配接头盖的内镜

表 3-4-1　内镜预处理操作步骤及操作方法

操作步骤	操作方法
1. 清洁盖	使用消毒湿巾或喷有消毒剂的布擦拭接头端和接头盖的内表面，待完全干燥后，盖上接头盖并拧紧螺钉（图 3-4-4）。注意不能使用酸性或 pH>11、含有漂白成分、含过氧化物、含卤化物或活性卤素离子的消毒剂进行清洁
2. 擦拭	使用软布擦拭整个内镜上的残留污垢
3. 灌注和湿润	① 打开冲洗盖口（图 3-4-5），露出 3 个按钮冲洗口 ② 使用上方按钮查找按钮冲洗口（图 3-4-6） ③ 灌注和按压按钮，把 Luer 接头完全插入每个按钮冲洗口并拧紧。在按压相应的按钮时，注射至少 15 mL 中性清洁剂或水到 3 个按钮冲洗口（图 3-4-7） ④ 将内镜置入一溶液箱中，或喷洗湿润内镜所有表面（图 3-4-8），并包裹一块湿布以保持端部潮湿，切勿浸入盐液中
4. 化学预消毒	选择合适的化学预消毒产品进行喷洒或者浸没式预消毒
5. 包装托盘	内镜托盘分为塑料和不锈钢两种，包装之前，需要确认接头盖与接头连接牢固。使用两种托盘时都应按照托盘设计纹路进行合理的放置和缠绕，确保线缆和镜头不会受到挤压，并锁定盖栓

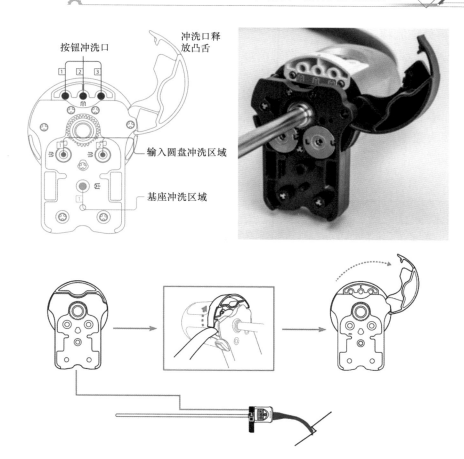

按钮冲洗口

冲洗口释放凸舌

输入圆盘冲洗区域

基座冲洗区域

图 3-4-3　内镜冲洗口和冲洗区域

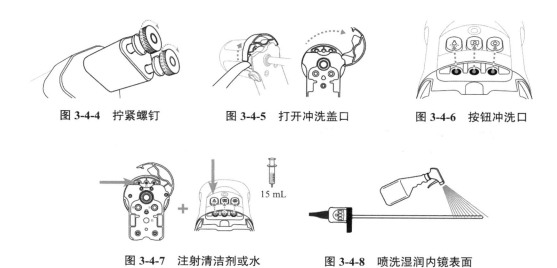

图 3-4-4　拧紧螺钉

图 3-4-5　打开冲洗盖口

图 3-4-6　按钮冲洗口

15 mL

图 3-4-7　注射清洁剂或水

图 3-4-8　喷洗湿润内镜表面

2. 再处理流程

经过预处理后的内镜系统应送到消毒供应中心进行再处理。再处理可分为自动清洁和人工清洁两种模式，具体操作如下。

（1）自动清洁程序：切勿用超声波浴清洁内镜，会导致内镜损坏。处理内镜镜头时应仔细小心，不得对镜头施加过大力量，不得使用尖锐物体或器械进行清洁。再处理不配接头盖的内镜时，温度不应超过95℃（203 ℉）。具体操作步骤及操作方法见表3-4-2。

表 3-4-2　自动清洁程序操作步骤及操作方法

操作步骤	操作方法
1. 擦拭	使用软布擦掉整个内镜上的残留污垢
2. 检查	将内镜放置于不锈钢灭菌托盘之前，先检查整个内镜和线缆外观是否完整，功能是否良好，端头及端头处的镜头是否完好并牢固地处于适当的位置，检查各指示灯窗口是否有损坏等，以确保内镜可以正常使用
3. 检查接头套件	使用之前需检查接头套件，以确保水能够自由流动。如发现损坏需更换新的接头套件，切忌使用损坏的套件，以免造成内镜清洁和灭菌不完全，带来感染的风险。
4. 加载不锈钢托盘	自动清洁必须选用不锈钢内镜灭菌托盘，先预释放内镜的冲洗口盖，露出3个按钮冲洗口，再将内镜放在不锈钢托盘指定位置，按照托盘设计纹路进行合理的放置和缠绕，确保线缆和镜头不会受到挤压，并锁定盖栓
5. 接入接头套件	① 将内镜放在托盘中后，提起冲洗口盖，露出按钮冲洗口，将直的接头接入按钮冲洗口（图3-4-9） ②将三角形接头接入输入圆盘和基座冲洗区域，并确保接头对准端口且连接牢固（图3-4-10） ③ 将管件穿过盖子并在托盘的一端锁定，将盖子钩在金属环上（图3-4-11）。梳理管路，确保电缆和大管没有受到挤压 将整理好的托盘放入消毒器中，将Luer接头连接到清洗消毒器，开启自动清洁功能。清洁剂的选择同预处理，未配有接头盖的内镜才可以使用自动清洗消毒器消毒
6. 移除接头套件	消毒前必须移除接头套件，以免影响消毒效果
7. 转移到达清洁区	安全转移内镜至清洁区，注意端部的保护，防止内镜线缆损坏

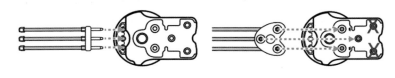 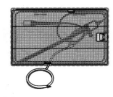

图 3-4-9　接直接头　　　图 3-4-10　接三角形接头　　　图 3-4-11　放入托盘

（2）人工清洁程序：人工清洁的操作步骤及操作方法见表3-4-3。

表 3-4-3　人工清洁程序操作步骤及操作方法

操作步骤	操作方法
1~4	同自动清洁
5. 浸泡	将内镜和线缆浸泡 15 min。使用蘸有清洁溶液的柔软、清洁的布擦拭线缆。浸泡完成后，排除清洁溶液。按钮端口栓打开或关闭均可
6. 漂洗	在自来水冷水中漂洗整个内镜和线缆至少 60 s
7. 使用高压冷水冲洗	使用高压冷水对每个按钮冲洗口、输入圆盘冲洗区域和基座冲洗区域至少冲洗 20 s，直至水流清洁为止
8. 使用高压冷水喷洗	将整个内镜浸没在冷水中，并在水下对内镜壳体、间隙和基座进行喷洗至少 20 s，防止污染的水溅洒出来
9. 刷洗	仅限用软毛刷清洁，切勿使用高压水直接刷洗端头或对端头喷洗，可导致内镜损坏
10. 漂洗	最后漂洗步骤建议使用高纯水。漂洗整个内镜和线缆至少 60 s，直至可见污垢和清洁剂完全去除
11. 彻底干燥内镜	切勿在内镜端头直接使用压缩空气，这样做可导致内镜损坏。应从按钮冲洗口、输入圆盘和壳体的位置排空所有水分，使用布彻底擦干内镜和线缆的所有表面，最后向冲洗口和壳体中吹入洁净干燥空气，切勿使用压缩空气
12. 检查	在放大镜下检查整个内镜是否存在污垢。如果污垢仍然存在，则重复整个清洁流程
13. 化学消毒	按照消毒剂产品说明把消毒剂涂抹至器械表面，接触时间不得超过 30 min。再使用高纯水漂洗内镜和线缆至少 60 s，并擦干表面
14. 转运	处理和运输时应谨慎小心，使用合适容器保护端部，以免内镜损坏

3. 灭菌流程

内镜灭菌流程的操作步骤及操作方法见表 3-4-4。

表 3-4-4　内镜灭菌流程操作步骤及操作方法

操作步骤	操作方法
1. 彻底干燥内镜	同人工清洁步骤 11
2. 最后检查	最后应再次用放大镜检查整个内镜是否彻底清洁，内镜及其端口和线缆的外观、功能是否完好无损，以确保内镜系统能够正常使用
3. 包装托盘	同预处理步骤 5
4. 打包托盘	使用合适的包布对托盘进行双层包打包
5. 灭菌	使用灭菌流程参数进行灭菌 灭菌流程参数见图 3-4-12、图 3-4-13、表 3-4-5、表 3-4-6
6. 存储	将灭菌后的设备存放于清洁、干燥的环境中

表 3-4-5　塑料托盘灭菌流程参数

灭菌设备	循环	灭菌包（最大厚度）/mm	加载配置
Steris V-PRO maX	非管腔、弹性、管腔		
Steris V-PRO 1 Plus	非管腔、管腔	600	任一架子上的单个托盘
Steris V-PRO 1	V-PRO		
STERRAD 100S	短		顶部架子上的单个托盘
STERRAD 100NX	快速	400	底部架子上的单个托盘

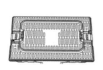

图 3-4-12　塑料灭菌托盘（PN 400490）

表 3-4-6　不锈钢托盘灭菌流程参数

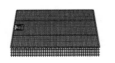

图 3-4-13　不锈钢灭菌托盘（PN 400498）

灭菌设备	循环	灭菌包（最大厚度）/mm	加载配置
Steris V-PRO maX	非管腔、弹性、管腔		两个托盘，每个架上一个托盘
Steris V-PRO 1 Plus	非管腔、管腔		
Steris V-PRO 1	V-PRO		
STERRAD 100S	短	600	顶部架子上的单个托盘
STERRAD 100NX	快速		底部架子上的单个托盘
STERRAD 100NX	DUO		两个托盘，每个架上一个托盘

第 5 节　机器人附件的处理和保养

一、附件概述

附件即与 Endowrist 器械搭配使用的组件。根据附件的清洗消毒灭菌需求不同，将其分为三组。

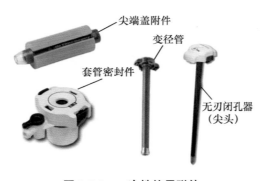

图 3-5-1　一次性使用附件

（一）第一组附件

分一次性使用附件和可重复使用附件。

（1）一次性使用附件：Single-site 接口（硅酮）、变径管、器械臂无菌套、中心立柱无菌套、套管密封件、8 mm（12 mm）无刃闭孔器、尖端盖附件，部分如图 3-5-1 所示。一次性使用附件使用完毕，只需要从器械或内镜上移除丢弃（按医院医疗废物处理要求处理），不可重复使用。

（2）可重复使用附件：器械释放套件（IRK）、器械引导器、Hasson 锥体、钝型闭孔器、套管和套管量针（图 3-5-2）。

（二）第二组附件

能量器械连接线，即通常所说的单极导线（单极电刀线缆）和双极导线（双极电刀线缆）（图 3-5-3）。

（三）第三组附件

内镜消毒托盘，分为不锈钢消毒托盘和塑料消毒托盘（图 3-5-4）。

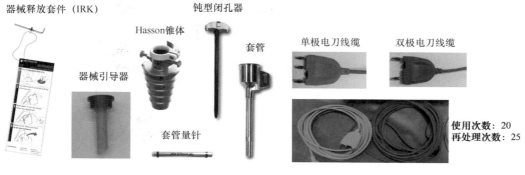

图 3-5-2　可重复使用附件　　　　图 3-5-3　能量器械连接线

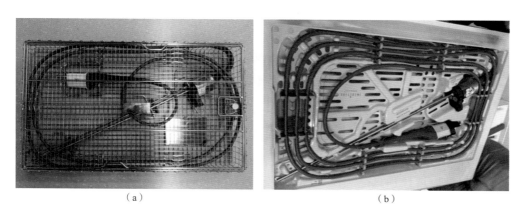

（a）　　　　　　　　　　　　　（b）

图 3-5-4　内镜消毒托盘

（a）不锈钢消毒托盘；（b）塑料消毒托盘

二、附件的清洗和保养

（一）手术室内预处理

手术完毕后，首先移除附件上的所有器械，断开线缆与器械的连接，使用软布擦掉附件上的残留污垢，把附件置入含 pH 值为中性的清洁液中或进行喷洗。清洁前应先检测附件的性能，如是否存在缺损、变形等，对此需要进行检测（图 3-5-5），所有预处理工作应在 60 min 之内开始。在处理第二组附件时应注意将线缆按开包尺寸盘绕，避免因为线缆互相缠绕而使内芯折断，后将线缆妥善运输到再处理中心。

（二）消毒供应中心的再处理

附件预处理完毕后应及时转运至消毒供应中心进行再处理。根据附件类型的不同，可选择不同的再处理方式。

第一组附件：再次检查附件是否从器械上移除，准备好清洗消毒溶液，按步骤浸

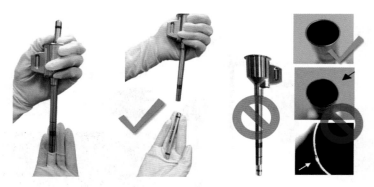

图 3-5-5　检测附件性能

泡 10 min，漂洗 20 s，刷洗 60 s，超声波清洁（可选）15 min，最后漂洗 10 s。检查清洗效果，执行热消毒。

第二组附件：移除附件，用事先准备好的溶液擦拭线缆，刷洗 60 s，超声波清洗（可选）15 min，最后漂洗 60 s。检查清洗效果，执行热消毒。

第三组附件：用准备好的溶液擦拭，刷洗 2 min，最后漂洗 60 s。检查清洗效果，执行热消毒。

（三）消毒灭菌

再处理完毕后的附件，选择合适的包装材料进行包装。根据附件类型的不同，第一、二组附件应选择预真空蒸汽灭菌，第三组附件应选择低温等离子灭菌，灭菌处理完毕后选择合适的环境存放备用。应注意在加载、卸载灭菌器时应水平托起、放下，避免拖拽包装的托盘，以免造成包装破坏，导致附件污染。

（朱丽瑜　刘　宁　曾　臻）

第4章 机器人手术的护理质量管理

第1节 手术室人员的配备和管理

手术机器人因其购置价格、维护成本和耗材费用昂贵,对配置的医疗机构和操作人员提出了较高要求。开展机器人手术的学科至少需要配备1名主刀医生、2名有丰富腔镜手术经验的助手医生和2~4名手术室护理人员,该团队在机器人手术开展初期应相对固定,当完成学习曲线后再加入新的成员,确保手术的顺利开展。

机器人手术系统的诞生给现代外科带来了全新的微创外科理念,不但打破了常规手术室护理配合模式,给手术室护理工作带来新视野、新技术与新突破,也对配合手术的护理人员提出了更高的要求。这些知识体系的建立需要对机器人手术专科的护士进行临床再培训,才能减少临床操作知识盲点,培训出合格的临床机器人手术专科护士。机器人手术专科护理组的配备应考虑到手术开展初期专人专管,确保手术顺利开展。机器人手术专科组护士的选拔应考虑到即将开展机器人手术的专科,从专科组护理人员中甄选。还应考虑到护士平常工作能力、临床经验、学习能力等多方面的综合因素。除了专科手术配合之外,机器人手术室规范管理、高值耗材经济核算、专科耗材出入库管理、器械管理等系统化知识体系同样重要,因此,还应配备管理方面的人员,一般选择年资较长,对手术室运营管理较为熟悉的人员担任。

在机器人专科手术小组成立初期,由于手术量较少,一般只安排2~4名护士专人配合机器人手术。到了拓展期,随着手术量的增加、技术的成熟,尽可能培养较多的骨干加入机器人手术专科组,扩充团队,加强培训,优化团队建设;到手术量维持在一定的水平后,鼓励护理团队不断创新与改革,完善制度,优化流程,不断提升护理质量。

第2节 手术室人员的培训

机器人手术是微创外科学发展的重要方向。机器人外科手术系统于20世纪90年代末被引入医学领域。随着国内机器人装机量的增加,越来越多的医院开展机器人手术,机器人的应用专科也日益增加,手术种类涵盖泌尿外科、肝胆外科、胃肠外科、心胸外科、妇产科等诸多专科。由于机器人手术系统操作复杂、专业性强,因此必须依赖由手术医生、麻醉医生、手术室护士及工程师组成的专业团队共同来完成，团队成员都必须经过专业的培训和考核才能够独立上岗。

对于手术室护理团队来说，机器人手术与传统腹腔镜手术相比差别较大，要求更高，这对机器人手术护理团队的建设提出了新的挑战。机器人手术系统的复杂性决定了护理人员必须经过系统的培训才能胜任护理配合工作。

我国最早开展机器人手术的医护人员多数在香港中文大学赛马会微创外科手术培训中心（Minimally Invasive Surgical Skills Centre，MISSC）进行专业的机器人手术培训并获得证书。微创外科培训中心位于香港威尔斯亲王医院，该中心于 2005 年在香港中文大学和香港赛马会等的资助下成立。2006 年，该中心与达芬奇机器人制造商 Intuitive Surgical 公司开展国际培训合作，由 Intuitive Surgical 公司为来到培训中心的学习者颁发机器人手术课程培训证书。自 2008 年以来，该中心已经为来自亚洲各国的数千名医生、护士进行了包括普通外科、泌尿外科、妇产科、小儿外科、耳鼻咽喉头颈外科等不同专科的达芬奇机器人手术基础操作培训。中心配置有 3 台达芬奇外科手术机器人系统，积累了丰富的达芬奇手术培训与临床经验，为不同专科的医生、护士提供高品质的微创外科培训与实践。

随着国内装机数量的不断增加和国内机器人手术开展数量的攀升，机器人手术的培训需求日益增加。近年来国内分别在北京和上海新开设了 2 个达芬奇机器人手术系统培训基地，为中国及亚洲更多更快地培养机器人手术医生提供了便利，成为国内机器人手术培训的主要平台，为国内培养了一大批机器人手术的专业医护人员。

在机器人手术开展初期，由于处于起步阶段，无论是医生还是护士都缺乏足够的临床经验，因此，最好采取"医护一体，专人专职"的管理模式，以确保手术安全顺利开展。根据拟定开展机器人手术的专科情况，选拔高年资、有丰富腹腔镜操作经验的护士同手术组医生一起到国内知名培训机构进行专业和系统的培训，掌握机器人手术配合相关的理论知识与操作技巧，获取相关资质。

取得资质后的医护人员，组成医护一体的机器人专科小组，一同经历磨合期和学习曲线初步阶段，共同成长和成熟。由于培训基地培训内容较为基础，而实际临床工作过程中会面临各种复杂多变的实际问题，这需要整个团队的人员不断探索和总结经验，不断突破技术瓶颈，以达到缩短手术时间和稳定手术质量的效果。因此，在护理团队建设初期，重点在于培训与磨合，迅速培训几名能够熟练掌握机器人护理配合的人员，并与手术团队进行专职磨合，为该术式的顺利开展提供护理支持。

随着手术量的递增，无论是工作流程还是医护工作经验都趋于成熟，对机器人专科护士的需求量也不断增加，因此，该阶段应考虑发展团队人员，避免因人员局限影响机器人手术的正常开展。扩大专业护理队伍是保障手术顺利开展的前提条件，工作流程的梳理，经验的总结，培训体系的完善，护理队伍的扩充和成熟，是该阶段的主要目标。现将笔者所在科室专科团队建设方面的主要经验介绍如下。

首先，对全体护理人员开展一系列机器人手术相关的培训课程，揭开机器人手术的神秘面纱，让大家对机器人手术有一定的了解和基本认知。请专业工程师对护理人员进行培训，讲解达芬奇机器人手术系统的构成、操作、维护、各部分器械操作要点；请手术医生授课，讲授机器人专科手术的发展、手术步骤及术中注意事项，加深护士对机器人专科手术的了解；请第一批机器人专科组护士根据前期的经验对工作流程进行梳理，并总结经验，制定出标准的工作流程，使其达到同质化护理的目标。

其次，完成一系列通识培训后，我们通过理论考核筛选出一部分优秀的护理骨干加入机器人手术专科小组，进入实际操作的培训。操作训练分为两部分。

第一部分是模拟操作。模拟操作主要是利用晚上或者周末时间，使用废弃的手术器械，模拟手术情景进行操作，对器械臂保护套的安装、床旁器械臂系统的移位、手术体位的摆放等进行反复演练，达到熟悉手术器械的使用、故障处理、常见问题解决等目的。同时，我们录制了基础操作视频，发到专科小组工作群内，供大家反复观摩学习，为独立完成机器人手术的配合工作做好准备。

第二部分是"一对一"临床带教工作。由第一批经验丰富的机器人专科组护士对新入选的护士进行一对一的单独带教，包括台上护士工作和巡回护士工作，针对各自不同的工作职责进行针对性的教学，实现由模拟操作到临床实操的过渡。

短短一年时间，笔者所在科室机器人组专科护士由原来的 4 名扩展到了目前的 12 名，完全满足了科室日常机器人手术运转的需求，确保机器人手术的安全运行。除此之外，我们会定期对专科小组进行理论和操作考核，并向相关手术组医生发放问卷，考察手术医生对专科小组各成员的评价，作为人员考核的一项重要依据，采取优胜劣汰方式，确保高质量完成高精尖手术的护理配合工作。

随着机器人手术的不断成熟和患者认可度的提升，手术量开始大幅提高，对手术流程的管理和手术的配合工作提出了更高的要求。该阶段护理团队建设重点在于优化手术管理流程，缩短术前准备时间，提升手术配合的质量，对细节问题不断优化，满足不同手术组医生的个性化需求，达到优质护理的目标。机器人专科小组成员根据临床中遇到的问题开展一系列专项改进活动，包括缩短术前准备时间、改良手术体位、常见故障快速排除等，统一标准后对组内人员进行同质化培训，确保护理质量稳步提升。

第 3 节　机器人手术标准护理流程的设立与实施

一、机器人手术标准护理流程的设立

笔者所在医院在不断实践的基础上，设立了机器人手术标准护理流程，见图 4-3-1。

二、机器人手术标准护理流程的实施

（一）手术安排

手术前一天由手术医生从信息系统提交手术申请，包括患者基本信息、手术名称

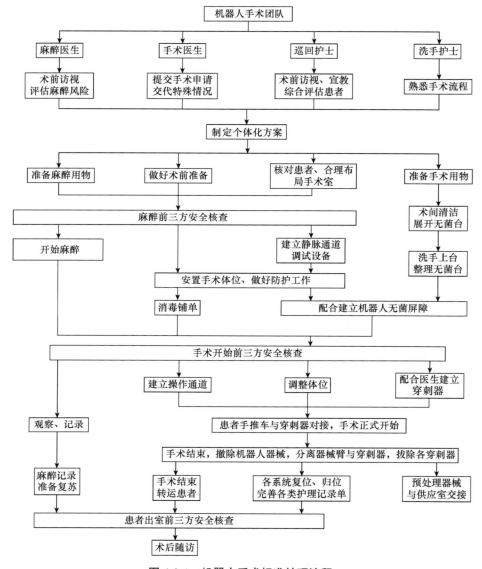

图 4-3-1 机器人手术标准护理流程

及手术方式等相关内容，如患者有特殊情况，或手术有特殊要求的，应在备注栏里注明。手术室护士长根据手术具体情况安排手术室和机器人专科组人员，手术室护士接到手术通知后进行手术前的准备工作。

（二）术前访视

术前一天巡回护士到病房访视患者，了解患者的既往病史与现病史及了解各项常规检查结果，根据患者的年龄、职业、性别及不同的文化层次相应介绍手术室的环境和术中注意事项，耐心细致地向患者与家属介绍机器人手术系统的特点、安全性及相对优势，及时解答患者的疑问，做好心理护理，减轻患者的恐惧及焦虑。

（三）术前准备

建立良好的手术室环境，保持室温为 21～25℃，相对湿度为 40%～60%。在手术室门口与病房护士核对患者信息后送入机器人手术室。巡回护士以自然亲切的语言与患者进行沟通交流，安抚患者，消除患者紧张情绪，同时做好各项术前准备工作。在手术前测试机器人系统的 3 个组成部分，包括医生控制台、患者手推车和图像车的工作性能，检查仪器并确保其处于良好的备用状态。洗手护士根据手术需要和手术医生的习惯，准备机器人系统的专用手术器械、腹腔镜器械及其他一次性手术物品。

（四）术中配合

1. 体位安置

安置患者体位时，动作应轻柔，在受压的骨突和关节部位垫海绵垫以防止血管、神经及皮肤受压；患者四肢处于功能位，避免过度外展、外旋及不恰当地弯曲造成神经损伤；使用约束带固定下肢时应保留一定的松紧度，平卧位时腘窝下置薄海绵垫，以避免腓神经损伤。固定时还应避免患者裸露的皮肤直接与手术床及体位架的金属部分接触，以免被高频电刀的电流灼伤；正确粘贴负极板：选择清洁、干燥、平整的皮肤表面，下方应为富含血管的肌肉组织，尽量靠近手术部位。

2. 手术配合

协助手术医生消毒、铺巾、穿刺器（Trocar）的定位与患者手推车的定泊，连接设备，将内镜系统、高频电刀、双极电凝、超声刀、吸引器妥善固定于无菌手术台。手术开始后，协助医生置入 Trocar，并协助医生完成患者手推车器械臂和患者之间的对接。术中根据主刀医生的需要，传递机器人系统的专用手术器械。手术过程中，密切关注各系统的工作状态，及时处理各种突发事件。洗手护士关注手术进程，按医生需求迅速做好器械的替换，保持手术器械尖端的清洁与吸引器的通畅。

3. 术中监测

在整个手术过程中，巡回护士应加强术中监护，密切观察患者生命体征，严密监测出血量、尿量的变化及输入的液体，将监测结果及时告知麻醉医生和手术医生。

（五）术后处理

手术完毕后，协助医生撤除机器人相关器械，收起器械臂和内镜系统线缆，将患者手推车归位，按顺序关闭各系统的电源；协助放置引流管，双人进行器械清点，核对正确后，关闭切口后再次清点，协助覆盖伤口敷料。做好仪器的使用登记，详细记录仪器运转情况、使用时间、使用的手术器械和次数、手术种类、患者科室和病历号，以及主刀医生、洗手护士、巡回护士的姓名。手术结束后，用软布擦净电缆外部和系统部件的表面。内镜的镜身用75%乙醇擦拭，镜面用擦镜纸擦拭后晾干，其他不能耐受高温的手术附件应低温消毒后保存。

（六）术后随访

术后3天内由专人进行术后随访，如有特殊情况及时记录并反馈。

第4节　机器人手术护理质量的控制与管理

手术机器人与传统的医疗机器相比其精密和复杂程度更高，在临床使用、护理配合、技术保障及器械洗消等环节具有更高的专业化要求，各环节的质量均会影响该设备的整体应用效果，因此，积极开展机器人手术的护理质量管理具有重要的临床应用价值。

一、建立机器人手术质量控制小组

由护士长、机器人专科组长、高年资护士和低年资护士组成机器人管理小组，组内成员由护士长开展手术进行科内选拔。组内分工为护士长主要负责协调手术安排、拟定管理条例、人员工作安排等，组长负责人员的物资管理、技术培训、紧急情况的处理等，高年资护士主要负责日常手术的管理和手术器械的使用登记，低年资护士则在上述成员的指导下完成日常手术配合；各成员间相互协作、配合。

二、建立器械使用档案

由于机器人和配套器械成本高且使用限次数，应详细记录器械使用档案，包括器械使用日期、数量、类别、型号名称，使用科室，手术医生，患者信息等。将机器人器械的相关档案资料输入电脑，随时可查询了解器械的使用情况。在领取设备与器械时，由器械室管理员报当月剩余库存及请领数量，护士长签字；任何需要退换或者领取的器械，器械室管理员和护士长均应签字确认。

三、强化专业训练

手术护士必须接受严格的理论和操作培训，并取得相应的操作资格证书，熟练掌握器械的使用方法和常见故障判断处理方法，保证手术器械的合理与高效使用。人员配备固定，并定期强化其专科理论护理知识，加深相关手术知识掌握程度、增强手术配合的积极性。

四、使用过程管理

洗手护士在开台使用前清点物品的数量和熟悉其性能，发现问题及时上报沟通。手术完毕，洗手护士清点器械，将血迹擦拭干净，并检查其性能，预处理后装于机器人专用箱内，电话通知器械室管理员与供应室当面交接无误后，填写交接卡，一式两份签字确认，一份留手术室存档，一份同器械送至供应室。供应室清洗、灭菌完成后，手术室专职人员到供应室将器械连同清单、贵重物品登记本逐项清点签字确认，放至手术室机器人专用架上保存备用。

五、持续质量改进

质量管理小组定期召开手术机器人应用质量控制讨论会，进行讨论和总结手术经验，分析问题，落实整改质量小组提出的问题，构建质量控制手册，对于存在的问题及时进行分析和探讨，并定期开展检查工作，促进彼此间经验交流，做到持续改进与提高，保障医疗质量和安全。

（殷彬燕　彭焕橡）

第5章　机器人手术的成本核算和绩效管理

第1节　机器人手术的成本核算

达芬奇机器人是近几年才逐渐进入我国医疗系统的新兴设备，购买、使用、维护成本较高，国内还未普及使用。目前，手术机器人临床治疗尚未纳入国家医疗服务价格目录中，卫生行政及价格主管部门至今未制定该技术临床应用收费标准，也无统一成型的成本核算标准模式，通常是由医院自主定价。

自主定价主要考虑以下几方面的成本：①设备使用费，包括固定资产折旧费、维保费用；②专用器械耗材的使用费；③其他耗材；④人力资源成本；⑤器械消毒灭菌费用；⑥分摊的管理费用（如场地费、水电气费、辅助设备折旧费）等。人力资源成本和分摊管理费用在测算时应考虑到手术费中已包含的部分，只计算使用机器人所带来的新增消耗部分。

自主定价的模式主要有以下几种：①针对不同病种制定收费标准；②按大、中、小不同等级制定收费标准；③核算基础开机费加耗材费用。综合各种因素，笔者医院采用的是针对不同病种制定收费标准的模式。

针对不同病种进行成本核算，包括设备使用费、耗材成本、人力资源成本和管理成本等，各项成本具体核算方法如表 5-1-1。

表 5-1-1　成本核算表

医疗服务价格项目成本核算表				
填报单位：		项目编码及名称：人工智能辅助治疗技术		
一、劳务支出				
人员	人数 / 人	工时 / 小时	小时工资、福利额 / 元	应计金额 / 无
医生				
护士				
技术员				
其他				
小计				

续表

二、材料消耗支出			
物品名称	数量 / 次	单价 / 元	应计金额 / 元
Potts Scissors 手术剪			
Large Needle Driver 大号持针钳			
Round Tip Scissors 圆端手术剪			
Black Diamond Micro Forceps 黑钻微型钳			
DeBakey Forceps 镊			
Long Tip Forceps 长端头镊子			

三、固定资产折旧				
仪器设备名称	原值 / 元	使用年限 / 年	使用时间 /h	应计金额 / 元
内镜手术控制系统及附件				
da Vinci® Xi™ Steel Sterilization Tray da Vinci Xi 内镜专用不锈钢消毒托盘				
da Vinci® Xi™ Endoscope Sterilization Tray da Vinci Xi 内镜专用消毒托盘				
8 mm Endoscope Washer/Disinfector Connect Set 8 mm 内镜自动清洗 / 消毒设备连接套件				
Monopolar Energy Instrument Cord 单极高频电缆				
Bipolar Energy Instrument Cord 双极高频电缆				
Energy Activation Cable, Covidien ForceTriad ESU 能量平台激活电缆（美敦力科惠 Force Triad 主机适用）				

一、设备使用成本

设备使用成本的核算应考虑到设备购置费用、设备折旧费、设备维保费用及开机时长问题。假设设备购置费用为 2000 万元，设备折旧时间为 8 年，每年工作日 250 天，平均每天完成 3 例手术，则每例手术的设备折旧费用为：2000÷8÷250÷3≈0.33（万元）。假设设备维保费用为每年 200 万元，则每台设备的维保费用为：200÷8÷250÷3≈0.03（万元）。折旧费加维保费用就是每台手术的设备使用成本，或称为"开机费用"。

二、材料成本

（1）内涵材料：也称为"普通材料"，即普通手术使用的常规耗材。采用机器人手术使用的内涵材料与不采用机器人手术使用的内涵材料基本相同。

（2）专项耗材

① 一次性使用耗材：机器人使用的一次性专用耗材包括器械臂罩、镜头臂罩、监视器罩、套管密封盖等，按实际进货价格计算该部分成本。

② 可重复使用耗材：可重复使用耗材受诸如医生习惯、手术类型等多种因素的影响，因此在计算该部分耗材成本时应确定手术使用的品种和数量再定价。可重复使用耗材的单价采用进货价除以可使用频次，得出单次使用的价格。可重复使用耗材在成本核算时还应考虑消毒供应成本，消毒供应成本应考虑到消毒仪器设备的使用费用、消毒耗材的费用、器械的保养费用等。

三、人力成本

人力成本的核算应考虑到医护人员及消毒供应处的人力成本。在不考虑手术医生学习曲线的情况下，可认为机器人手术与普通腔镜手术医生的工作时间是相同的。护士的人力成本，应考虑到机器人的准备及术后处理会增加护士的工作时间，因此可适当地把这部分时间计算在内。取护士的平均年薪，以每年 250 个工作日，每个工作日 7 小时工作时间计算，即护士平均年薪 ÷250÷7＝护士每小时工资。由于机器人手术的耗材消毒供应会增加消毒供应处的人力资源成本，应考虑把这部分成本计算在内，消毒供应处的人力资源成本测算参照护士人力成本测算的方式。

四、管理成本

主要包括水、电、气、暖、基础设施折旧等，因其已包含在手术费中，机器人手术所增加的该部分成本可忽略。

综合以上各项成本即是每台机器人手术的收费标准（表 5-1-1）。不同病种由于使用的耗材不同，收费价格相差甚远，但总体价格都在 2 万元以上。此外，还可考虑采用基础开机费用加耗材使用费的收费模式。设定基础开机价格，包含设备使用费和人力成本等费用，在此基础上按照实际耗材消耗收取耗材成本费用。或者设定高、中、低不同等级的收费标准，根据术中具体情况选择不同档次的收费标准。每个医院可根据自己的实际情况选择不同的价格核算方案。

高昂的手术费用是患者考虑是否采用机器人手术的主要顾虑。考虑国有公立医院财政补助因素，可以按一定比例适当降低定价标准，以吸引更多患者选择机器人手术。此外，由于设备购置时配备了一定比例的耗材，在手术开展的初期，可考虑设定开机优惠价格，有利于手术的推广。

患者的收入和保险额度决定了他们对医院、医生和治疗方案的选择。如果机器人手术效果优于传统腹腔镜手术，经济条件好的患者在选择治疗方案时会更倾向于选择机器人手术，而经济条件差的患者就不太可能作此选择。因此，医生在制定手术方案时应考虑患者的实际情况，避免给患者带来不必要的经济负担。

🚩 第 2 节　机器人手术的绩效管理

机器人手术的出现给外科领域带来一场技术性革命。但从卫生经济管理的角度，机器人外科手术系统的购买、维护、升级、耗材等费用飙升的同时，其所带来的经济效益并未同步增加。因此，如何提高机器人外科手术系统的使用效率，降低仪器设备的使用成本，使其能为患者提供最优质的服务，也是不可忽略的重要问题。在购买机器人外科手术系统时，需要兼顾整个医院的预算，而不仅是某个科室。机器人手术技术需要时间来学习和掌握，特别是开展初期，团队之间需要不断磨合、反复探索、积累经验，也就意味着手术团队要花更多的时间和精力来承担手术的责任。因此，购买机器人外科手术系统的设备后，医院应成立机器人手术中心，组成团队，由多科室共同使用，以提高其使用效率，从而降低使用成本。

仪器设备折旧等为固定支出成本，但耗材部分的成本为可控成本。随着技术的不断成熟，术中器械臂的使用数量、耗材消耗的数量均趋于稳定，可再次测算成本，将不常用的耗材剔除成本目录，可在一定程度上降低收费标准，让更多的患者体验到新技术的优势，进一步推动机器人手术的发展。

从经济学的角度分析，尽可能多地开展机器人手术，可以降低每台手术的设备折旧、维保等成本。医院可适当给予开展机器人手术相关科室特殊绩效补助，鼓励周末开展手术，提高单台手术绩效奖励、延时补助等，激励手术团队积极开展机器人手术，完成更多的手术量，以充分发挥机器人手术的优势，更好地为患者提供优质服务。

（殷彬燕　安晶晶）

第6章　机器人手术的体位管理

正确的手术体位摆放是手术成功的重要因素之一，它与手术视野的显露、手术时间、手术效果及术后恢复有着密切的关系。随着医学技术的发展，机器人辅助手术一些高难度、长时间的手术越来越多，如果患者体位不能合理安置，不仅会影响手术进程，还可能发生一些并发症，如深静脉血栓形成、皮肤受损、压迫神经等，给患者造成损伤和痛苦。合理安置患者体位是手术室护士的基本功，应当引起高度重视。

机器人手术体位的安置应在普通体位安置原则的基础上进行优化，将器械臂床旁泊位的影响因素考虑在内，既要达到手术要求，又不能阻碍通道；既方便观察器械臂的移动，又不能造成患者的损伤或器械臂的损害等。所以，机器人手术安置体位时，应有预见性、有计划地制定体位管理方案，尽量一次性满足体位摆放要求，提高工作效率，确保患者的安全和舒适，避免因体位安置不当带来的潜在风险。

◢ 第1节　机器人手术常见体位的安置原则和方法

一、机器人手术体位安置的基本原则

在减少对患者生理功能影响的前提下，尽可能充分暴露术野，并注意保护患者隐私，这是体位安置的总原则。

1. 基本原则

（1）保持人体正常的生理弯曲及生理轴线，维持各肢体、关节的生理功能体位，防止过度牵拉、扭曲及血管神经损伤。

（2）保持患者呼吸通畅、循环稳定。

（3）注意分散压力，防止局部长时间受压。床单要平整、干燥、柔软，保护患者皮肤完整性。

（4）正确约束患者，松紧度适宜（以能容纳一指为宜），维持体位稳定，防止术中移位，坠床。

（5）根据患者情况和拟采取的手术，准备合适的手术体位设备和用品。

（6）移动或安置体位时，手术团队成员应相互沟通，确保体位安置正确，各类管路安全，防止坠床。

（7）安置体位时，避免患者身体任何部位直接接触手术床金属部分，也要避免将患者裸露的不同部位皮肤之间直接接触，以免发生电灼伤。

（8）患者全身麻醉后应对眼睛实施保护措施，避免术中角膜干燥及损伤。

（9）体位安置后或变换体位时，应对患者身体姿势、组织灌注情况、皮肤完整性和安全带固定位置，以及所有衬垫、支撑物的放置情况进行重新评估，并观察原受压部位的情况。

（10）术中应尽量避免机器人手术设备、器械和手术人员对患者造成的外部压力。压疮风险高的患者，在不影响手术的情况下，至少应当每隔 2 h 调整受压部位一次。

2. 优化方案

（1）在患者清醒的状态下，尝试所要摆放的体位，在满足手术要求的前提下尽量提高患者舒适度。

（2）在患者麻醉后，对于一些特殊体位需要达到人体极限的情况，要从解剖及人体受力面考虑，减少牵拉。

（3）对于手术时间长，下肢血液回流不畅的患者，应预防性地穿弹力袜以防止下肢静脉血栓的形成，必要时可采用间歇式压力充气装置。

（4）加强对患者术中体温的管理，有效促进末端血液循环。

二、机器人手术体位安置的方法

（一）仰卧位体位安置方法

仰卧位是最基础的手术体位，是将患者头部放于枕上，两臂置于身体两侧或自然伸开，两腿自然伸直的一种体位。根据手术部位及手术方式的不同需要摆放各种特殊的仰卧位，包括头（颈）后仰卧位、头低足高仰卧位、头高足低仰卧位、人字分腿仰卧位等。特殊仰卧位都是在一般仰卧位的基础上演变而来的。

1. 一般仰卧位（图 6-1-1）

（1）摆放方法

① 头部置头枕并处于中立位置，头枕高度适宜，头和颈椎处于水平中立位置。

② 如需要内收双上肢，上肢掌心朝向身体两侧，肘部微屈用布单固定，远端关节略高于近端关节，有利于上肢肌肉韧带放松和静脉回流。

③ 如需要外展上肢，肩关节外展不超过 90°，以免损伤臂丛神经。

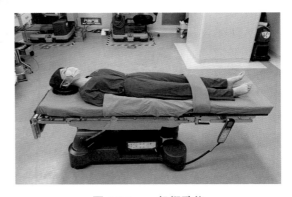

图 6-1-1　一般仰卧位

④ 膝下宜垫膝枕，足下宜垫足跟垫。

⑤ 距离膝关节上 5 cm 处用约束带固定，松紧适宜，以能容纳一指为宜，以防腓总神经损伤。

（2）注意事项

① 根据需要在骨突处（枕后、肩胛、骶尾、肘部、足跟等）垫保护垫，以防局部组织受压。

② 上肢固定不宜过紧，预防骨 - 筋膜室综合征。

③ 防止颈部过度扭曲，牵拉臂丛神经引起损伤。

2. 头（颈）后仰卧位（适用于头颈颌面部机器人手术）

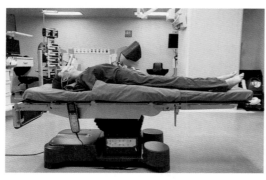

在普通平卧位的基础上使头部处于后仰状态，以充分暴露头颈颌面部的手术术野（图 6-1-2）。

（1）摆放方法：肩下垫肩垫（平肩峰），按需抬高肩部。颈下置颈垫，使头颈后仰，保持中立体位，充分显露手术部位。

（2）注意事项

① 防止颈部过伸，引起甲状腺手术体位综合征。

图 6-1-2　头（颈）后仰卧位

② 有颈部疾病的患者，应先评估患者颈部情况，在患者能承受的限度之内摆放该体位。

③ 注意保护患者的眼睛。

3. 头低足高仰卧位（适用于下腹部机器人手术）

头低足高仰卧位也被称为"特伦德伦堡（Trendelenburg）体位"，简称"T 位"，是在一般仰卧位的基础上将头部向下倾斜 15°～30°，使双足高于头部，常用于下腹部和泌尿生殖系统的手术。由于腔镜或者机器人手术过程中无法使用肠垫或者压肠板推开肠道，通过该体位可以利用重力作用将腹腔内器官拉离骨盆，特别是让肠道在重力作用下远离术中操作区域，起到更好地暴露手术部位和有效避免肠道损伤发生的作用（图 6-1-3）。

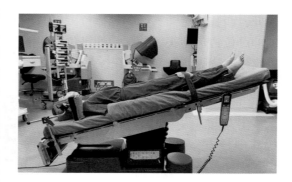

图 6-1-3　头低足高仰卧位

（1）摆放方法：在一般仰卧位的基础上，根据手术需要调节手术床至适宜的倾斜角度，保持手术部位处于高位。

① 肩部可用肩挡固定，防止躯体下滑。

②根据手术部位调节手术床至适宜的倾斜角度。

③一般头低足高 15°～30°，头板调高约 15°。

④左倾或右倾 15°～20°，部分机器人手术倾斜角度可达到 30°～40°。

（2）注意事项

①术前评估患者的视力和心脏功能情况。

②手术床头低足高一般不超过 30°，防止眼部水肿、眼压过高及影响呼吸循环功能。

③肩挡距离颈侧以能侧向放入一手为宜，避免臂丛神经损伤。

④妥善固定患者，防止坠床。

4. 头高足低仰卧位（适用于上腹部机器人手术）

头高足低仰卧位也称为"反向 Trendelenburg 体位"，简称"反 T 位"，是在一般仰卧位的基础上将头部向上抬高 15°～30°，使双足低于头部，常用于上腹部的手术。其原理也是利用重力的作用使肠管因重力作用远离术中操作区域，起到更好地暴露手术部位和有效避免肠道损伤发生的作用。相对于头低足高体位，该体位对患者生理干扰较小，回心血量减少，心脏负荷降低（图 6-1-4）。

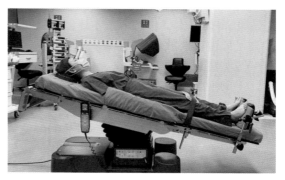

图 6-1-4　头高足低仰卧位

（1）摆放方法：在一般仰卧位的基础上，根据手术部位需求调节手术床至适宜的倾斜角度，保持手术部位处于高位。

①足部可放置托板，防止躯体下滑。

②根据手术部位调节手术床至适宜的倾斜角度，一般头高足低 15°～30°。

③左倾或右倾 15°～20°，部分机器人手术倾斜角度可达到 30°～40°。

（2）注意事项

①妥善固定患者，防止坠床。

②手术床头高足低不宜超过 30°，防止下肢深静脉血栓的形成。

5. 人字分腿仰卧位

人字分腿仰卧位是在一般仰卧位的基础上，将患者双腿分开一定的角度，以方便手术医生操作的一种体位。在人字分腿仰卧位的基础上，可通过调节手术床倾斜的角度，分为头高足低和头低足高人字分腿仰卧位。

头低足高人字分腿仰卧位：适用于结直肠、前列腺、膀胱等下腹部机器人手术（图 6-1-5）。

头高足低人字分腿仰卧位：适用于胃、肝脏、脾、胰等上腹部机器人手术（图 6-1-6）。

（1）摆放方法

①麻醉前让患者移至合适位置，使骶尾部超出手术床背板与腿板折叠处适合位置。

②调节腿板，使双下肢分开。

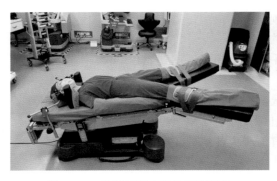 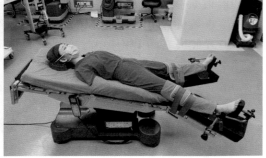

图 6-1-5　头低足高人字分腿仰卧位　　　图 6-1-6　头高足低人字分腿仰卧位

③ 根据手术部位调节手术床至头低足高或头高足低位，头低足高位需要放置肩托，头高足低位需要放置足托。

（2）注意事项

① 评估双侧髋关节功能状态，是否实施过髋关节手术。

② 防止腿板折叠处夹伤患者。

③ 两腿分开不宜超过 90°，以站立一人为宜，避免会阴部组织过度牵拉。

④ 注意妥善固定患者，防止坠床。

⑤ 注意肩托和足托的使用，防止患者术中下滑。

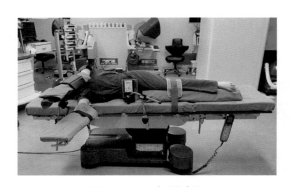

图 6-1-7　一般侧卧位

（二）侧卧位体位安置方法

1. 一般侧卧位（适用于肺、食管、纵隔机器人手术）

侧卧位是将患者向一侧自然侧卧，头部侧向健侧方向，双下肢自然屈曲，前后分开放置，呈起跑状，双臂自然向前伸展，患者脊柱处于水平线上，保持生理弯曲的一种手术体位。在此基础上，可根据手术部位及手术方式的不同，进行手术体位的调整，以满足手术需求（图 6-1-7）。

（1）摆放方法

① 取健侧卧，头下置头枕，高度平下侧肩高，使颈椎处于水平位置。

② 腋下距肩峰 10 cm 处垫胸垫。

③ 术侧上肢屈曲呈抱球状置于可调节托手架上，远端关节稍低于近端关节。

④ 下侧上肢外展于托手板上，远端关节高于近端关节，共同维持胸廓自然舒展。

⑤ 肩关节外展或上举不超过 90°。

⑥ 两肩连线和手术台成 90°。

⑦ 腹侧用固定挡板支持耻骨联合，背侧用挡板固定骶尾部或肩胛区（离手术野至少 15 cm），共同维持患者 90° 侧卧位。

⑧ 双下肢约 45° 自然屈曲，前后分开放置，保持两腿呈跑步姿态屈曲位。

⑨ 两腿间用支撑垫承托上侧下肢。

⑩ 小腿及双上肢用约束带固定。

（2）注意事项

① 注意对患者心肺功能的保护。

② 注意保护骨突部（肩部、健侧胸部、髋部、膝外侧及踝部等），根据病情及手术时间建议使用抗压软垫及防压疮敷料，预防手术压疮。

③ 标准侧卧位安置后，评估患者脊椎是否在一条水平线上，脊椎生理弯曲是否变形，下侧肢体及腋窝处是否悬空。颅脑手术侧卧位时肩部肌肉牵拉是否过紧。肩带部位应用软垫保护，防止压疮。

④ 防止健侧眼睛、耳郭及男性患者外生殖器受压。避免固定挡板压迫腹股沟，导致下肢缺血或深静脉血栓的形成。

⑤ 下肢固定带需避开膝外侧，距膝关节上方或下方 5 cm 处，防止损伤腓总神经。

⑥ 术中调节手术床时需密切观察，防止体位移位，导致重要器官受压。

⑦ 体位安置完毕及拆除挡板时妥善固定患者，防止坠床。

2. 折刀侧卧位（适用于经腹膜后入路肾脏、输尿管等手术）

折刀侧卧位是在一般侧卧位的基础上，将腰部进行拉伸，以充分暴露手术区域的一种手术体位（图 6-1-8）。

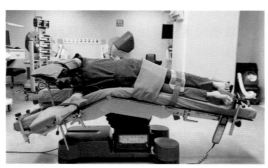

（a）

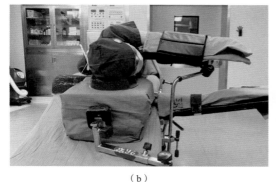 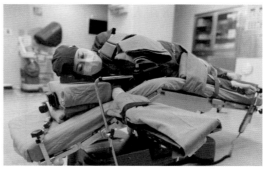

（b）　　　　　　　　　　　　　　　　　（c）

图 6-1-8　折刀侧卧位

（a）折刀侧卧位正面观（一）；（b）折刀侧卧位头侧观；（c）折刀侧卧位正面观（二）

（1）摆放方法

① 手术部位对准手术床背板与腿板折叠处，腰下置腰垫，调节手术床呈"人"形，使患者凹陷的腰区逐渐变平，腰部肌肉拉伸，肾区显露充分。

② 双下肢屈曲约45°错开放置，下侧在前，上侧在后，两腿间垫一大软枕，约束带固定肢体。

③ 因术中打孔布局的需要，不可在耻骨联合处放置腰卡，但背部骶尾部位应放置腰卡，以保持患者处于中立位置。

④ 头侧垫高，防止颈部过伸。

⑤ 体位安置完毕及拆除挡板时应妥善固定患者，防止坠床。

⑥ 缝合切口前及时将腰桥复位。

（2）注意事项

同一般侧卧位的注意事项。

3. 改良70°侧卧位（适用于经腹入路肾、输尿管等机器人手术）

经腹入路机器人手术最大的障碍是腹腔脏器对手术部位的干扰，以肠管干扰最为常见。经腹入路腹膜后脏器的手术一般采用传统90°侧卧位，该体位可使肠管因重力作用而远离术中操作区域，有效避免肠道损伤的发生，但并不利于打孔布局及器械臂操作的需要。经过长期的实践，笔者团队对传统的侧卧位进行了改良，将侧卧的角度由90°调整至70°，充分暴露腹部，健侧上肢采取举火炬式放于身前，避免影响机器人定泊和助手医生的站位。改良70°侧卧位不仅保留了传统侧卧位的优点，还能进一步满足打孔布局的需求，有效避免术中器械臂干扰的风险，使患者更加舒适、安全，确保手术顺利开展（图6-1-9）。

（1）摆放方法

① 患者仰卧，腹部尽量靠近床沿，背部沿手术床纵轴平行垫长方形体位垫并用挡板固定牢固，防止体位垫移位，使患者背部纵轴平面与手术床纵轴平面呈70°夹角。

② 健侧上肢外展屈肘呈举火炬式固定于托手板上，术侧上肢置于长方形体位垫上并妥善固定，这样可充分暴露术野，同时避免体位固定架对器械臂正常运行过程中造成的干扰，还可避免压迫腋动脉及臂丛神经，可不用放置腋下垫。

③ 患侧下肢用大软枕支撑，妥善固定下肢，避免患者身体前倾；患侧肩部及臀部用挡板固定。

（2）注意事项

① 注意手指外露以观察血运。

② 保持前臂稍微抬高，避免肘关节过度屈曲或上举，防止损伤桡、尺神经。

③ 体位安置完毕及拆除挡板时妥善固定患者，防止坠床。

（三）截石位体位安置方法（适用于妇科及肠道机器人手术）

患者仰卧，双腿放置于腿架上，臀部移至床边，最大限度地暴露会阴部（图6-1-10）。具体操作如下。

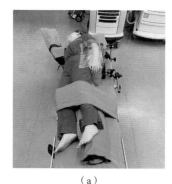 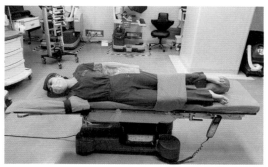

（a）　　　　　　　　　　　　　　　　　　　（b）

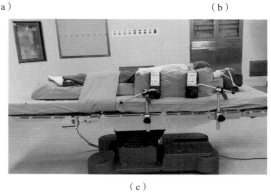

（c）

图 6-1-9　改良 70° 侧卧位

（a）改良 70° 侧卧位整体观；（b）改良 70° 侧卧位正面观；（c）改良 70° 侧卧位后面观

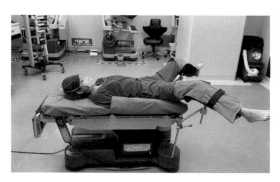

图 6-1-10　截石位

（1）患者取仰卧位，在近髋关节平面放置截石位腿架。

（2）如果手臂需要外展，同仰卧位。用约束带固定下肢。

（3）放下手术床腿板，必要时臀部下方垫啫喱垫，以减轻局部压迫，同时臀部也得到相应抬高，便于手术操作。

（4）双下肢外展小于 90°，大腿前屈的角度应根据手术需要而改变。

（5）当需要头低足高位时，可加用肩托，以防止患者向头端滑动。

（6）体位安置完毕及拆除挡板时妥善固定患者，防止坠床。

第 2 节 机器人手术体位管理的注意事项

一、满足器械臂定泊需求的同时确保患者体位安全

机器人手术的体位安置，不仅需要满足术野暴露的要求，还应考虑器械臂定泊与患者体位之间的关系，既不影响通道的操作，又不能造成患者的损伤或器械臂的损害。在遵循体位安置原则的基础上妥善安置好体位后，根据器械臂的活动范围和手术需要进行体位调整。如上腹部手术取头高足低位，下腹部手术取头低足高位等。摇床后，患者的体位会有轻微的移动，应检查肩托、腿托、足挡和侧托固定是否牢固，还应检查器械臂是否会对患者造成压迫，及时调整体位。切皮前需要和术者再次确认体位是否得当，体位安全无误后方可连接器械臂，开始手术。术中巡回护士应加强巡视，密切关注器械臂的活动范围，提醒术者的手术操作，确保患者的体位安全。

二、预防机器人相关的医疗器械压力性损伤

机器人手术由于术式复杂，器械种类繁多，临床上易出现一系列非常规受压部位的压力性损伤。如机器人床旁器械臂的垂直作用力使机体承重部位压力增加，受压组织发生缺氧最终形成缺血 - 再灌注损伤导致医疗器械相关压力性损伤。因此，在临床工作中，除了遵循《压疮预防和治疗临床实践指南》（简称《指南》）的标准进行常规预防措施外，还应着重关注机器人相关压力性损伤的风险因素。

1. 术前评估

除了《指南》中常规风险因素的评估之外，应着重关注手术体位与机器人器械臂之间的位置关系，术中体位变化可能带来的器械相关性压力性损伤的发生风险。

2. 体位管理

在遵循《指南》常规体位安置原则的基础上，还应做到以下几点。

（1）安置患者体位后，检查患者皮肤，避免皮肤受到直接压迫。预防措施包括：内收手臂时，输液三通用纱布或者海绵垫等物品包裹保护，避免直接接触皮肤；尿管从患者一侧腘窝下顺延放置；体位架与骨隆突处接触部位采用棉垫等物品保护等，尽量避免器械、体位架等直接对皮肤施压。

（2）使用的体位摆放设施应为专业设计的器具。手术过程中，器械臂一旦与患者对接，就不能再做任何体位调整，除非撤除器械臂再进行二次对接，所以术前应与手术医生进行充分协商，尽量采用一次体位完成手术，避免二次定位对接，缩短手术时间。

（3）当患者从手术床上转移或安置体位时，应避免牵拉患者。

（4）在安置器械臂前、安置器械臂中、安置器械臂后，巡回护士均应评估体位是

否安全，防止机器人底座挤压肢体，也防止器械臂在摆动过程中碰撞患者身体。

（5）术中注意患者头面部的保护，有条件可采用中空隧道方形抗压垫实施保护，避免术中器械臂摆动撞击而造成的误伤。

（6）手术结束应先将患者手推车从患者身体上方安全撤离后，方可移动患者。

三、人工气腹的管理

腹部机器人手术几乎都使用了气腹，最常用的膨腹介质是二氧化碳（CO_2），对有心肺功能不全者，也有使用氦气（He）做膨腹介质的。气腹的建立使腹腔内压力增高，横膈上抬，对机体的呼吸、循环等系统会产生一定影响，其主要表现在以下几个方面。

1. 高碳酸血症和低氧血症

（1）常见原因

① 不恰当的人工气腹压力（腹腔气腹压力过高，>15 mmHg）。

② 机器人手术特殊体位，如术中采用头低足高位（盆腔和下腹部手术等），可使膈肌抬高、肺底部运动受限、肺顺应性下降，影响通气功能，从而导致患者出现高碳酸血症和低氧血症。主要发生在原有肺功能障碍的患者及手术时间较长的情况下。

（2）预防及处理

① 术中检测血氧饱和度并进行动脉血气分析，可早期发现。一旦发现应给予过度换气、吸入高浓度氧及静脉输注 5% 碳酸氢钠等。

② 严格把握气腹的适应证，对心肺功能较差的患者，手术时应慎重。

③ 气腹压力不可过高，一般 10～15 mmHg 即可，根据患者年龄和实际情况做相应调整。

④ 尽量缩短手术时间，对手术时间超过 4 h 者，术中动态检测血气分析结果，必要时暂时中断气腹，排出 CO_2。

2. 皮下气肿

皮下气肿是最常见的气腹并发症之一，发生率为 0.3%～2.5%。

（1）常见原因

① 气腹针穿刺失误，位于腹膜外间隙。

② 套管处皮肤切口缝合过紧，而深部筋膜未缝合。

③ 手术时间过长，气腹压力过高。

（2）表现

① 轻度者，套管周围皮肤肿胀，按压时有捻发感或握雪感。

② 重度者，皮肤肿胀明显，范围大，沿胸腹壁上下蔓延，上达颈部、头面部，下达会阴及下肢（男性可出现阴囊气肿），可导致高碳酸血症、酸中毒，甚至出现心肺功能障碍。

（3）预防及处理

① 术中确保气腹针位置正确。

② 尽量缩短手术时间，尤其是老年人腹壁松弛，气体容易外溢。

③ 心肺功能正常者，轻度皮下气肿多无须处理；重度皮下气肿，需要给予过度换气，呼吸机加压给氧，降低气腹压力（10 mmHg 以下），必要时暂时中止手术。

④ 充入少量气体却很快达到高压力或腹部膨胀不均匀、叩诊鼓音不明显时应高度怀疑气腹针位于腹膜外。

3. CO_2 气腹压力及特殊体位对下肢静脉血液回流的影响

（1）常见原因

一般成年人建立气腹压力为 12～14 mmHg，明显高于下腔静脉压力 2～5 mmHg。CO_2 持续对下腔静脉和髂静脉产生压迫，直接阻碍下肢及盆腔静脉回流。增高的腹压还会使膈肌抬高，导致胸腔压力增高而影响心脏充盈，进一步增加下腔静脉阻力引起管径增大，导致下肢血流速度减慢，血流量减少。此外，手术过程中，由于麻醉状态下肌肉处于松弛状态，患者长时间处于被动体位，明显影响静脉血液回流，以上因素均可增加深静脉血栓形成的风险。

（2）预防及处理

① 术前综合评估患者的深静脉血栓风险因素，针对不同风险程度的患者采取不同的预防措施。

② 手术中在保证术野清晰的前提下尽量降低气腹压。

③ 尽量缩短头高足低位维持时间，在手术床角度大于 30°，持续头高足低位超过 2 h 时应尽可能采取干预措施。

④ 手术完成后及时将床调回至水平位，以利于静脉回流，减轻静脉淤滞状态。

⑤ 可考虑在患者清醒状态下体验手术体位。患者清醒时能主诉自我体验，调整至患者感觉舒适的位置，避免局部受压，降低并发症发生的风险。

四、患者头部的管理

由于手术中麻醉医生大部分操作在患者头侧，所以术前应注意头部需要预留足够的空间，方便麻醉医生的操作。术前应协同麻醉医生将麻醉机移动至患者头侧前方，在麻醉呼吸机管路允许的范围内，注射泵及麻醉深度监测仪放置在患者头侧 1 m 外，术中注意避免造成术野区域的污染。

五、患者眼睛的保护

研究证实，头低体位对人体眼压的影响较大，特别是头低的角度、时间、特殊人群和气腹等因素的叠加，将对围手术期的远期视觉造成潜在风险，应引起高度关注。手术过程中，我们应该做好眼睛保护工作，避免并发症的发生，确保患者围手术期安全，具体措施如下。

（1）头低足高体位一般控制在 15°～30°，头板调高约 15°。建议在直视确认手术野及操作空间的情况下，调节至可接受的头低足高位最小角度。

（2）建议配备床旁角度测量仪，使体位安置的角度更加精确。

（3）当手术床倾斜角度大于 20°，头低足高位超过 2 h 时，建议在不影响手术实施的情况下采取干预措施。

（4）使用医用几丁糖眼膜可人为制造潮湿环境，使眼部处于相对舒适的环境中，降低眼部并发症发生的风险。

（5）手术进行到 60 min 后，左、右眼眼压可达到围手术期峰值，应尽量缩短头低足高位体位维持时间。

六、患者静脉通道的管理

机器人手术的静脉通道一般建立在上肢，并将上肢内收固定于身侧以免影响手术操作。术中可使用三通管延长输液接头，以满足麻醉医生用药及术中观察的需要。内收的上肢不利于静脉输液的观察，术前应检查输液管接头衔接是否紧密，固定是否牢固，以防术中脱落，同时应做好三通与皮肤接触部位的皮肤保护，防止三通接头压迫皮肤，造成损伤。

（苏　青　殷彬燕　关雄伟）

第7章 机器人手术的麻醉管理

🔳 第1节 机器人手术的一般麻醉管理

随着外科微创技术的发展，目前以达芬奇机器人手术系统为代表的人工智能辅助手术系统在临床应用日益广泛，该类手术常需要长时间采取 Trendelenburg 体位及 CO_2 气腹，对患者围手术期的生理状态产生巨大影响，围手术期易出现高碳酸血症、肺水肿、脑水肿等并发症，使麻醉医生面临新的挑战。尽管大多数患者能耐受机器人手术长时间 Trendelenburg 体位及气腹的影响，但麻醉医生必须对该类手术术中患者的生理变化进行充分的了解，重视体位和气腹对患者心血管、呼吸、神经等系统的影响，术前充分评估患者能否耐受手术，术中采取必要的监测手段，重视重要器官的保护，预防和减少围手术期并发症的发生。

一、术前评估与准备

对下列手术患者，使用机器人手术系统需要慎重。

（1）术前合并有心肺疾病或功能障碍的患者：由于机器人手术期间患者需要维持特殊体位（如头低足高的体位）长达数小时，加之长时间的气腹／气胸，会严重影响患者的生理机能，对于术前存在心血管系统疾病甚至严重功能失代偿的患者可能无法耐受。

（2）过度肥胖的患者：过度肥胖（BMI＞30 kg/m² ）会影响机器人手术期间手术区域的暴露和手术操作，术中呼吸系统和循环系统也容易出现失代偿的状况，以及与机器人手术相关的外周神经损伤。

（3）病变范围过大，侵犯其他相邻组织的患者：机器人手术缺乏外科医生的触摸感，对于侵犯相邻组织的肿瘤，因边界不清，可能会导致周围正常组织的损伤，或是切缘病变残留。病变范围过大，或是肿瘤侵犯相邻组织者，应慎重考虑使用机器人手术。

（4）术前合并青光眼和颅脑病变的患者：CO_2 气腹和头低足高体位会增高眼内压与颅内压，加剧青光眼及颅内病变，甚至造成围手术期的脑卒中。此外，由于机器人手术所需的长时间气腹和头低足高体位会导致视神经压迫、缺血，头面部充血，眼周组织肿胀，严重者会发生术后失明。

（5）术前合并血栓栓塞性疾病的患者：手术操作或是气腹、体位的影响会导致术前存在的血栓脱落，严重者发生肺栓塞，危及生命。对于术前行心脏支架植入术并服用抗血小板药物的患者，需要请心内科会诊，评估术前停用抗血小板药物的风险。

（6）解剖异常的患者：病变组织的先天解剖变异不利于术者操作。对于存在既往胸、腹手术史的患者，可能存在胸、腹腔组织粘连，不利于术野暴露。术前需要行影像学检查以进一步评估手术的难易程度。

行机器人手术的患者术前准备除一般常规准备外，还需要注意以下内容：①对于术前存在血栓高危因素的患者，术前当晚使用低分子肝素预防围手术期血栓形成；②术前预防性服用制酸剂，降低胃酸浓度，减少术中胃液反流及其造成的不良影响；③术前服用泻剂，排空肠道内容物，改善术野，减少术中胃肠道的误伤；④术前留置胃管及尿管，以便于行胃肠减压及增加盆腔手术空间。

二、麻醉管理与监测

（1）麻醉方法：主要选择气管插管全身麻醉，亦可联合周围神经阻滞技术以减轻术中或术后疼痛刺激，如在达芬奇胸科手术中，在术侧行肋间神经阻滞技术或椎旁神经阻滞技术。

（2）麻醉维持：全身麻醉维持可使用全凭静脉麻醉或静吸复合麻醉。吸入麻醉适合长时间行机器人手术的麻醉维持，可使用瑞芬太尼持续维持镇痛。麻醉维持中药物选择应考虑到手术时长导致的药物蓄积，避免苏醒延迟，同时应注意肥胖患者的体内药物蓄积作用。

（3）体动反应：机器人手术要求患者术中绝对无体动反应，此外，深度的肌肉松弛有助于气腹的建立，以获得良好的安静的手术空间。因此，术中连续泵注中、短效非去极化肌松剂，保证手术期间无体动反应。对于老年患者、大型手术或并存影响神经肌肉阻滞效果疾病的患者，需要行肌松监测，以避免长时间手术过程中肌松不足造成患者体动及术后肌松药物残余。

（4）术中补液：机器人手术患者术中补液的目的是维持有效循环血容量和血流动力学稳定，维持重要脏器的灌注，增加组织氧供，降低心肌氧耗。应选择外周粗大静脉穿刺，妥善固定，避免术中体位调整时脱出，必要时行中心静脉穿刺。术前的液体补充可避免因麻醉、手术、气腹和体位等因素导致的相对血容量不足对患者循环功能的不利影响。气腹本身会导致外周血管阻力增加，下腔静脉回心血量减少，一氧化碳（CO）下降，而气腹撤除后，内脏的机械压力去除后血液再分布，会引起血流动力学的波动。对于机器人心胸外科手术，由于单侧气胸、单肺通气、心功能受限及手术创伤，需要注意容量超负荷造成的局部组织肿胀。对于长时间气腹和过度头低足高体位的前列腺手术，应避免容量超负荷，以免加重患者头面部肿胀及喉头、声门、气管水肿，当手术结束，气腹解除及患者恢复正常体位后，需要适度加快补液，维持循环稳定。

（5）手术体位：机器人手术体位多有特殊要求，Trendelenburg体位本身会对循环、呼吸、内分泌等系统造成不利影响。泌尿外科、妇科等机器人手术还需过度的 Trendelenburg 体位（头低 30°～45°，甚至角度更大），这将导致上肢静脉压力增加，不利静脉回流，颅内压增加，颜面部肿胀。相反，头部升高的反 Trendelenburg 体位可能会影响脑组织的正常灌注，此时血压不能过低，否则将影响术中脑灌注及术后苏醒速度。截石位不利于下肢血液回流和灌注，长时间手术甚至诱发静脉血栓。如有长时间的特殊体位，还需注意预防手术体位所导致的外周神经损伤。

（6）有创监测：长时间的机器人手术推荐行有创动脉测压和中心静脉穿刺监测中心静脉压（central venous pressure，CVP）。对于合并心肺及其他系统疾病，术中可能出现循环的剧烈波动，必须行有创监测。由于术中患者体位的变动，有创监测的传感器零点位置也需要相应变动，一般放置在剑突水平面的心脏位置；对于侧卧位患者，可消除上肢位置不同导致的测量误差。

（7）体温监测与维护：由于长时间低温 CO_2 持续吹入体内及手术时间过长，机器人手术中患者发生低体温的概率较高，术中应严密监测和维持正常的体温，使用保温毯或暖风机，将肢体完全覆盖，使用输液加温装置。但需要注意加温治疗中局部皮肤的灼伤和体温过高。

（8）麻醉 / 镇静深度：机器人手术中严重的 V/Q 比例失调和单肺通气可能会影响吸入麻醉药物的吸收和排除，致麻醉深度的波动。此外，术中的高碳酸血症致脑组织内 CO_2 浓度增加、体位变动、静脉麻醉药物长时间持续推注所产生的药物蓄积等，这些效应都会影响麻醉深度监测。长时间的机器人手术推荐使用麻醉镇静深度监测，维持术中合适的麻醉深度，实施个体化精确麻醉，可降低术后并发症发生率，保证术后的快速恢复。

（9）酸碱平衡紊乱：长时间 CO_2 气腹，容易导致体内 CO_2 蓄积。由于气腹压力和手术创面增加，CO_2 吸收速度加快，正常生理条件下机体通过自身调节以维持 CO_2 生成和排除的平衡，全身麻醉时可通过调整呼吸参数促进 CO_2 排除，但是随着 CO_2 气腹时间延长，CO_2 蓄积速度快于肺排出速度，则导致体内 CO_2 分压增高，碱剩余（base excess，BE）降低，pH 逐渐下降，提示患者发生呼吸性酸中毒。手术早期 BE 在正常范围，表明机体的稳态调节功能正常。伴随手术时间延长，肺排出 CO_2 速度低于吸收速度，并且 CO_2 入血后也不能通过肺、肾和血液缓冲系统调节，BE 超出正常范围，容易发生呼吸性酸中毒合并代谢性酸中毒，酸中毒导致血 K^+ 升高。这要求麻醉医生应加强监测，根据血气分析结果及时做出判断，必要时采取相应的干预措施，如输入适当的碳酸氢钠解除酸中毒。

（10）低血压和低氧血症：机器人手术过程中，长时间的气腹会使膈肌上移，使得心脏舒张功能受到抑制，下腔静脉回心血量下降。气腹、气胸及单肺通气会增加气道阻力，增加功能残气量，加剧 V/Q 比例失调，可通过提高吸入氧浓度，降低气道阻力、呼气末正压通气（positive end expiratory pressure，PEEP）、非通气侧肺持续气道正压通气（continuous positive airway pressure，CPAP）、CO_2 气腹压力和流量等策略应对。如术中长时间出现顽固性低血压和低氧血症，应暂停手术，或中转开放手术。由于长时间气腹或过度头低足高卧位，可造成头面部静脉血增加，所以 SpO_2 监测不能用于耳垂等头面部，因数值不准确。

（11）气管导管移位：机器人手术中，由于体位改变、CO_2 气腹的建立，气管导管位置可能会出现移动，如膈肌上移可导致气管导管滑入一侧主支气管或顶触隆突。应用黏性强的胶布妥善固定气管导管，准确记录门齿处导管深度，术中需要监测气道阻力、$EtCO_2$ 曲线波形，双肺听诊等观察是否发生了导管的移位。术中需要经常观察气管导管套囊压力，避免压力过大对气道黏膜造成损伤。

（12）外周组织和神经损伤：机器人手术的长手术时间和特殊体位可导致患者外周组织的压迫及神经损伤，对于糖尿病等外周循环功能损伤的患者而言，这种损伤的发生率更高。长时间的特殊体位会加重肩、肘、臀、膝、腘窝等处软组织压迫及神经病变，甚至导致永久的运动和感觉功能的神经损伤。此外，肢体抬高、长时间压迫、肥胖等会引起下肢出现骨-筋膜室综合征，造成缺血损伤。机器人手术中应严格保护、避免过度压迫，以免导致患者神经损伤。

（13）栓塞并发症：长时间手术可引起深静脉血栓形成（deep venous thrombosis，DVT），而术中体位的改变可导致深静脉血栓脱落，严重者可发生肺栓塞。对于高危患者可采取使用低分子肝素、围手术期全程穿戴压力梯度弹力袜等措施，以降低深静脉血栓形成的风险。术后早期被动肢体活动，经食管超声心动图检查（trans-esophageal echocardiography，TEE）、$EtCO_2$ 曲线波形都可及时发现严重的血栓危害。机器人手术中血管破裂、血窦开放，气体大量进入循环系统，或者特殊体位造成的静脉压力过低，造成空气栓塞。

（14）气腹损伤：为了提供更佳的术野暴露，增加器械臂的操作空间，机器人手术多比传统腹腔镜手术气腹压力大。高气腹压力除了对循环、呼吸、内分泌等系统功能有影响外，还可因机械压迫对内脏组织灌注造成干扰，如肝、肾的缺血-再灌注损伤。此外，气腹损伤还包括皮下气肿、纵隔气肿、心包气肿和气腹建立初期气腹针对肠腔血管的穿刺损伤。可通过深度神经肌肉阻滞（PTC 0~1）实现低气腹压力下相同的术野暴露。

（15）口腔黏膜、眼结膜和角膜的损伤：由于术中患者头部可能会被手术铺巾遮蔽，长时间的机器人手术可能会出现胃液的反流，加之头低体位，胃液会灼伤口腔黏膜、眼结膜和角膜，机器人的器械臂也可损伤患者头面部组织。避免此类损伤的方法有持续胃肠减压、口腔填塞纱条、眼部的封闭保护等，并要术中尽可能暴露患者头面部，及时发现可能出现的损伤。

三、术后处理

机器人手术后，需要将患者送至麻醉后监测治疗室（postanesthesia care unit，PACU）进一步观察，长时间的手术还可能需要将患者送至外科重症监护病房（surgical intensive care unit，SICU）进行术后监测治疗与复苏。在 PACU 应注意观察以下并发症。

（1）术后呼吸困难：可能由于长时间特殊体位所导致的头面部组织、气管和声门及舌体的水肿，严重时需要行再次气管插管，因此，更安全的手段是带气管导管将患者送至 SICU 进一步监护观察。

（2）术后躁动和谵妄：由于手术时间长，术中使用 CO_2 所致的组织中 CO_2 蓄积难以排出和吸入麻醉药的蓄积，术后疼痛和患者对胃管、导尿管及引流管的不适，机器人手术患者术后谵妄的发生率较高。术后患者仍须控制通气或辅助通气，将过多的 CO_2 或吸入麻醉药排出体外。同时给予镇痛镇静药物加以预防和纠正。对严重躁动者，需要排除喉头气道肿胀导致的呼吸困难，以及纵隔气肿、术中气胸导致的肺不张甚至是心包积气等严重并发症。

（3）术后出血：由于机器人手术中缺乏外科医生对术野的手指触摸感，有器械臂误伤血管造成大出血的报道。此外，在一定的气腹压力下，小血管可暂时封闭，而当气腹压力解除后，缝合欠佳、未完全封闭的血管会再次出血。若再次出血，可急诊行腹腔镜探查止血或剖腹探查止血。机器人手术需要手术医生严密止血。

（4）术后疼痛：由于机器人手术切口小，术后疼痛较传统开腹手术轻。建议术后镇痛采用多模式镇痛的方式，联合周围神经阻滞、手术切口的局部麻醉药浸润等技术管理术后疼痛。对于气腹手术，术后 CO_2 没有完全排出的情况下可引起患者术后的肩背部疼痛，此时可使用非甾体抗炎镇痛药物治疗。

对麻醉科医生而言，机器人手术的开展给临床麻醉带来许多挑战。长时间手术麻醉、术中 CO_2 气腹及 CO_2 蓄积、神经损伤等特殊问题给麻醉医生带来更大的挑战。术中机器人系统会占据麻醉医生的工作空间，甚至严重遮盖患者的头面部，麻醉医生在术中难以接触到患者。麻醉医生、手术医生和手术室护士必须一同经历严格的训练，在发生危急情况时，能够快速将患者撤离机器人系统。麻醉医生是患者的生命守护者，这需要麻醉科医生良好的心理素质和知识储备。

■ 第 2 节　各专科机器人手术的麻醉管理

一、心脏手术

目前已开展的机器人心脏手术种类包括：房间隔缺损修补术、二尖瓣修补成形术、动脉瓣修补或置换术、左侧或右侧乳内动脉分离术、端口冠状动脉旁路移植术、全内镜冠状动脉旁路移植术（totally endoscopic coronary artery bypass，TECAB）、小切口冠状动脉旁路移植术（minimally invasive direct coronary artery bypass，MIDCAB）、杂交手术（冠状动脉旁路移植术＋血管支架成形术）、房颤消融术、心内肿瘤切除术、胸膜心包开窗术、动脉导管未闭结扎术、无名动脉阻断术、经心房的法洛四联症修补术、心脏起搏电极植入和再次心脏手术的组织松解术。其中开展较多的是冠状动脉旁路移植术（图 7-2-1）、瓣膜修补术和先天性心脏病手术。

1. 冠状动脉旁路移植术

（1）外科操作：先通过机器人辅助取乳内动脉，再通过胸壁的微创小切口行MIDCAB 或 TECAB。这两类技术都不需要劈开胸骨。手术期间有心脏停跳和心脏不停跳两种方法。心脏停跳法需要建立体外循环，可在主动脉根部放置主动脉内阻断球囊，或是直接经胸阻断升主动脉。心脏停跳法的优点是血管吻合能够做到更加精密准确，由于心脏停搏和肺萎陷，因此操作空间扩大，在吻合多支冠状动脉，尤

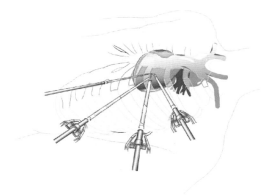

图 7-2-1　冠状动脉旁路移植术的切口位置

其是心脏厚薄的冠状动脉血管时，翻动心脏不会带来血流动力学紊乱。不足之处在于体外循环对凝血功能的干扰作用强，术后凝血功能障碍发生的概率较高。心脏不停跳法降低了因体外循环导致的凝血功能损伤，创伤更小，患者术后恢复时间缩短，但由于术中心脏搬动带来的循环功能剧烈变化，给麻醉管理带来巨大挑战。

（2）禁忌证

① 绝对禁忌证：有单肺通气禁忌证的患者，年龄 80 岁以上，射血分数≤40%，合并严重的周围血管病变，心源性休克、血流动力学不稳定，近期心肌梗死和不稳定性冠心病、左前降支钙化或弥漫性冠状动脉病变，心脏显著扩大，BMI＞32 kg/m² 的糖尿病患者，肺功能严重受损、慢性阻塞性肺疾病、结核、哮喘。

② 相对禁忌证：既往手术、创伤、放疗、炎症、结核导致的胸膜粘连、手术范围受限（严重肥胖、心脏明显扩大）、胸腔畸形、心肌内冠状动脉、吻合口的血管重度钙化和心脏跳动操作时目标血管过小（直径＜1 mm）、心脏停跳操作中的升主动脉直径＞35 mm，以及明显的腹主动脉与髂动脉处的动脉粥样硬化、急诊手术。

（3）麻醉管理要点

① 麻醉方式：选择双腔支气管插管全身麻醉，采用右侧单肺通气，左肺塌陷。在手术结束后更换为单腔气管插管。对于插管困难的患者，可选择 Univent 管和封堵管，并在纤维支气管镜辅助下完成插管。体位为左侧抬高 30°，使手臂抬高并自然屈肘可以减少和器械臂的冲突，避免抬高侧手臂不必要的牵拉，以降低臂丛神经损伤的风险；也可将手术侧手臂置于头部上方，抬高的手臂使用吊索固定并保护。胸外除颤电极板和心电图电极片与器械臂置入区应间隔一段距离。左侧持续吹入 5～10 mmHg CO_2，造成 CO_2 气胸，腔镜下取骨骼化的左侧乳内动脉，如果需要取双侧乳内动脉，可以在腔镜下打开纵隔胸膜先取右侧，再取左侧。

② 经食管超声心电图检查：是机器人心脏手术的常规监测项目。其主要作用是：明确诊断和手术治疗效果，确定动脉和静脉体外循环导管的放置位置，发现主动脉置管和钳夹导致的主动脉夹层，冠状静脉窦逆灌注入心肌停跳液，发现主动脉隔绝导管的移位，评价心室功能，指导脱离体外循环，评价手术治疗效果。

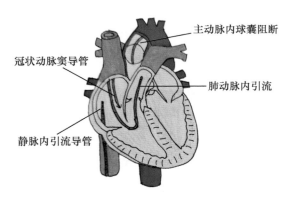

主动脉内球囊阻断

冠状动脉窦导管

肺动脉内引流

静脉内引流导管

图 7-2-2　机器人心脏手术放置心内多种功能导管的示意图

③ 肺动脉漂浮导管：尤其是非停跳手术，需要放置肺动脉漂浮导管，实时评价心肌功能状态和机体的氧供耗水平，并可以指导血管活性药物的正确使用及术后心功能的实时监测（图 7-2-2）。

④ 单肺通气：左肺萎陷，右肺通气。CO_2 气胸和单肺通气期间的低氧性肺血管收缩会加重低氧血症及高碳酸血症，从而造成肺血管收缩，压力增加，V/Q 比例失调。单肺通气期间严重低氧血症（$SpO_2 < 90\%$）的处理：纯氧吸入，通气侧肺使用 PEEP，非通气侧肺予 $5 \sim 15$ cmH$_2$O 的 CPAP，或者根据能增加氧分压且不影响手术操作为原则选择最佳的 CPAP 值。对于单肺通气无法纠正的低氧血症或患者不能耐受，可改变手术方式或使用体外循环。

⑤ 体外循环：经颈内静脉置入 16 G 导管，在右侧分别行股静脉、股动脉插管。通过颈内静脉的上腔引流管和股静脉的下腔引流管将血液引入体外循环，并经股动脉回到体内。在放置静脉引流管时需要行经食管超声心动图检查（trans-esophageal echocardiography，TEE）监测，确认导管位于心脏的腔静脉开口处，保证高质量的引流。对于存在外周动脉粥样硬化的患者，可采用经胸或经腋动脉的主动脉灌注方式。经股动脉灌注的体外循环可能会产生动脉损伤、动脉阻塞和主动脉夹层等并发症。

⑥ 术中血流动力学调控：单肺通气期间，需要维持血流动力学稳定和组织氧供。体位、CO_2 蓄积、心脏移动等都会影响血流动力学的稳定，可通过补液和血管活性药维持循环稳定，并在 TEE 和漂浮导管指导下将血压调控在心肌氧耗的最佳状态，避免心肌缺氧和耗氧增加。使用桡动脉穿刺测压，对于使用主动脉阻断球囊者，需要行双侧桡动脉穿刺，通过左、右侧桡动脉压力的差别比较，判断球囊是否移位阻断了头臂干。

⑦ 术后转归：和传统手术相比，机器人冠脉旁路移植术有利于患者的术后康复。

2. 二尖瓣成形术

患者术前须行心导管检查，以明确冠状动脉狭窄程度并评估瓣膜功能。严重的二尖瓣反流需手术治疗。心房明显扩大的患者易出现心房颤动，顽固性心房颤动的患者术前要控制心率并加服抗凝药。慢性左房压升高常提示有肺动脉高压，如合并 COPD 的患者将进一步加重肺动脉高压。严重肺动脉高压患者不宜行机器人手术（图 7-2-3）。

（1）机器人二尖瓣手术的排除标准：重度二尖瓣环钙化，重度肺动脉高压，缺血性心脏病，多个瓣膜的修复术，既往右侧开胸手术史，主动脉及外周动脉重度粥样硬化。

（2）体位要求：右侧胸腔抬高 $20° \sim 30°$ 的仰卧位。左侧单肺通气，右侧 CO_2 气胸，右侧乳后肋间隙置入器械臂。

（3）术中监测及单肺通气同机器人冠状动脉旁路移植术。

二、胸科手术

机器人胸科手术的种类主要是胸腺切除术、纵隔肿瘤摘除术、食管切除术和肺叶切除术。麻醉管理的挑战在于术中长时间单肺通气引起的低氧血症和 CO_2 蓄积。因此，术前需要对患者的呼吸功能进行严格详细的评估，对于合并 COPD、肺气肿、支气管哮喘及胸膜炎的患者应列为禁忌。术前应常规检查气管插管条件、

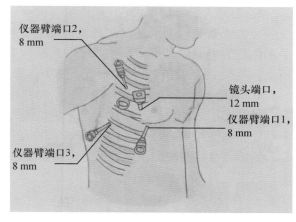

图 7-2-3　达芬奇二尖瓣成形术的切口位置

仪器臂端口 2，8 mm
镜头端口，12 mm
仪器臂端口 1，8 mm
仪器臂端口 3，8 mm

CXR、血气分析和肺功能，以决定能否行双腔支气管插管和耐受单肺通气。吸烟患者应于术前 1 周禁烟。

1. 机器人胸腺切除术

（1）麻醉方式：采用全身麻醉，左侧双腔支气管插管。体位是左侧或是右侧一侧胸廓抬高 30° 的半侧卧位，位于上方的上肢要求尽可能背离躯体，暴露手术区域，需要预防上肢过度外展所致的臂丛神经损伤。于术侧给予 5～15 mmHg 的 CO_2 气胸，可引起血中 CO_2 含量增高，单肺通气可引起体内 CO_2 蓄积，肺 V/Q 失衡，肺动脉压力增高，CO 下降，CO_2 气胸使纵隔内压力增高，抑制心脏收缩及舒张功能，加快体内 CO_2 蓄积，产生呼吸性酸中毒，表现为血压下降、心率增快。麻醉医生应在监测及血气分析指导下使机体的血流动力学和内环境维持在一个相对稳定的状态。

（2）重症肌无力（myasthenia gravis，MG）的处理：接受胸腺或纵隔手术的患者可能有重症肌无力的症状，因此要重视患者肌张力和肌松阻滞程度。重症肌无力的治疗方法主要有五大类：抗胆碱酯酶药、肾上腺皮质激素、血浆置换、胸腺切除和其他免疫抑制药。MG 患者中有 10%～20% 合并胸腺肿瘤，大部分患者须行胸腺切除术。外科治疗 MG 须配合应用抗乙酰胆碱酯酶药物，临床症状稳定后方可手术。

麻醉前准备：①了解肌无力的程度及其对药物治疗的反应，合理调整 AChE 的剂量，以最小的 AChE 剂量维持足够的通气量和咳嗽吞咽能力。②完善术前检查，如胸部 CT/MRI，免疫学检查如 IgA、IgG 和 IgM 检查能确定抗体蛋白的类型，血清 AChR-Ab 效价和 CK 可明确病源及肌肉代谢情况。测定肺通气及胸片检查有助于了解肺功能，肺功能明显低下，咳嗽吞咽能力不良者宜推迟手术。③麻醉前用药，可常规应用小剂量阿托品或东莨菪碱，以抑制呼吸道液体分泌及预防 AChE 副作用。④非去极化肌松药的使用。MG 患者对非去极化肌松剂敏感，只需要通用剂量的 1/5～1/4 即可满足肌松要求，选用短效药物。⑤术毕宜在肌松监测下应用新斯的明和阿托品拮抗肌松作用。对于 MG 病史长，术前即有呼吸功能不全，服用抗胆碱酯酶药剂量较大的患者，术后宜带气管导管转 SICU 进一步治疗。⑥预防及处理重症肌无力危象。

2. 机器人肺叶切除术

与传统胸腔镜手术比较，尚无证据支持机器人肺叶切除术具有独特的临床优势。手术体位为类似侧卧位，胸腔处于最高处，头部和下肢降低，这种体位不利于静脉血回流，易发生血流缓慢和血栓形成，术中应重点关注。

3. 机器人食管切除手术

早期无扩散的食管肿瘤患者可采用机器人手术。患者体位多采用左侧卧位，且向俯卧姿势倾斜45°。采用全身麻醉，监测桡动脉压。由于手术和体位的因素，术中可能会遇到低氧血症的情况，气道压力过高会致通气侧肺组织损伤，可采用压力限制模式，维持气道压力20～30 mmHg。

三、普通外科手术

主要的手术种类是胃肠手术、胰腺切除手术和肝切除手术。

1. 机器人胰腺切除手术

（1）外科操作：由于解剖位置的关系，位于胰颈部或者接近胰腺体部的肿瘤，恶性肿瘤一般行胰十二指肠切除术或远端胰腺切除术；但对于一些良性或交界性肿物如黏液囊腺瘤、实体假乳头瘤而言，如行上述术式，会牺牲很多正常胰腺组织，影响胰腺内、外分泌功能，使围手术期及远期胰腺并发症发生率升高。借助机器人完成胰腺中段切除术，其内镜下吻合、消化道重建的效果优于常规的腹腔镜技术。

（2）体位：头高足低人字分腿体位（轻度反Trendelenburg体位），右侧抬高30°，右臂悬挂90°。于脐孔周围穿刺建立气腹，脐孔置入机器人镜头，腹部相应位置置入器械臂和辅助臂。因患者处于头高位，如低血压则不利于脑灌注。

（3）手术时长：美国匹兹堡大学医学中心报道的平均手术时长是425 min。应避免选择容易蓄积的麻醉药物，可选用七氟醚维持麻醉。对于肥胖患者，由于七氟醚的脂溶性高，长时间吸入会导致药物在脂肪内蓄积，致术后苏醒延迟。

（4）术中长时间特殊下肢体位应预防DVT形成，严密监测$EtCO_2$，及时发现可能出现的严重肺栓塞。

2. 机器人胃肠和胆囊手术

此类手术的麻醉管理和一般腹腔镜手术类似。但不同的是这几类手术，机器人庞大的体积会占据患者的头部空间，影响麻醉医生对患者的观察。此类手术在麻醉诱导时须预防可能发生的胃液反流误吸。术中CO_2气腹压力不要超过20 mmHg。术中维持良好的肌松条件，保证患者不发生体动。

四、妇科手术

2005年FDA批准达芬奇机器人手术系统用于妇科手术。适合腹腔镜的妇科手术都适合机器人手术系统。其中盆底由于位置较深，空间狭窄，更适合机器人操作。机器人手术的另一个优势在于可行一些要求放大和精细缝合的手术如输卵管吻合术、阴道穹隆脱垂手术等。机器人辅助的阴道 - 骶骨固定术因其解剖上较困难，需要广泛缝合，被认为是阴道穹隆脱垂手术的金标准。

患者的体位是背低的截石位，全身麻醉后，两腿分开截石位，并且尽可能把手术床放到最低，头低30°，最大限度移除腹腔内肠道，暴露盆腔。术前予患者肩垫，妥善固定，防止手术期间患者体位下滑移动。手术机器人放置在患者两腿之间或放置在患者一侧。

五、泌尿外科手术

手术机器人在泌尿外科取得了极大的成功，克服了传统手术创伤大、出血多的弊端，利用机器人视野清晰、操作灵活的特点，对于前列腺根治性切除术、输尿管成形术等多类手术的效果优良，患者术后并发症和住院日均明显缩短，术后转归质量显著提高。美国开展的前列腺癌根治术有近80%是通过机器人完成的，并成为前列腺癌手术治疗的首选方案。

机器人辅助前列腺切除术（robotic-assisted laparoscopic prostatectomy，RALP）：

前列腺根治术是最能体现手术机器人优势的术种。手术机器人能清楚呈现组织器官的解剖结构和神经血管束走行，精密的分离特点有利于淋巴结清扫，准确的缝合保证了吻合的高质量。手术中精确保留前列腺筋膜，有利于减少手术对患者术后性生活的影响。机器人手术较传统手术出血更少，异体输血量也显著下降。

（1）术前评估：评估重点在于患者是否存在严重的心肺系统疾病。机器人手术要求长时间气腹及特殊体位，对术中心肺生理功能的影响可使得部分患者不能耐受。术前存在心绞痛、近期心肌梗死、心力衰竭、明显的心律失常和瓣膜性疾病的患者需要取消或延迟机器人手术。术前是否存在青光眼、眼球肿胀、疼痛、听神经损伤、颅内占位等疾病或症状也必须评估。术中过度的 Trendelenburg 体位会使患者眼内压升高，严重时甚至出现永久性失明。BMI < 30 kg/m² 的患者可接受该手术，但严重肥胖的患者，术中无法耐受体位和 CO_2 气腹导致的生理功能变化，或者术野暴露困难可能中转开腹。

（2）麻醉处理：麻醉管理最主要的挑战是对过度的 Trendelenburg 体位、CO_2 气腹和长时间手术所带来的并发症的预防。该体位造成患者膈肌上移，肺顺应性及功能残气量（functional residual capacity，FRC）的下降，无效腔量增加，气道阻力增高。而术中要求气腹压力达 15 mmHg 左右以获得满意的术野。手术时间可长达 6～10 h。体位和 CO_2 气腹对循环的影响主要是动脉血压、SVR、CVP 和肺动脉压（pulmonary artery pressure，PAP）的增加。大部分患者可承受上述循环和呼吸功能的变化。

（3）术中补液：机器人前列腺切除术中补液速度不能过度，否则会加重气道及喉头的水肿，报道其发生率为 0.7%。手术期间应检查气管导管套囊的压力，使其数值低于 30 cmH₂O。也需要防止术中液体限制所致的术后低血压、术后少尿和急性肾衰竭等并发症。

（4）CO_2 气腹：泌尿外科手术区域位于后腹膜，后腹膜对 CO_2 的吸收更加迅速，术中应监测血气分析，控制 $PaCO_2$ 的过度升高。随着手术时间的延长，由于术中的特殊体位，$EtCO_2$ 与 $PaCO_2$ 差值显著增加，但两者间可保持显著的相关性。

（5）静脉空气栓塞：手术期间出现血管意外损伤后，可出现大量 CO_2 气体入血，产生气体栓塞的可能，此时可通过血压和 $EtCO_2$ 曲线波形观察，评价气栓的影响。严重者可降低气腹压力，左侧卧位和经由颈内静脉抽取栓塞气体等应对措施。

（6）RALP 术后患者会发生皮下气肿、纵隔气肿甚至气胸、心包积气等并发症。肥胖、老年人、长时间手术及 $PetCO_2$ 超过 50 mmHg 者容易发生。有约 70% 的患者术后仍残留气腹，腹腔压力增加，这部分气体可进入胸腔发展为纵隔气肿或是气胸。严重者须行闭式引流术。

（7）RALP 患者的术后疼痛：术后第一天疼痛较传统手术显著降低。术后疼痛主要包括切口痛、内脏痛和肩背痛。可在手术结束时仍保持患者头低 30° 的 Trendelenburg 体位，并控制呼吸，行肺复张手法，有助于 CO_2 排出，降低术后肩痛。切口局部可使用局部麻醉药，静脉使用 NSAID 类药物有助于治疗患者术后肩痛。

（8）RALP 术后 DVT 的发生：术后 DVT 并发肺栓塞是此类手术患者术后死亡的主要原因。术后 DVT 的发生率约为 50%。吸烟、前列腺体积大、手术时间长等因素均会增加发生术后 DVT 的风险。对于有 DVT 危险因素的患者，术后可联合使用预防性药物、间断加压设备与穿弹力袜等措施来预防深静脉血栓的形成和脱落。

六、五官科手术

机器人手术系统首先被 FDA 批准用于口腔、咽喉的良性病变的手术治疗，其优势在于清晰的手术视野对分辨舌咽神经、舌下神经、舌神经和舌动脉等非常有利，手术更加精确。已开展的手术包括扁桃体切除术、舌部分切除术、喉切除术及阻塞型睡眠呼吸暂停低通气综合征（obstructive sleep apnea hypopnea syndrome，OSAHS）的声门上成形术和悬雍垂腭咽成形术（uvula palate pharyngo plasty，UPPP）。

在这类手术的麻醉管理上，需要注意患者体位和手术室仪器放置，患者术后的拔管时机。麻醉医生和麻醉机位于患者足部的方向。对于使用激光的手术，需要用抗激光的专用气管导管。手术结束后，部分口腔和咽喉手术的患者需要保留气管导管 1～2 h，此时仍须保持镇静。

（刘卫锋　廖冬梅）

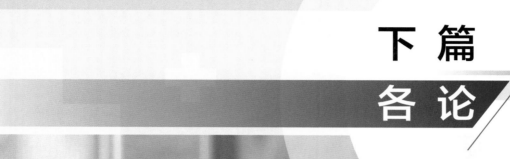

下 篇
各 论

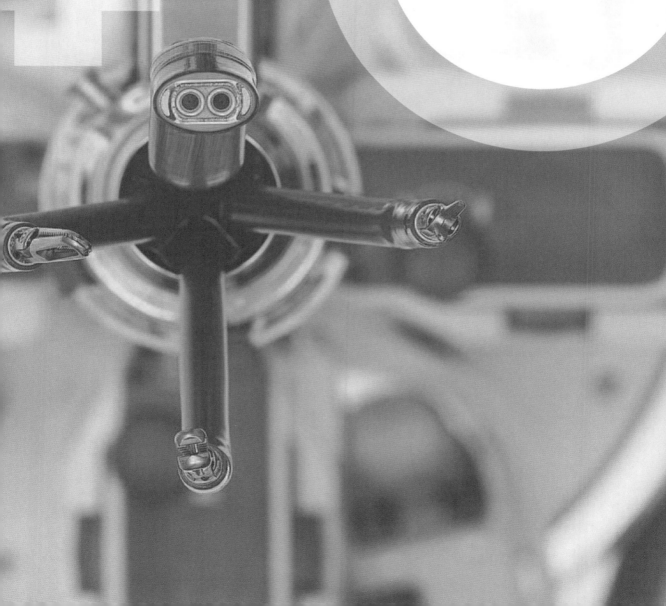

第8章 泌尿系统机器人手术的护理配合

第1节 机器人辅助下根治性前列腺切除术的护理配合

前列腺癌是男性泌尿生殖系统中最常见的恶性肿瘤，按世界卫生组织（World Health Organization，WHO）2018 年全球癌症流行病学的数据库统计，在全球范围内，其发病率在男性所有恶性肿瘤中位居第 2 位，仅次于肺癌。根治性前列腺切除术（radical prostatectomy，RP）是没有发生转移的前列腺癌的首选治疗方法。

RP 手术方式的发展可分为三个阶段，从传统的开放时代发展到腹腔镜微创手术，再到最新的达芬奇手术机器人时代。自以达芬奇手术机器人为代表的微创手术问世以来，给传统外科学带来了翻天覆地的变化。2000 年宾德尔（Binder）和克雷默（Kramer）首次报道了机器人辅助下根治性前列腺切除术（robotic-assisted radical prostatectomy，RARP）。由于前列腺位于盆腔深处，前列腺根治性切除微创手术一直是泌尿外科微创手术公认的最难的手术之一。在前列腺癌高发的大部分欧美国家，RARP 取代耻骨后前列腺癌根治术（radical retropubic prostatectomy，RRP）和腹腔镜前列腺癌根治术（laparoscopic radical prostatectomy，LRP）成为治疗局限性前列腺癌的首选方法。大量文献报道认为，相比 RRP 和 LRP，RARP 在达到同样治疗效果的同时，能更加精准地进行手术层面解剖，减少术中出血与并发症的发生，在术后控尿功能和勃起功能的恢复方面更有优势。

一、手术适应证和禁忌证

1. 适应证

（1）适用于局限性前列腺癌，临床分期 T1～T2c 的患者。

（2）预期寿命≥10 年者。

（3）身体状况良好，没有严重的心肺疾病的患者。

（4）对于前列腺特异性抗原（prostate-specific antigen，PSA）>20 或格利森（Gleason）评分≥8 的局限性前列腺癌患者符合上述分期和预期寿命条件的，根治术后可给予其他辅助治疗。

手术适应证要综合考虑肿瘤的临床分期、预期寿命和健康状况。尽管手术没有硬性的年龄界限，但应告知患者，70 岁以后伴随年龄增长，手术并发症及死亡率将会增加。

2. 禁忌证

（1）患有显著增加手术危险性的疾病，如严重的心血管疾病、肺功能不良等。

（2）患有严重出血倾向或血液凝固性疾病。

（3）已有淋巴结转移或骨转移。

（4）预期寿命不足 10 年。

（5）近期行经尿道前列腺切除术（transurethral resection of prostate，TURP）术后，尤其是有包膜穿孔，血液、尿液或冲洗液外渗者。

二、麻醉方式

全身麻醉、气管内插管。

三、手术体位

患者通常采用 Trendelenburg 体位，要求患者头低足高达到甚至超过 30°，以充分暴露术野。长时间的 Trendelenburg 体位状态下，对患者围手术期的生理状态（心血管、呼吸、神经系统等）产生较大影响，可导致围手术期颈面部充血、眼内压增高、高碳酸血症、肺水肿、脑水肿等并发症。但若患者头低不到位，则会影响手术医生术野的暴露，不利于手术的开展。通过长时间的实践和经验总结，我们对体位进行了改良，调整患者头部向下的角度为 15°～20°，在腰部塞一个软垫，将腹部抬起，利用自制的长三角形体位垫抬高患者臀部及大腿，双腿微分开 10°～15°，在小腿下方垫软垫防止小腿悬空，根据需要适当抬高患侧，双上肢内收于躯体旁。这样既能充分暴露术野，也可以降低头低足高的角度，降低相关并发症发生的风险（图 8-1-1）。

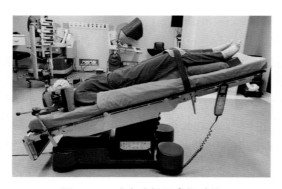

图 8-1-1　改良头低足高仰卧位

四、物品准备

1. 设备

da Vinci Xi 手术机器人系统：患者手推车、医生控制台、图像车；电外科设备、超声刀、负压吸引装置。

2. 手术器械

（1）普通器械

① 常规泌外包：3# 刀柄、7# 刀柄、线剪、甲状腺剪、眼科弯剪、组织剪、小无齿

镊、小有齿镊、长无齿镊、整形镊、甲状腺拉钩、针持、中弯钳、组织钳、弯蚊式钳、布巾钳、长圈钳（备中转开放手术使用）。

　　② 泌外腔镜包：弯分离钳、弯剪、弯头不可复位针持、吸引器头、电凝钩、Hem-o-lok 钳、巴克钳、大直角钳、小直角钳、肠钳。

　　（2）机器人器械：中心立柱无菌套、器械臂无菌套、30° 镜头、8 mm 器械臂金属套管、金属套管内芯、套管封帽、单极弯剪、无创抓钳、有孔双极抓钳、单极电凝线、双极电凝线、大号针持、单极弯剪尖端盖。

　　3. 其他物品

　　（1）一次性物品：11# 刀片、20# 刀片、缝合针、1#4#7# 丝线、电刀、吸引器管 / 头、显影纱布、腔镜纱布、取物袋、一次性 12 mm Trocar、大 / 小 Hem-o-lok 夹、20 mL/50 mL 注射器、液状石蜡、16# 双腔气囊导尿管、引流袋、马克笔、粗胶管。

　　（2）特殊物品：2-0 可吸收缝线、4-0 倒刺线。

五、Trocar 的定位和患者手推车的定泊

　　1. Trocar 的定位（图 8-1-2）

　　（1）采用五点穿刺方法置入套管首先在耻骨联合上 15 cm、脐下 2 cm（C）（camera，简称 "C" 孔）切开皮肤约 1 cm，置入气腹针，连接气腹机，建立气腹，维持气压于 12～14 mmHg，钝性置入 8 mm 机器人 Trocar，进入腹腔，作为 2 号器械臂，通过此操作孔置入 30° 内镜。

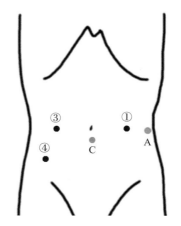

图 8-1-2　RARP 的 Trocar 的定位

　　（2）在内镜直视下，于双侧腹直肌旁距离 2 号器械臂操作孔 8～10 cm 处（左侧①、右侧③）各放置 1 个 Trocar 孔，作为 1、3 号器械臂操作孔；于右髂前上棘内侧 2～3 cm，距离第 3 臂至少 8 cm 处（④）做切口置入 4 号器械臂操作孔。

　　（3）于 1 号器械臂操作孔水平左侧至少 8 cm 处（A）（assistant，简称 "A" 孔），置入 12 mm Trocar 作为辅助操作孔。

　　2. 患者手推车的定泊（图 8-1-3）

　　患者手推车放置于手术床尾端，对准患者身体中轴线。主刀医生位于医生控制台，助手医生位于患者一侧中间，洗手护士及器械台放置于手术台另一侧。将 2 号器械臂连接内镜，第 1、3、4 号器械臂分别连接有孔双极抓钳、单极弯剪和无创抓钳，建立气腹，完成机器人入位对接（定泊位置及助手医生和洗手护士的站位可根据不同医院手术室的布局及手术医生的习惯进行相应调整）。

六、手术步骤及护理配合

　　机器人辅助下根治性前列腺切除术的手术步骤及护理配合见表 8-1-1。

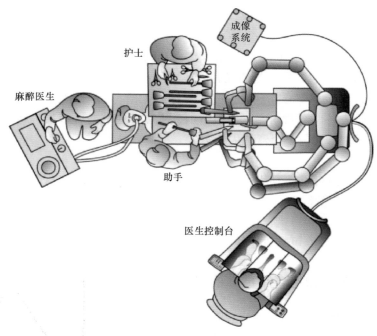

图 8-1-3 RARP 的手术室布局示意图

表 8-1-1 机器人辅助下根治性前列腺切除术的手术步骤及护理配合

手术步骤	手术配合
1. 消毒皮肤，铺无菌单	洗手护士准备皮肤消毒剂，助手医生按前列腺切除手术常规消毒铺单
2. 连接设备	巡回护士协助洗手护士检查、连接机器人系统，电外科设备，超声刀设备，负压吸引装置，操作端妥善固定于手术台上
3. 建立通道	（参见本节 Trocar 的定位）
4. 腹腔探查	进入腹腔后，先进行腹腔探查，明确肿瘤侵犯范围，探查完成后初步评估能否通过机器人完成手术
5. 定泊患者手推车	巡回护士将手术台调整至合适高度及角度，将患者手推车定泊于合适位置（参见本节患者手推车的定泊）。助手医生将器械臂与 Trocar 妥善连接
6. 连接机器人器械	2 号臂 Trocar 孔 A 连接 30° 镜头，1 号臂连接双极抓钳，3 号臂连接单极弯剪，4 号臂连接无创抓钳，Trocar 孔 C 为助手操作孔（图 8-1-2）；协助助手医生妥善安装机器人器械；30° 镜头轻拿轻放，妥善安装；为助手医生准备腹腔镜下吸引器或巴克钳
7. 显露前列腺	准备 5 mm 吸引器帮助阻挡组织和充分吸引，保持术区视野清晰。使用单极弯剪切开耻骨联合上方的腹膜，离断脐正中韧带和脐尿管，显露耻骨联合并分离 Retzius 间隙，腹膜切口向两侧延伸，扩大至腹股沟内环口处输精管水平。钝性和锐性分离膀胱表面及两侧附着的脂肪结缔组织，清楚显露前列腺、耻骨前列腺韧带和盆腔内筋膜（图 8-1-4）
8. 控制背深静脉复合体	准备巴克钳提拉腺体左侧，保持右侧盆内筋膜有一定张力，靠近腺体底部切开盆腔内筋膜（图 8-1-5），靠近耻骨离断前列腺韧带，同法处理左侧。充分显露前列腺尖部、尿道括约肌和背深静脉复合体。仔细鉴别静脉复合体与尿道的连接部并在此处进针，准备 2-0 可吸收缝线 "8" 字缝扎，可将背深静脉复合体与耻骨联合缝合，完成对尿道的悬吊。准备剪刀，剪断缝线后准备针持取出缝针，仔细检查缝针完整性

续表

手术步骤	手术配合
9. 分离膀胱颈	准备大、小号 Hem-o-lok 夹，用于血管结扎止血。用 4 号臂无创抓钳向头侧牵拉膀胱颈，助手轻轻牵拉导尿管通过气囊的活动来判断膀胱颈的位置。准备单极弯剪由浅入深分离前列腺膀胱连接部，紧邻前列腺膀胱连接处打开膀胱，将导尿管退入尿道以显露膀胱三角区。1 号臂提高尿管或者前列腺，确认膀胱颈三角区和后壁位置后离断膀胱颈后壁
10. 分离输精管和精囊	准备大、小号 Hem-o-lok 夹，用 1、3 号臂有孔双极抓钳和单极弯剪显露输精管和精囊，用 Hem-o-lok 夹夹闭输精管及伴行的小动脉后予以切断
11. 分离前列腺背面	筋膜间技术是最常用的保留勃起神经的技术。1、3 号臂采用锐性与钝性分离相结合，切开腹膜会阴筋膜，显露直肠周围脂肪，一直分离到前列腺尖部，避免对尖部和两侧血管神经束（neurovascular bundle，NVB）的损伤
12. 处理前列腺蒂并保留 NVB	准备 Hem-o-lok 夹夹闭后切断前列腺血管蒂并仔细分离 NVB，准备腔镜纱布压迫止血，过程中减少单、双极电灼烧，以减少热传导损伤附近神经组织的风险
13. 分离尿道	准备单极剪刀切断尿道，助手抽出导尿管分离尿道后壁。切断前列腺与直肠尿道肌和尿道后壁相连的组织，将标本放置于盆腔，待清扫完淋巴结后一同移除
14. 膀胱颈尿道吻合	将两根 4-0 倒刺线缝合固定于膀胱颈 6 点处，两根针分别顺时针与逆时针缝合，在 12 点处汇合并打结固定。缝合过程中助手间断将导尿管前端伸出吻合口，以帮助判断进针点。吻合完成后更换三腔导尿管，行膀胱注水试验以明确没有吻合口漏液发生
15. 盆腔淋巴结清扫	切开右侧髂动脉处后腹膜，逐步游离并切除闭孔、髂内、髂外和髂总淋巴结。同法行左侧盆腔淋巴结清扫。前列腺癌一般只需行局限或改良的盆腔淋巴清扫术，备大、小号 Hem-o-lok 夹，用于血管结扎止血。洗手护士将切下的淋巴结放在标本盒内，并用马克笔做好标记
16. 取出标本，放置引流管	通过腔镜通道置入带有牵引绳的腔镜取物，将标本置入袋中并锁紧，延长 1 号臂 Trocar 孔，将标本取出。彻底检查术野，冲洗腹腔确认腹腔内无明显出血；排出腹腔内 CO_2 气体，通过辅助通道置入引流管
17. 移出器械臂及 Trocar，止血、冲洗、关闭切口，手术结束	洗手护士协助助手医生取出机器人器械，与巡回护士双人核查取出的器械和 Trocar 的功能及完整性；巡回护士将患者手推车撤离，拆除器械臂无菌套及中心立柱无菌套，将患者手推车收拢并移动至安全位置。双人认真查对手术用品数量及完整性，确认无误，准备可吸收缝线，关闭 Trocar 穿刺孔，逐层关闭切口

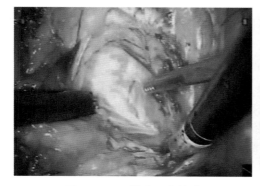

图 8-1-4　显露盆腔内筋膜

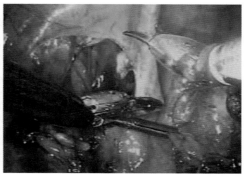

图 8-1-5　切开盆腔内筋膜

七、注意事项

（1）体温的管理：由于该手术时间较长，患者一般年龄偏大，应加强对患者体温的管理，在常规保温基础上，强化高龄手术患者的体温监测和术中低体温的防护。巡回护士需要提前 30 min 进入手术室，将室温设置在 23～25℃，患者身下铺暖风毯，温度以 38℃为宜；消毒液与冲洗液提前用恒温箱预热，温度控制在 38～42℃；静脉输入使用输液恒温仪，温度以 38℃为宜；术中可采用自动气体加温气腹机对 CO_2 气体进行加温，预防低体温的发生；患者鼻咽部放置温度探头，持续动态监测患者体温。

（2）体位的管理：传统的 Trendelenburg 体位，头低足高达到 30° 以上，容易导致颈部或面部充血、眼睑水肿等并发症，而笔者团队采用的改良头低足高仰卧位，将患者头低位的角度控制在 20° 以内，臀部及大腿垫高，适当垫起小腿防止悬空，双腿微分开，这样可以减少头低位的角度，有效减少相关并发症的发生概率；抬高的臀部可以使手术视野得到充分暴露；患者双腿仅微分开，只需在平卧位的基础上稍做调整即可，避免大幅度的分腿位，减少肢体牵拉引起神经损伤的风险。

由于麻醉状态下患者肌肉处于松弛状态，失去自主控制力，术中容易因重力作用或其他因素发生体位滑脱。安置体位时，巡回护士利用约束带约束膝关节，固定时松紧适宜，以能伸入两指为佳，既能对身体起到固定作用，又能避免出现血液循环障碍的情况；利用肩托等体位固定工具，阻止身体进一步下滑，确保固定牢固。同时加用海绵垫、硅胶垫、棉垫等，避免造成关节或骨隆突部位的压力性损伤。

（3）患者头部的管理：由于手术中麻醉医生大部分操作在患者头侧，所以术前应注意患者头部须预留足够的空间，方便麻醉医生的操作。术前应协同麻醉医生将麻醉机移动至患者头侧前方，在麻醉呼吸机管路允许的范围内，注射泵及麻醉深度监测仪放置在患者头侧 1 m 外，术中注意避免造成术野区域的污染；眼部贴眼贴保护，以减少术后眼部的胀痛不适，有条件的可以使用医用几丁糖眼膜，即人为制造潮湿环境，使眼部处于相对舒适的环境中，减少眼部并发症发生的风险。

（4）气腹的管理：在手术过程中，气腹的压力常维持在 12～14 mmHg，有些医生在处理背深复合体时，甚至会将气腹压力调至 18 mmHg，当气腹压力＞14 mmHg 时会增加高碳酸血症和皮下气肿发生的风险。巡回护士应重点关注患者出血量及呼吸参数，根据患者气道压力及时调整气腹压力，在不影响手术的前提下尽量维持低气腹压力状态，建议使用恒压恒流气腹机。

（5）静脉通道的管理：静脉通道建立在上肢，将上肢内收固定于身侧，可使用三通延长输液接头，以满足麻醉医生用药及术中观察的需要。内收的上肢不利于静脉输液的观察，术前应检查输液管接头衔接是否紧密，固定是否牢固，以防术中脱落，同时应做好三通与皮肤接触部位的皮肤保护，防止三通接头压迫皮肤，造成损伤。

（6）术中液体的管理：长时间气腹和头低足高体位会对患者的循环、呼吸、内分泌等系统造成不利影响，尤其是循环系统的影响最大，因其十分不利于头颈部的静脉回流。术中，巡回护士应关注患者的体液管理，控制好输液速度，避免容量过度负荷，以免加重患者头面部肿胀及喉头、声门、气管水肿。当手术结束，气腹解除及患者恢复正常体位后，可适度加快补液速度，维持循环稳定。

（7）其他：在 NVB 的分离过程中，应限制甚至避免使用热处理，这一观点已被广泛接受。手术过程中洗手护士应提醒手术医生正确使用电外科设备或超声刀，及时清洁，合理放置，准确传递，避免不必要的激发，以免误伤组织。

第 2 节　机器人辅助下根治性膀胱切除联合原位回肠新膀胱术的护理配合

膀胱癌是泌尿系统最常见的恶性肿瘤之一，外科手术是其主要的治疗方式。传统开放全膀胱切除术有手术切口长、对脏器损伤较大、腹盆腔脏器暴露于空气中的时间长、术后并发症多和恢复较慢等缺点。随着微创手术的发展，腹腔镜及手术机器人逐渐应用于膀胱癌的手术中，大大降低了手术创伤和术后并发症发生的风险。2003 年，沃尔弗拉姆（Wolfram）等报道了首例机器人辅助下膀胱癌根治性切除术（robot-assisted radical cystectomy，RARC），机器人以其特有的优势，实现在狭小的骨盆空间中完成更加精细的解剖，达到根治肿瘤、保留尿控的理想效果。经过十余年的快速发展，其安全性和有效性已经被证明。近年来，RARC 在扩大淋巴结清扫和保留性神经的技术方面又有了新的发展，对于提高肿瘤患者预后和改善患者术后生活质量方面起到了推动作用，一定程度上加速了 RARC 在膀胱癌治疗中的应用与推广。

一、手术适应证和禁忌证

1. 适应证

（1）RARC 适于 T2～T4a，N0～X，M0 浸润性膀胱高级别尿路上皮癌。

（2）高危非肌层浸润性膀胱癌 T1G3 肿瘤，卡介苗（bacille Calmette-Guérin，BCG）治疗无效的原位肿瘤。

（3）复发性膀胱尿路上皮癌、原位癌及膀胱非移行细胞癌。

（4）原位回肠膀胱术还应满足以下条件：

① 尿道残端 2 cm 内无肿瘤侵犯，即男性膀胱颈以下无肿瘤。

② 无前尿道狭窄，尿道括约肌和盆底肌功能正常。

③ 无肠道切除史。

④ 术中快速冷冻病理切片证实尿道残端无肿瘤。

2. 禁忌证

（1）高危患者有严重的心血管疾病，术前 ASA 评分达到Ⅳ级或Ⅴ级，不能耐受手术、预期寿命 10 年以下。

（2）腹部皮肤或腹壁组织的感染，活动性的腹腔内感染，腹膜炎，肠梗阻以及未纠正的凝血机制异常。

（3）膀胱癌侵犯周围脏器或远处脏器转移。

二、麻醉方式

全身麻醉、气管内插管。

三、手术体位

同第 8 章第 1 节（图 8-1-1）。

四、物品准备

1. 设备

da Vinci Xi 手术机器人系统：患者手推车、医生控制台、图像车；电外科设备、超声刀、负压吸引装置。

2. 手术器械

（1）普通器械

① 常规泌外包：3#刀柄、7#刀柄、线剪、甲状腺剪、眼科弯剪、组织剪、小无齿镊、小有齿镊、长无齿镊、整形镊、甲状腺拉钩、中弯钳、组织钳、弯蚊式钳、阑尾钳、长圈钳（备中转开放手术使用）。

② 泌外腔镜包：弯分离钳、弯剪、弯头不可复位针持、吸引器头、电凝钩、Hem-o-lok 钳、巴克钳、大直角钳、小直角钳、肠钳。

（2）机器人器械：中心立柱无菌套、器械臂无菌套、30° 镜头、8 mm 器械臂金属套管、金属套管内芯、套管封帽、单极弯剪、无创抓钳、有孔双极抓钳、单极电凝线、双极电凝线、大号针持、单极弯剪尖端盖。

3. 其他物品

（1）一次性物品：11#刀片、20#刀片、缝合针、1#4#7#丝线、电刀、吸引器管/头、显影纱布、腔镜纱布、取物袋、一次性 12 mm Trocar、大/小 Hem-o-lok 夹、20 mL/50 mL 注射器、液状石蜡、16# 双腔气囊导尿管、引流袋、马克笔、粗胶管。

（2）特殊物品：2-0 可吸收缝线、5-0 可吸收缝线、倒刺线、电动腹腔镜直线切割吻合器及钉仓、双 J 管。

五、Trocar 的定位和患者手推车的定泊

1. Trocar 的定位（图 8-2-1）

（1）于脐上 1 cm 皮褶处做长约 1 cm 纵行切口（C），置入气腹针，连接气腹机，

建立气腹，维持气压于 12～14 mmHg，钝性置入 8 mm Trocar，进入腹腔，通过此器械臂置入 30° 内镜，连接 2 号器械臂，作为观察孔。

（2）在内镜直视下，避开腹壁下动脉，在左侧锁骨中线脐下 2 cm 处做纵行切口（①），从该切口置入 Trocar，连接 1 号器械臂，同法于右侧锁骨中线脐下 2 cm（③）、右侧腋前线脐下 2 cm（④）分别做切口置入 Trocar，分别连接 3 号、4 号器械臂。

（3）左侧肋缘下 4 cm 处置入 12 mm Trocar，为第一辅助孔（A1），左髂前上棘内上方置入 5 mm Trocar 作为第二辅助孔（A2），3 号臂上方 10 cm 处置入 12 mm Trocar 作为第三辅助孔（A3）。

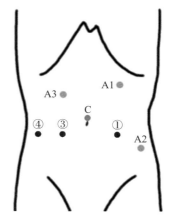

图 8-2-1　RARC 的 Trocar 定位

2. 患者手推车的定泊（图 8-1-3）

患者手推车放置于手术床尾侧，对准患者身体中轴线，主刀医生位于医生控制台，助手医生位于患者一侧中间，洗手护士及器械台放置于手术台另一侧，将器械臂与 Trocar 连接，2 号臂连接内镜，第 1、3、4 号器械臂分别连接有孔双极抓镊、单极弯剪、无创抓钳，建立气腹，完成机器人入位对接（定泊位置及助手医生和洗手护士的站位可根据不同医院手术室的布局及手术医生的习惯进行相应调整）。

六、手术步骤及护理配合

男性患者和女性患者行根治性膀胱切除术的范围不同，本节主要介绍男性患者的 RARC 联合原位回肠新膀胱术（表 8-2-1）。

表 8-2-1　机器人辅助下根治性膀胱切除联合原位回肠新膀胱术的手术步骤及护理配合

手术步骤	手术配合
1. 消毒皮肤，铺无菌单	洗手护士准备皮肤消毒剂，助手医生按膀胱切除手术常规消毒铺单
2. 连接设备	巡回护士协助洗手护士检查、连接机器人系统，电外科设备，超声刀设备，负压吸引装置，操作端妥善固定于手术台上
3. 建立通道	（参见本节 Trocar 的定位）
4. 腹腔探查	进入腹腔后，先进行腹腔探查，明确肿瘤侵犯范围，探查完成后初步评估能否通过机器人完成手术
5. 定泊患者手推车	巡回护士将手术台调整至合适高度及角度，将患者手推车定泊于合适位置（参见本节患者手推车的定泊）。助手医生将器械臂与 Trocar 妥善连接
6. 连接机器人器械	2 号臂 A 孔连接 30° 镜头，1 号臂连接有孔双极抓钳，3 号臂连接单极弯剪，4 号臂连接无创抓钳，C 孔为助手操作孔（图 8-2-1）；协助助手医生妥善安装机器人器械；30° 镜头轻拿轻放；为助手医生准备吸引器或巴克钳
7. 游离并离断双侧输尿管中下段	打开侧腹膜，游离双侧输尿管，备大、小 Hem-o-lok 夹，在邻近膀胱处用 Hem-o-lok 夹结扎并切断输尿管

手术步骤	手术配合
8. 游离输精管、精囊及前列腺背侧	显露膀胱直肠凹陷，横行切开腹膜，游离双侧精囊及输精管（图 8-2-2），继续向深处游离背侧直至与前列腺交汇处。切开腹膜会阴筋膜，沿前列腺背面一直分离至前列腺尖部（图 8-2-3），使前列腺与直肠前壁分离
9. 游离并离断前列腺侧血管蒂	使用单极弯剪和有孔双极抓钳打开盆内筋膜（图 8-2-4），分离右侧膀胱侧血管蒂与盆壁之间的间隙，准备 Hem-o-lok 夹结扎后切断右侧前列腺侧血管蒂，同法处理左侧膀胱侧血管蒂
10. 切断双侧输尿管和脐动脉	准备注射器向膀胱内注入约 200 mL 生理盐水，于脐旁正中壁做倒 "U" 形腹膜高位切口，分离耻骨后间隙。显露出膀胱前壁时，排出膀胱内生理盐水。分离并准备 Hem-o-lok 夹结扎并切断双侧输尿管和脐动脉。进一步打开双侧盆内筋膜，显露肛提肌，分离耻骨前列腺韧带
11. 结扎背深静脉复合体（dorsalvein complex，DVC），离断前列腺尖部及尿道（图 8-2-5）	备 2-0 可吸收性缝线，做 "8" 字缝合结扎背深静脉复合体，进针方向应与耻骨联合平行，切断 DVC，将神经血管束从前列腺分离。一直向下分离至前列腺尖部
12. 完全游离膀胱前列腺	显露尿道后壁及其后方的尿道直肠肌，紧贴前列腺将其剪断，将膀胱前列腺完全游离，将标本放入腔镜取物袋中，锁紧并取出标本。台下助手行直肠指检以确定无直肠损伤，准备巴克钳和腔镜纱布通过辅助孔塞入腹腔，用于盆腔压迫止血
13. 盆腔淋巴结清扫，置入标本袋，检查并止血	备大、小 Hem-o-lok 夹，用于血管结扎止血。切开右侧髂动脉处后腹膜，逐步游离并切除闭孔、髂内、髂外、髂总淋巴结和主动脉下方淋巴结（图 8-2-6），将切下的组织暂时放在盆腔内填入的纱布上；同法行左侧盆腔淋巴结清扫，通过辅助孔置入腔镜取物袋并将淋巴组织及纱布放进取物袋中，锁紧并取出标本。检查手术区域有无活动性出血（图 8-2-7）
14. 选取需要做吻合的肠管，做好标记	将回盲部 15 cm 以上的回肠拉入盆腔，选取长度能与尿道残端吻合的肠管处作为标记点，准备倒刺线在肠管背侧近系膜处缝合，保留缝线；选取标记点下游 10 cm 肠管，准备电动腹腔镜直线切割吻合器切断此处的肠管和系膜，准备 2-0 可吸收缝线在选取肠管的边缘、标记点上游 10 cm 处缝合并留 3 cm 作为牵引线，助手医生提起牵引线，准备电动腹腔镜直线切割吻合器切断此处肠管和系膜，检查系膜，有出血点需要准备 Hem-o-lok 夹夹闭止血
15. 完成两次肠管侧-侧吻合并闭合断端，关闭肠系膜	分别切除两段肠管断端，显露管腔，将肠管系膜缘与拢对齐，准备电动腹腔镜直线切割吻合器，将两排钉槽分别插入两断端肠管内，闭合后切割离断，完成第一次肠管侧-侧吻合，更换钉仓后继续深入肠管内完成第二次侧-侧吻合，再次更换钉仓，闭合两侧断端肠管的残端，准备超声刀切除多余组织，止血后，准备 2-0 可吸收缝线连续缝合关闭肠系膜
16. 将截取的回肠段拉入盆腔，完成新膀胱后壁缝合	牵引标记点缝线，将截取的回肠段拉入盆腔，标记点两侧对称折叠，准备单极弯剪切开上下游两侧各 10 cm 肠管，上游另有 10 cm 肠管保持完整。更换针持，准备 2-0 可吸收缝线间断缝合内侧肠管壁，再准备倒刺线连续缝合内侧肠管壁，至距离标记点 10 cm 处完成新膀胱后壁缝合
17. 膀胱颈尿道吻合，并完成新膀胱前壁缝合	用留置在标记点的倒刺线与尿道残端 6 点处下方的尿道直肠肌等组织连续缝合，收紧缝线将新膀胱拉至尿道残端，在导尿管的指引下，将倒刺线顺时针和逆时针将膀胱壁与尿道残端连续缝合，完成新膀胱颈尿道吻合（图 8-2-8），准备 2-0 可吸收线和倒刺线分别间断、连续缝合外侧肠管壁至距离标记点 10 cm 处完成新膀胱前壁缝合
18. 完成双侧输尿管与新膀胱的吻合	将左侧输尿管放置在新膀胱上，准备超声刀在新膀胱顶部左侧开一个 1 cm 小口，对应剪开左侧输尿管，纵行剖开左侧输尿管壁长约 1 cm，准备 5-0 可吸收缝线吻合输尿管与新膀胱，完成吻合口后壁吻合，准备双 J 管置入，准备单极弯剪剪去多余输尿管，准备 5-0 可吸收缝线完成吻合口前壁的缝合；同法完成右侧输尿管与新膀胱的吻合（图 8-2-9）
19. 检查新膀胱有无渗漏	将尿管置入新膀胱，准备 200 mL 生理盐水注入新膀胱，检查有无渗漏，必要时，准备 5-0 可吸收缝线缝合修补，将新膀胱顶部与后腹膜间断缝合加以固定

续表

手术步骤	手术配合
20. 检查术野，冲洗、止血、放置引流管	彻底检查术野，冲洗腹腔，确认腹腔内无明显出血；排出腹腔内 CO_2 气体，通过辅助通道置入引流管
21. 取出机器人器械，分离器械臂与 Trocar，拔除各 Trocar	洗手护士协助助手医生取出机器人器械，与巡回护士双人核查取出的器械和 Trocar 的功能及完整性；巡回护士将患者手推车撤离，拆除器械臂无菌套及中心立柱无菌套，将患者手推车收拢并移动至安全位置
22. 取出标本、关闭切口	扩大脐部切口，取出标本，洗手护士与巡回护士双人认真查对手术用品数量及完整性，确认无误，检查各穿刺孔无活动性出血；准备 42℃ 蒸馏水，仔细冲洗器械臂通道，预防通道肿瘤种植；准备可吸收缝线，关闭 Trocar 穿刺孔，逐层关闭切口

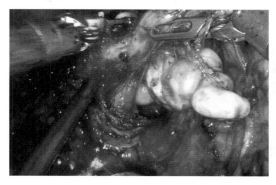

图 8-2-2　游离双侧精囊及输精管

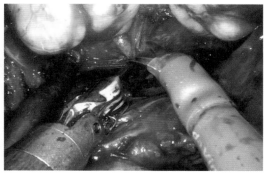

图 8-2-3　分离前列腺背侧

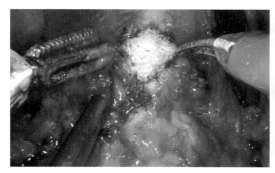

图 8-2-4　分离膀胱颈

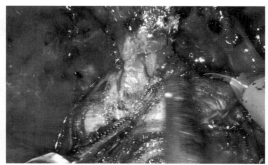

图 8-2-5　分离尿道

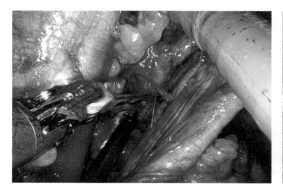

图 8-2-6　右侧盆腔淋巴结清扫

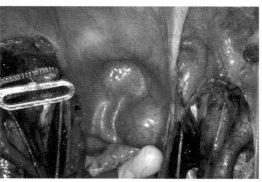

图 8-2-7　淋巴结清扫完成

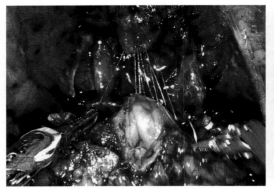

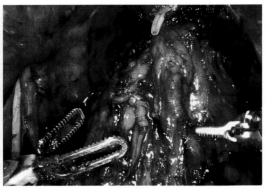

图 8-2-8　新膀胱尿道吻合　　　　　　　　　　　图 8-2-9　手术完成

七、注意事项

（1）体温、体位、患者头部、气腹、静脉通道、液体的管理内容同第 8 章第 1 节。

（2）严格执行手术隔离技术：手术过程中，可能会由于操作不当造成肿瘤的盆腹腔种植，会给患者的预后带来灾难性的影响。该手术还需要游离和吻合肠道，因此，洗手护士应明确手术隔离原则，严格掌握隔离技术，为患者提供更加安全、可靠的手术保障。

建立肿瘤隔离区域，以便分清有瘤区和无瘤区，分别放置被污染和未被污染的器械与敷料；提醒手术医生术中及时把淋巴结装入标本袋中，防止肿瘤细胞播散，取出后分类放置，做好标记，不可用手直接接触肿瘤。

第 3 节　机器人辅助下肾癌根治性切除术的护理配合

肾细胞癌（renal cell carcinoma，RCC）发病率占成年人恶性肿瘤的 2%～3%，在泌尿系统肿瘤中仅次于前列腺癌和膀胱癌，但却是泌尿系统致死率最高的恶性肿瘤。据 WHO 统计，2018 年全球 RCC 新发病例 403 262 例，造成超过 175 000 例患者死亡；中国 RCC 新发病例数和死亡例数分别为 70 407 例和 43 486 例，5 年生存率仅为 60%～65%，且发病率呈逐年上升趋势。

手术切除肿瘤或患肾是肾癌的主要治疗手段。1991 年，克莱曼（Clayman）完成了首例腹腔镜肾切除手术。机器人辅助手术方式是在腹腔镜基础上的进一步发展，为肾癌微创治疗提供了一种新的术式选择。2000 年，克林勒（Klingler）报道了首例机器人肾脏根治性切除术，同腹腔镜技术相比，机器人辅助根治性肾切除术的优势：①机器人的四臂可以向上牵拉肾，充分暴露肾门血管，有助于肾门血管的解剖游离，可以更精准地结扎肾蒂血管；②机器人专用手术器械具有多个活动度，对常规腹腔镜器械难以处理的部位，可以更精准、轻松地进行游离、缝合等操作；③通过开展机器人辅助游离，可以更精准地结扎肾蒂血管等。这些优于传统腹腔镜手术的进步，使得机器人手术将会成为肾癌根治手术未来的发展方向。目前制约机器人肾癌根治术广泛开展的主要瓶颈是其高额的费用，如能有效降低手术费用，无疑会有利于机器人肾癌根治术的开展。

一、手术适应证和禁忌证

1. 适应证

（1）肿瘤局限于肾包膜内，无周围组织侵犯及无淋巴转移。

（2）无功能萎缩肾，肿瘤临床分期为 T1 期和部分 T2 期肿瘤；除外可行肾部分切除的小肿瘤。

2. 禁忌证

（1）既往合并腔静脉癌栓为机器人后腹腔镜肾癌根治术的绝对禁忌证。

（2）取肾静脉癌栓为机器人后腹腔镜肾癌根治术的相对禁忌证。

（3）其他相对禁忌证：①肿瘤突破肾周筋膜；②有过同侧肾手术史；③肾周感染史；④腹腔内大手术史等。

二、麻醉方式

全身麻醉，气管内插管。

三、手术体位

（1）经腹膜后入路：折刀侧卧位（图 6-1-8）。

（2）经腹入路：改良 70° 侧卧位（图 6-1-9）。

该手术一般选择经腹入路，临床上较常用的体位是侧卧位，但侧卧位很难暴露腹部，且体位架容易影响患者手推车的定泊和助手医生的站位。改良 70° 侧卧位是通过反复的临床实践后在普通侧卧位摆放的基础上进行改良的体位。改良后的体位，患者健侧上肢屈曲举火炬式放于身前，去掉了耻骨联合处的腰卡，避免因体位因素影响机器人的定泊和助手医生的站位；此外，该体位不会压迫到腋动脉及腋神经，无须放置腋下垫。总之，改良后的体位既可以满足机器人臂的操作空间需求，又可以充分暴露肾区，同时使患者更加舒适、安全。

四、物品准备

1. 设备

da Vinci Xi 手术机器人系统：患者手推车、医生控制台、图像车；电外科设备、超声刀、负压吸引装置。

2. 手术器械

（1）普通器械

① 常规泌外包：3#刀柄、7#刀柄、线剪、甲状腺剪、眼科弯剪、组织剪、小无齿镊、小有齿镊、长无齿镊、整形镊、甲状腺拉钩、中弯钳、组织钳、弯蚊式钳、阑尾钳、长圈钳（备中转开放手术使用）。

② 泌外腔镜包：弯分离钳、弯剪、弯头不可复位针持、吸引器头、电凝钩、Hem-o-lok钳、巴克钳、大直角钳、小直角钳、肠钳。

（2）机器人器械：中心立柱无菌套、器械臂无菌套、30°镜头、8 mm器械臂金属套管、金属套管内芯、套管封帽、单极弯剪、无创抓钳、有孔双极抓钳、单极电凝线、双极电凝线、单极弯剪尖端盖。

3. 其他物品

（1）一次性物品：11#刀片、20#刀片、缝合针、1#4#7#丝线、电刀、吸引器管/头、显影纱布、腔镜纱布、取物袋、一次性12 mm Trocar、大/小Hem-o-lok夹、50 mL注射器、引流袋、马克笔、粗胶管。

（2）特殊物品：2-0薇乔线。

五、Trocar 的定位和患者手推车的定泊

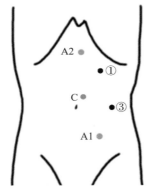

图 8-3-1　左侧肾癌根治性切除术 Trocar 的定位

1. Trocar 的定位（图 8-3-1）（以左侧肾癌根治性切除术为例）

（1）采用五点穿刺方法置入套管，脐左上方约2 cm处切开皮肤约1.5 cm（C），置入气腹针，连接气腹机，建立气腹，维持气压于12~14 mmHg，然后置入8 mm Trocar，连接2号器械臂并置入内镜镜头。

（2）左侧肋缘下锁骨中线偏内侧、距镜头孔8~10 cm处（①）置入8 mm Trocar连接1号器械臂；左锁骨中线偏外侧平脐距镜头孔8 cm处（③）置入8 mm Trocar，连接3号器械臂。

（3）镜头孔下方8 cm、③号器械臂内侧4 cm处（A1）置入一次性12 mm Trocar套管作为主辅助孔，于剑突下（A2）置入12 mm Trocar一次性套管作为次辅助孔。

2. 患者手推车的定泊（图 8-3-2）

患者手推车放置在与患者头侧成15°角处，主刀医生位于医生控制台，助手医生位于患者健侧中间，洗手护士及器械台放置于手术台尾侧，将器械臂与Trocar连接，2号器械臂连接内镜镜头，1、3号器械臂分别连接有孔双极抓钳、单极弯剪，建立气腹，完成机器人入位对接（定泊位置及助手医生和洗手护士的站位可根据不同医院手术室的布局及手术医生的习惯进行相应调整）。

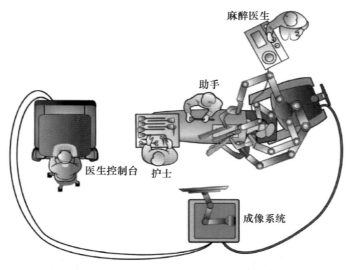

麻醉医生

助手

医生控制台 护士

成像系统

图 8-3-2 手术室布局示意图

六、手术步骤及护理配合

机器人辅助下肾癌根治性切除术的手术步骤及护理配合见表 8-3-1。

表 8-3-1 机器人辅助下肾癌根治性切除术的手术步骤及护理配合

手术步骤	护理配合
1. 消毒皮肤，铺无菌单	洗手护士准备皮肤消毒剂，助手医生按肾切除手术常规消毒铺单
2. 连接设备	巡回护士协助洗手护士检查、连接机器人系统，电外科设备，负压吸引装置，操作端妥善固定于手术台上
3. 建立通道	（参见本节 Trocar 的定位）
4. 腹腔探查	进入腹腔后，先进行腹腔探查，明确肿瘤侵犯范围，探查完成后初步评估能否通过机器人完成手术
5. 定泊患者手推车	巡回护士将手术台调整至合适高度及角度，将患者手推车定泊于合适位置（参见本节患者手推车的定泊）。助手医生将器械臂与 Trocar 妥善连接
6. 连接机器人器械	2 号臂连接 30° 镜头，1 号臂连接有孔双极抓钳，3 号臂连接单极弯剪，4 号臂收拢后放置于合适位置，A1、A2 孔为助手操作孔（图 8-3-1）；协助助手医生妥善安装机器人器械；30° 镜头轻拿轻放，妥善安装；为助手医生准备腹腔镜下吸引器或巴克钳
7. 游离升结肠和肝（右）、降结肠和脾（左）（图 8-3-3）	右侧肾脏手术，打开侧腹膜，游离升结肠；将升结肠推开，远离肾下极；抬起肝，暴露肾上极；游离并推开十二指肠，充分显露肾和下腔静脉 左侧肾脏手术，打开侧腹膜，游离降结肠；侧腹膜打开范围下至髂窝水平，上至脾外上缘；离断脾肾韧带和脾结肠韧带，显露肾上极；将结肠推开，显露肾
8. 显露腰大肌平面	右侧肾脏手术，下腔静脉外侧找到腰大肌平面，沿这个平面进行扩展 左侧肾脏手术，生殖静脉外侧找到腰大肌平面，并向周围扩展
9. 游离并处理肾脏血管（图 8-3-4）	右侧肾脏手术，显露右肾静脉，游离出右肾动脉，准备两枚 Hem-o-lok 夹双重夹闭右肾动脉近心端，一枚 Hem-o-lok 夹夹闭其远心端，离断右肾动脉。同法处理右肾静脉及异位动脉 左侧肾脏手术，沿生殖静脉找到左肾静脉，游离肾上极并保留肾上腺，小心分离后同法结扎离断肾静脉。常规清扫肾门淋巴结，见肾门区 4 个明显肿大淋巴结，小心分离。此过程中，洗手护士要先准备好 Hem-o-lok 夹备用，帮助助手医生配合主刀医生有效进行血管离断

手术步骤	护理配合
10. Hem-o-lok 夹闭并离断输尿管（图8-3-5）	游离出肾下极和肾背侧，找到输尿管后准备 Hem-o-lok 夹夹闭离断
11. 止血	降低气腹压力至 9 mmHg 左右，仔细检查创面进行止血，渗血较多处可用 Hem-o-lok 夹夹闭。洗手护士准备好腔镜纱布，主刀医生可用腔镜纱布轻蘸渗血处，以帮助判断电凝止血是否有效
12. 取出标本	通过腔镜通道置入带有牵引绳的腔镜取物袋，将标本置入袋中并锁紧。延长切口，逐层切开入腹腔，将肾标本完整取出。仔细检查取物袋完整性，观察是否破损
13. 放置引流管	彻底检查术野，冲洗腹腔确认腹腔内无明显出血；排出腹腔内 CO_2 气体，通过辅助通道置入引流管
14. 移出器械臂及 Trocar，止血、冲洗、关闭切口，手术结束	洗手护士协助助手医生取出机器人器械，与巡回护士双人核查取出的器械和 Trocar 的功能及完整性；巡回护士将患者手推车撤离，拆除器械臂无菌套及中心立柱无菌套，将患者手推车收拢并移动至安全位置。双人认真查对手术用品数量及完整性，确认无误

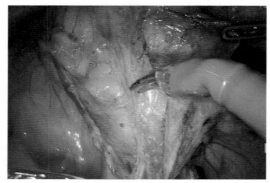

图 8-3-3　游离降结肠和脾脏

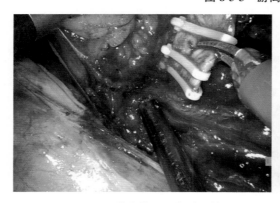

图 8-3-4　游离并处理肾脏血管

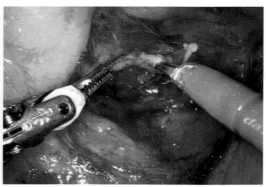

图 8-3-5　夹闭并离断输尿管

七、注意事项

1. 体温、静脉通道的管理
同第 8 章第 1 节。

2. 体位的管理

该手术一般选择经腹入路,这样有利于肾的暴露。体位的安置应遵循安全、舒适、充分暴露术野、避免压迫大的血管神经等原则。经过长期的实践,笔者团队对传统的侧卧位进行了改良(详见本节手术体位),改良后的体位既可以满足机器人臂的操作空间需求,又可以充分暴露肾区,使患者更加舒适、安全。在安置该体位时还应关注以下几方面的问题。

(1)腋神经的保护:安置体位时应注意腋神经的保护,避免因体位垫摆放位置不合理造成神经压迫性损伤。改良后的体位由原来的 90° 侧卧位变为 70° 半侧卧位,且健侧上肢自然屈曲成“火炬手”状态摆放,远心端略高于近心端,这样可以避免过度牵拉臂丛神经,同时有利于远心端肢体的静脉回流。该体位还可以有效避免因重力作用对腋神经产生的压迫,因此无须放置腋下软垫,使患者感觉更加舒适。

(2)保护头面部:由于手推车器械臂定泊于患者头侧,巡回护士应注意对患者进行头面部保护,可在面部上方放置麻醉管理架,确认器械臂不会与患者的头面部接触,必要时可使用保护垫进行隔离处理。同时应关注患者眼部及耳郭安置情况,避免受压。

(3)防止体位滑脱:由于麻醉状态下患者肌肉处于松弛状态,失去自主控制力,术中容易因重力作用或其他因素发生体位滑脱甚至坠床。安置体位时,巡回护士应妥善固定患者,尤其注意肢体固定牢固,避免患者坠落。患侧上肢用贴膜自然、牢固地固定于身后的体位垫上;健侧上肢自然外展屈肘放置于身前,用约束带固定牢固,注意避免压力性损伤的发生。所有体位架的关节拧紧,避免滑脱。

3. 气腹的管理

手术过程中,气腹的压力常维持在 12～14 mmHg,当气腹压力＞14 mmHg 时增加高碳酸血症和皮下气肿发生的风险,巡回护士应重点关注患者出血量及呼吸参数,根据患者气道压力及时调整气腹压力,在不影响手术的前提下尽量维持低气腹压力状态,建议使用恒压、恒流气腹机。在游离切除肾输尿管后进行创面检查时,巡回护士可降低气腹压力至 9 mmHg 左右,避免因高气腹压力压迫局部止血,干扰医生对创面的检查和判断,导致气腹骤降后反弹性出血的发生。

第 4 节 机器人辅助下肾盂输尿管成形术的护理配合

肾盂输尿管连接部梗阻(ureteropelvic junction obstruction,UPJO)是引起泌尿系统上尿路梗阻的常见原因,也是发生新生儿肾积水最主要的原因。过去,开放手术一直作为 UPJO 治疗的“金标准”,手术成功率约为 90%。近 20 年来,各种微创手术逐渐被应用到 UPJO 手术中。自 1993 年舒斯勒(Schuessler)等首次成功实施腹腔镜肾盂输尿管成形术以来,该术式以其成功率高、手术并发症少、死亡率低等优势逐渐取代开放手术。1999 年,宋(Sung)等报道了首例机器人辅助下肾盂输尿管成形术,其较传统腹腔镜系统具有成像更立体清晰、器械更精细、操作更灵活等优势,因此越来越受到外科医生的青睐。

一、手术适应证和禁忌证

1. 适应证

（1）原发性 UPJO 合并肾积水，肾功能损害和（或）继发肾结石、感染等。

（2）异位肾血管压迫引起输尿管梗阻和肾积水。

（3）输尿管开口位置异常造成的梗阻和肾积水。

（4）肾盂内切开术失败患者。

（5）原发或继发性的膀胱输尿管交界部狭窄，输尿管扩张，巨输尿管症。

2. 禁忌证

（1）绝对禁忌证：凝血功能障碍，或严重心肺功能不全，不能耐受麻醉和手术者。

（2）相对禁忌证：肾内型肾盂，开放肾盂成形术失败或有腹腔开放手术史。

二、麻醉方式

全身麻醉，气管内插管。

三、手术体位

同第 8 章第 3 节。

四、物品准备

1. 设备

da Vinci Xi 手术机器人系统：患者手推车、医生控制台、图像车；电外科设备、超声刀、负压吸引装置。

2. 手术器械

（1）普通器械

① 常规泌外包：3#刀柄、7#刀柄、线剪、甲状腺剪、眼科弯剪、组织剪、小无齿镊、小有齿镊、长无齿镊、整形镊、甲状腺拉钩、针持、中弯钳、组织钳、弯蚊式钳、布巾钳、长圈钳（备中转开放手术使用）。

② 泌外腔镜包：弯分离钳、弯剪、弯头不可复位针持、吸引器头、电凝钩、Hemo-lok 钳、巴克钳、大直角钳、小直角钳、肠钳。

（2）机器人器械：中心立柱无菌套、器械臂无菌套、30° 镜头、8 mm 器械臂金属套管、金属套管内芯、套管封帽、单极弯剪、无创抓钳、有孔双极抓钳、单极电凝线、双极电凝线、单极弯剪尖端盖。

3．其他物品

（1）一次性物品：11# 刀片、20# 刀片、缝合针、1#4#7# 丝线、电刀、吸引器管 / 头、显影纱布、腔镜纱布、取物袋、一次性 12 mm Trocar、大 / 小 Hem-o-lok 夹、50 mL 注射器、引流袋、马克笔、粗胶管。

（2）特殊物品：4-0 可吸收缝线、3-0 可吸收缝线、双 J 管。

五、Trocar 的定位和患者手推车的定泊

1．Trocar 的定位（图 8-4-1）（以左侧为例）

采用三点穿刺方法置入套管。

（1）首先在中线肚脐上方取纵切口 1 cm 做观察孔（C），置入 8 mm Trocar，连接 3 号器械臂。

（2）同法于剑突下距中线 7 cm 处（①）取纵切口 1 cm 置入 8 mm Trocar，连接 1 号器械臂；耻骨联合处距中线 7 cm（②）置入 8 mm Trocar，连接 2 号器械臂。

（3）在右侧腋中线与腹直肌外缘交界处取纵切口 1 cm，置入 12 mm Trocar，作为辅助操作孔（A）。

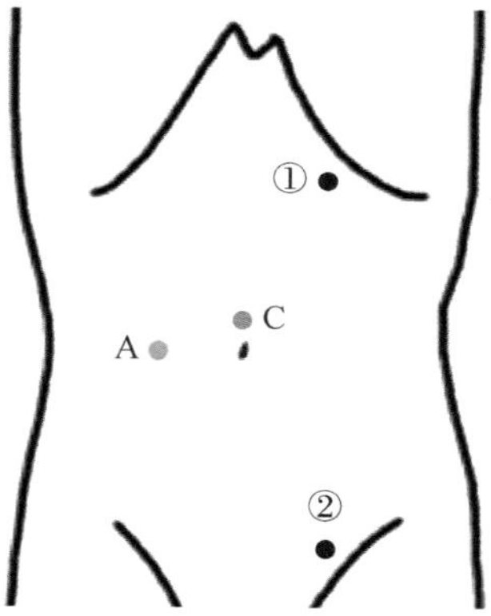

图 8-4-1　机器人辅助下肾盂输尿管成形术 Trocar 的定位

2．患者手推车的定泊（图 8-3-2）

患者手推车放置在与患者头侧成 15° 角处，主刀医生位于医生控制台，助手医生位于患者健侧中间，洗手护士及器械台放置于手术台尾侧，将器械臂与 Trocar 连接，3 号器械臂置入内镜、1、2 号器械臂分别置入有孔双极抓钳和单极弯剪，辅助操作孔置入吸引器，建立气腹，完成机器人入位对接（定泊位置及助手医生和洗手护士的站位可根据不同医院手术室的布局及手术医生的偏好进行相应调整）。

六、手术步骤及护理配合

机器人辅助下肾盂输尿管成形术的手术步骤及护理配合见表 8-4-1。

表 8-4-1　机器人辅助下肾盂输尿管成形术的手术步骤及护理配合

手术步骤	护理配合
1．消毒皮肤，铺无菌单	洗手护士准备皮肤消毒剂，助手医生按肾切除手术常规消毒铺单
2．连接设备	巡回护士协助洗手护士检查、连接机器人系统，电外科设备，超声刀设备，负压吸引装置，操作端妥善固定于手术台上
3．建立通道	（参见本节 Trocar 的定位）
4．定泊患者手推车	巡回护士将手术台调整至合适高度及角度，将患者手推车定泊于合适位置（参见本节患者手推车的定泊）。助手医生将器械臂与 Trocar 妥善连接
5．连接机器人器械	协助助手医生妥善安装机器人器械；3 号臂连接 30° 镜头，注意镜头轻拿轻放，妥善安装；1 号臂连接有孔双极抓钳，2 号臂连接单极弯剪，4 号臂收拢后放置于合适位置，C 孔为助手操作孔（图 8-4-1）；备腹腔镜下吸引器或巴克钳

续表

手术步骤	护理配合
6. 切开结肠旁沟显露肾盂、输尿管	准备单极弯剪和有孔双极抓钳沿结肠与腹壁交界处切开腹膜，在结肠与肾周筋膜间分离，显露其下方的生殖腺静脉和输尿管，将两者分离，沿输尿管向上分离，显露肾盂输尿管连接部
7. 游离肾盂	准备单极弯剪分离扩张肾盂的腹侧和背侧
8. 切开肾盂，切除多余肾盂组织	于扩张的肾盂下方，距离肾实质 2 cm 处使用单极弯剪剪开肾盂，切除多余的肾盂组织
9. 剪开输尿管上段	准备单极弯剪沿肾盂输尿管交界部内侧剪开肾盂输尿管连接部，超过肾盂输尿管连接部 1～2 cm
10. 肾盂后壁输尿管吻合	准备 4-0 可吸收缝线进行间断缝合
11. 置入双 J 管	准备巴克钳与 5F 双 J 管，上段置于肾盂中，下段置入膀胱，准备 4-0 可吸收缝线将肾盂切口纵行间断吻合，检查输尿管是否通畅，尿液蠕动波通过是否良好，查看有无尿漏。继续用 4-0 可吸收缝线进行间断缝合剩余的肾盂瓣口
12. 取出标本，放置引流管	从通道置入带有牵引绳的腔镜取物袋，将标本置入袋中并锁紧，取出标本。用 3-0 可吸收缝线关闭结肠旁沟。彻底检查术野，冲洗腹腔确认腹腔内无明显出血；排出腹腔内 CO_2 气体，通过辅助通道置入引流管
13. 移出器械臂及 Trocar，止血、冲洗、关闭切口，手术结束	洗手护士协助助手医生取出机器人器械，与巡回护士双人核查取出的器械和 Trocar 的功能及完整性；巡回护士将患者手推车撤离，拆除器械臂无菌套及中心立柱无菌套，将患者手推车收拢并移动至安全位置。双人认真查对手术用品数量及完整性，确认无误

七、注意事项

（1）体温的管理：婴幼儿是肾盂输尿管梗阻的高发人群。与成年人相比，婴幼儿体表面积、体重比值较大，体温中枢发育不完善，术中体温容易受到外界环境的影响而发生变化，并带来一系列的并发症，因而术中做好体温管理尤为重要。患儿入室前 30 min 将室温调节至 26～28℃，手术过程中室温维持在 23～25℃，使用升温毯调温至 37℃保持恒温，身上加盖预热的小棉被，还应注意对婴幼儿头部的保温，可使用小被子或者将尿不湿做成帽子形状覆盖在头部，防止术中低体温的发生。但术中也应考虑到机器散热、室温升高及患儿体表覆盖物散热能力差等因素可能会导致患儿术中体温上升，应密切观察患儿的体温变化，及时做好体温调节，维持患儿术中的体温恒定。

（2）体位的管理：内容同第 8 章第 3 节。

（3）婴幼儿体位的管理：婴幼儿是肾盂输尿管梗阻的高发人群，很多行肾盂输尿管成形术的患者是婴幼儿。在体位安置方面，应根据婴幼儿体型选择合适的体位垫，注意妥善固定患儿，松紧适度，避免压力过大造成局部组织压迫；注意操作时动作轻柔；注意患儿皮肤的保护和各种管道的安全管理。

（4）静脉通道的管理：内容同第 8 章第 1 节。

（5）术中液体的管理：肾盂输尿管手术过程当中，如尿量过多，会在一定程度上干扰医生的手术操作，尤其是在进行整形修补的精细操作时，所以，术中巡回护士应注意在满足患者生理需要的基础上适当控制液体的输入速度。尤其是婴幼儿患者，建议使用精密输液器并调节好输液速度，妥善固定好留置针，避免意外拔除。术中还应按时巡查输液情况，观察留置针周围有无渗血、渗液，有无接头漏液等情况。

■ 第 5 节　机器人辅助下肾上腺切除术的护理配合

肾上腺疾病无论良恶性，大多需要手术治疗，可供选择的手术方式主要有开放、腹腔镜、单孔腹腔镜和机器人手术。自 1992 年加涅（Gagner）等成功施行第一例腹腔镜肾上腺切除以来，微创手术领域有了重大突破，单孔腹腔镜和机器人辅助腹腔镜逐渐登上微创舞台。2001 年，霍根（Horgan）和瓦努诺（Vanuno）报道了第一例机器人辅助肾上腺切除术（robot-assisted retroperitoneal adrenalectomy，RARA），经过二十余年的发展，其安全性和可行性逐步得到了认可，成为传统腹腔镜肾上腺切除术（laparoscopic adrenalectomy，LA）强有力的替代手术方式，将是未来肾上腺手术的主要方法之一。

一、手术适应证和禁忌证

1. 适应证

（1）适用于绝大多数肾上腺疾病的患者，如功能性良性病变如醛固酮瘤、库欣（Cushing）综合征、嗜铬细胞瘤和肾上腺雄激素增多症，无功能性良性病变如神经节瘤、腺瘤、髓脂瘤和囊肿。

（2）具有连续生长或 MRI/CT 影像学检查有恶性可疑特征的病变。

（3）孤立的肾上腺转移灶。

（4）直径＞5 cm 的病变。

2. 禁忌证

（1）绝对禁忌证

① 有明显浸润周围脏器或有远处转移者。

② 无法控制的嗜铬细胞瘤。

③ 心、肺、肝、肾等重要脏器有严重功能障碍者。

④ 怀孕期间有症状的嗜铬细胞瘤。

⑤ 活动性腹膜后纤维化（奥蒙德病）。

⑥ 有明显出血倾向而且难以纠正者。

（2）相对禁忌证

① 病态性肥胖、妊娠。

② 有肿瘤弥散高风险的恶性肿瘤。

③ 腹部粘连严重的患者。

④ 有同侧的上腹部手术者。

二、麻醉方式

全身麻醉，气管内插管。

三、手术体位

同第 8 章第 3 节。

四、物品准备

1. 设备

da Vinci Xi 手术机器人系统：患者手推车、医生控制台、图像车；电外科设备、超声刀、负压吸引装置。

2. 手术器械

（1）普通器械

① 常规泌外包：3#刀柄、7#刀柄、线剪、甲状腺剪、眼科弯剪、组织剪、小无齿镊、小有齿镊、长无齿镊、整形镊、甲状腺拉钩、针持、中弯钳、组织钳、弯蚊式钳、布巾钳、长圈钳（备中转开放手术使用）。

② 泌外腔镜包：弯分离钳、弯剪、弯头不可复位针持、吸引器头、电凝钩、Hem-o-lok 钳、巴克钳、大直角钳、小直角钳、肠钳。

（2）机器人器械：中心立柱无菌套、器械臂无菌套、30° 镜头、8 mm 器械臂金属套管、金属套管内芯、套管封帽、单极弯剪、无创抓钳、有孔双极抓钳、机器人专用超声刀、单极电凝线、双极电凝线、单极弯剪尖端盖。

3. 其他物品

（1）一次性物品：11#刀片、20#刀片、缝合针、1#4#7# 丝线、电刀、吸引器管 / 头、显影纱布、腔镜纱布、取物袋、一次性 12 mm Trocar、大 / 小 Hem-o-lok 夹、50 mL 注射器、引流袋、马克笔、粗胶管。

（2）特殊物品：2-0 可吸收缝线。

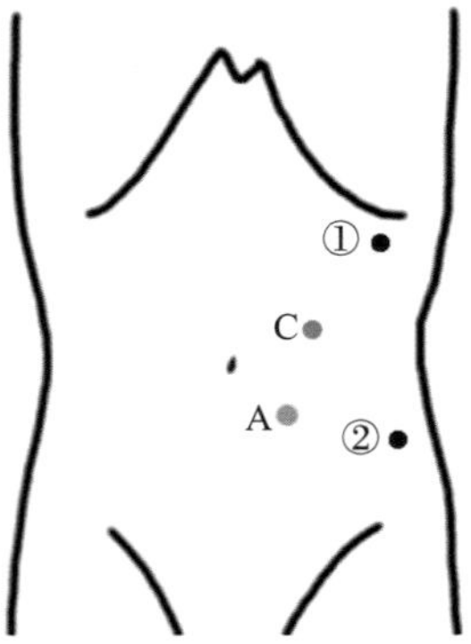

五、Trocar 的定位和患者手推车的定泊

1. Trocar 的定位（图 8-5-1）（以左侧为例）

（1）以脐上 2 cm 腹直肌旁长约 1 cm 处做横行切口作为镜头孔（C），以气腹针穿刺建立气腹，保持气腹压为 12 ～ 14 mmHg。气腹充分建立后置入 8 mm Trocar，连接 3 号器械

图 8-5-1　机器人辅助
下左侧肾上腺切除术
Trocar 的定位

臂置入内镜镜头。

（2）在直视下于腹直肌外侧缘，距离肋缘约 3 cm 处（①）置入 8 mm Trocar 连接 1 号器械臂；于髂前上棘上方 5 cm 处（②）置入 8 mm Trocar 连接 2 号器械臂。3 个 Trocar 形成斜向脐孔的倒等腰三角形。

（3）于腹直肌旁下腹部置入 12 mm Trocar 作为辅助孔（A）。

2. 患者手推车的定泊（图 8-3-2）

患者手推车放置在与患者头侧成 15° 角处，主刀医生位于医生控制台，助手医生位于患者患侧中间，洗手护士及器械台放置于手术台尾侧，将器械臂与 Trocar 连接，3 号器械臂置入内镜，1、2 号器械臂分别置入单极弯剪和有孔双极抓钳，1 号器械臂须在术中更换超声刀，辅助操作孔置入吸引器，建立气腹，完成机器人入位对接（定泊位置及助手医生和洗手护士的站位可根据不同医院手术室的布局及手术医生的偏好进行相应调整）。

六、手术步骤及护理配合

机器人辅助下肾上腺切除术的手术步骤及护理配合见表 8-5-1。

表 8-5-1　机器人辅助下肾上腺切除术的手术步骤及护理配合（以左侧为例）

手术步骤	护理配合（以左侧为例）
1. 消毒皮肤，铺无菌单	洗手护士准备皮肤消毒剂，助手医生按肾切除手术常规消毒铺单
2. 连接设备	巡回护士协助洗手护士检查、连接机器人系统，电外科设备，超声刀设备，负压吸引装置，操作端妥善固定于手术台上
3. 建立通道	（参见本节 Trocar 的定位）
4. 腹腔探查	进入腹腔后，先进行腹腔探查，明确肿瘤侵犯范围，探查完成后初步评估能否通过机器人完成手术
5. 定泊患者手推车	巡回护士将手术台调整至合适高度及角度，将患者手推车定泊于合适位置（参见本节患者手推车的定泊），助手医生将器械臂与 Trocar 妥善连接
6. 连接机器人器械	3 号臂连接 30° 镜头，1 号臂连接单极弯剪，2 号臂连接有孔双极抓钳，4 号臂收拢后放置于合适位置，A 孔为助手操作孔（图 8-5-1） 协助助手医生妥善安装机器人器械；30° 镜头轻拿轻放，妥善安装；为助手医生准备腹腔镜下吸引器或巴克钳
7. 切开侧腹膜	准备单极弯剪和有孔双极镊切开腹膜，范围上至脾下缘，下至髂窝
8. 显露肾上腺肿瘤	准备有孔双极镊和超声刀切开肾上腺表面的杰罗塔（Gerota）筋膜，显露肾上腺的腹侧面。可用 5 mm 吸引器或巴克钳从辅助操作 Trocar 孔帮助主刀医生进行视野显露
9. 显露和离断肾上腺中央静脉	准备超声刀显露肾上腺中央静脉，确认血管流向后，准备两枚 Hem-o-lok 夹双重夹闭肾上腺中央静脉近心端，再准备一枚 Hem-o-lok 夹夹闭其远心端，使用超声刀离断肾上腺中央静脉。此过程中，洗手护士在传递 Hem-o-lok 夹前应确保夹子妥善固定于卡槽内，防止无意击发导致 Hem-o-lok 夹闭合或滑脱，帮助助手医生配合主刀医生有效进行血管离断
10. 将脾下缘与肿瘤上缘游离	肿瘤会与周围组织轻度粘连，准备超声刀沿肾上腺周围行粘连松解，分离附着纤维组织，游离过程中见周围多根细小血管，准备双极或超声刀离断或用 Hem-o-lok 夹结扎并离断。准备 5 mm 吸引器给助手医生快速吸引有孔双极抓钳产生的烟雾，以免影响主刀医生手术视野，从而避免电凝误触，损伤组织

手术步骤	护理配合（以左侧为例）
11. 切除肾上腺	分离肾上腺的背侧面，准备超声刀继续打开 Gerota 筋膜，继续游离，直至肾上腺与周围组织完全分离。准备 Hem-o-lok 夹，离断并切除肾上腺
12. 检查血管断端是否结扎牢固，进行腹腔全面止血	巡回护士可适当降低气腹压，维持气腹压力为 9 mmHg 左右，以便观察有无组织自主渗血。洗手护士准备好腔镜纱布，主刀医生可用腔镜纱布轻蘸渗血处，以帮助判断电凝止血是否有效
13. 取出标本，放置引流管	延长扩大助手孔，逐层切开入腹腔，置入带有牵引绳的腔镜标本袋，将标本置入袋中并锁紧，采用标本袋取出肿瘤组织，这可使组织尽可能少地暴露，避免肿瘤种植或转移，且便于取出。仔细检查标本袋完整性，观察是否破损，及时与主刀医生及巡回护士确认完整性。彻底检查术野，准备 42℃ 蒸馏水冲洗腹腔，确认腹腔内无明显出血；排出腹腔内 CO_2 气体，通过辅助通道置入引流管，准备角针 4# 线固定
14. 移出器械臂及 Trocar，止血、冲洗、关闭切口，手术结束	洗手护士协助助手医生取出机器人器械，与巡回护士双人核查取出的器械和 Trocar 的功能及完整性；巡回护士将患者手推车撤离，拆除器械臂无菌套及中心立柱无菌套，将患者手推车收拢并移动至安全位置。双人认真查对手术用品数量及完整性，确认无误；准备 42℃ 蒸馏水仔细冲洗器械臂通道，预防通道肿瘤种植；准备可吸收缝线关闭 Trocar 穿刺孔，逐层关闭切口

七、注意事项

（1）体位、气腹的管理：内容同第 8 章第 3 节。

（2）静脉通道的管理：内容同第 8 章第 1 节。

（3）手术路径的选择：受肾上腺肿瘤体积大小的影响，机器人辅助肾上腺手术既可选经腹腔途径，也可选经腹膜后途径，两种方式各有优势，作为手术室护士应知晓。经腹腔途径进行机器人手术，优势在于手术操作空间大，可以有效避免各器械臂之间相互打架。但在小于 1.5 cm 以下的肾上腺肿瘤的暴露过程中，游离肾上腺时，必须游离解剖位置靠近它的肝、脾、胰腺等相邻脏器，增加了脏器出血的可能。而经腹膜后途径，可避开重要脏器如肝、脾、肠的干扰，减少出血的风险，术后胃肠功能恢复较快，但存在操作空间小和器械臂容易相互干扰的问题。手术医生应综合评估后选择最合适的手术入路，确保手术安全。

（4）精准定位手术切口：由于肾上腺体积小、位置深、周围血管组织较多，因此，精准的手术切口定位对于最佳手术视野的暴露及减轻手术难度十分关键。洗手护士应熟悉定位的原则和术中可能出现器械臂干扰的影响因素，熟练配合手术医生进行定位，以达到最佳手术操作体验。

（5）做好中转开腹的准备：肾上腺中央静脉的撕裂是中转开放手术的常见原因。行机器人肾上腺切除手术中，在游离和显露肾上腺中央静脉时，应备好持针器、血管缝线及止血材料，以备不时之需。器械台上也应准备好开腹的用品并核对数目，一旦中转开腹，即可实现无缝衔接，避免因物品准备而延误手术进程，耽误大出血的抢救工作。

（郑莉丽　姚　玲　杜跃军）

第9章 胃肠外科机器人手术的护理配合

第1节 机器人辅助下根治性全胃切除术的护理配合

胃癌是全球常见的恶性肿瘤之一，其发病率及死亡率较高，位于恶性肿瘤发病率的第5位，死亡率的第3位。胃癌根治术是治疗胃癌的首选方法。随着外科技术的发展，在经历了开腹手术和腹腔镜手术的发展阶段后，2002年桥诘（Hashizume）首次报道了达芬奇机器人手术辅助胃癌根治术，开启了胃癌根治术的微创新时代。胃癌根治术的关键是淋巴结清扫和消化道重建，机器人具有三维视觉、震颤过滤及器械臂操作灵活的优点，在精准彻底分离胃部组织、淋巴结清扫和缝合、打结等消化道重建的精细操作方面显示出了独特的技术优势。研究表明，机器人胃癌根治术是安全、可行的，可达到与传统腹腔镜手术或开放手术相当或更好的近远期临床效果，已越来越多地应用于胃癌外科手术中。

一、手术适应证和禁忌证

1. 适应证

（1）病变未超过贲门齿状线的 UM、M、UML 区的进展期癌。

（2）病变广泛或多灶性的早期胃癌。

（3）局部晚期胃癌行姑息性全胃切除者。

2. 禁忌证

（1）胃癌伴大面积浆膜层受侵。

（2）肿瘤直径＞10 cm。

（3）淋巴结转移灶融合并包绕重要血管和（或）肿瘤与周围组织广泛浸润。

（4）腹部严重粘连。

（5）全身情况不良，虽经术前治疗仍不能纠正者。

（6）有严重心、肺、肝、肾疾病，不能耐受手术者。

二、麻醉方式

全身麻醉，气管内插管。

三、手术体位

头高足低人字分腿仰卧位（图 6-1-6）（参见第 6 章第 1 节）。

四、物品准备

1. 设备

da Vinci Xi 手术机器人系统：患者手推车、医生控制台、图像车；电外科设备、超声刀、负压吸引装置。

2. 手术器械

（1）普通器械

① 常规普外开腹包：4#刀柄、7#刀柄、长线剪、长甲状腺剪、组织剪、小无齿镊、小有齿镊、长无齿镊、S 拉钩、腹壁拉钩、甲状腺拉钩、压肠板、钢尺、打结器、针持、长针持、扣克钳、肠钳、大直角钳、小直角钳、大弯钳、中弯钳、组织钳、小弯钳、布巾钳、长圈钳（备中转开放手术使用）。

② 普外腔镜包：弯分离钳、普通肠钳、巴克钳、弯剪、吸引器头、Hem-o-lok 钳、可复位针持、胃钳。

（2）机器人器械：中心立柱套、器械臂套、30° 镜头、8 mm 器械臂金属套管、金属套管内芯、套管封帽、无创抓钳、有孔双极抓钳、马里兰钳、大号持针器、机器人专用超声刀、双极电凝线。

3. 其他物品

（1）一次性物品：11#刀片、20#刀片、缝合针、1#4#7# 丝线、显影纱布、腔镜纱布、电刀、吸引器、60 mL 注射器、医用液状石蜡、一次性 12 mm Trocar、大 / 小 Hem-o-lok 夹、引流管、马克笔。

（2）特殊物品：荷包线、倒刺线、可吸收缝线、电动腹腔镜直线切割吻合器及钉仓若干。

五、Trocar 的定位和患者手推车的定泊

1. Trocar 的定位（图 9-1-1）

Trocar 一般采用五孔法布局。

（1）首先于脐下皮褶处沿皮纹走行，做横行切口（C），置入 8 mm Trocar，建立气

腹，维持气腹压为 12～14 mmHg。通过此 Trocar 置入机器人 3 号器械臂。

（2）在腹腔镜监视下，在左侧腋前线肋缘下 2 cm（④）置 8 mm Trocar 连接机器人 4 号器械臂作为主操作孔，在右侧腋前线肋缘下 2 cm（①）和右锁骨中线脐水平上方 2 cm（②）分别置 8 mm Trocar 作为两个副操作孔分别连接机器人 1、2 号器械臂。

（3）在左锁骨中线脐水平置 12 mm Trocar 为助手操作孔（A）。

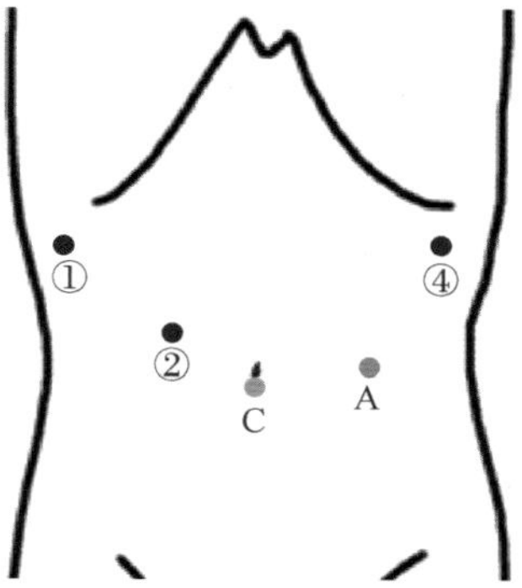

图 9-1-1　机器人辅助下根治性全胃切除术 Trocar 的定位

2. 患者手推车的定泊（图 9-1-2）

患者手推车放置于患者头侧，对准患者身体中轴线。主刀医生位于医生控制台，助手医生位于患者左侧。两个无菌台分别位于患者右侧和足部双下肢中间。机器人 3 号器械臂连接 30° 内镜镜头；4 号器械臂连接机器人超声刀系统，2 号器械臂连接马里兰钳或无创抓钳，1 号器械臂连接有孔双极抓钳，C 孔为助手操作孔，完成机器人入位对接（定泊位置及助手医生和洗手护士的站位可根据不同医院手术室的布局及手术医生的习惯进行相应调整）。

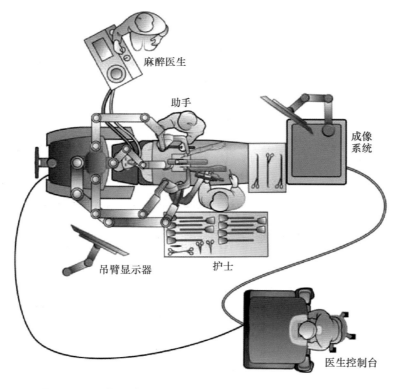

图 9-1-2　机器人辅助下根治性全胃切除术手术室布局示意图

六、手术步骤及护理配合

机器人辅助下根治性全胃切除术的手术步骤及护理配合见表 9-1-1。

表 9-1-1　机器人辅助下根治性全胃切除术的手术步骤及护理配合

手术步骤	护理配合
1. 消毒皮肤，铺无菌单	洗手护士准备皮肤消毒剂，助手医生按全胃切除手术常规消毒铺单
2. 连接设备	巡回护士协助洗手护士检查、连接机器人系统，电外科设备，超声刀设备，负压吸引装置，操作端妥善固定于手术台上
3. 建立通道	（参见本节 Trocar 的定位）
4. 腹腔探查	探查腹腔内有无腹水，腹膜、网膜、腹腔各脏器有无异常。确定肿瘤侵犯范围和淋巴结转移范围。探查完成后评估是否能够通过机器人完成手术
5. 悬吊肝（悬吊后腹腔内及腹腔外）	备好荷包针、开腹持针器、中号血管钳及剪刀，在镜头引导下将荷包针从剑突下置入腹腔，从左侧腹直肌外缘 Trocar 牵出并打结，剪掉荷包针。再将荷包线固定于肝缘韧带，在腹腔外收紧荷包线并使用大号 Hem-o-lok 夹固定，准备腔镜纱布1 个垫于腹腔外剑突处
6. 定泊患者手推车	巡回护士将手术台调整至合适高度及角度，将患者手推车定泊于合适位置（参见本节患者手推车的定泊）。助手医生将器械臂与 Trocar 妥善连接
7. 连接机器人器械	4 号臂连接机器人超声刀系统，2 号臂连接马里兰钳或无创抓钳，3 号臂连接 30° 镜头，1 号臂连接有孔双极镊，A 孔为助手操作孔（图 9-1-1） 协助助手医生妥善安装机器人器械；30° 镜头轻拿轻放，妥善安装；为助手医生准备腹腔镜下吸引器或巴克钳
8. 处理胃网膜左、贲门左、全部胃短血管，游离大网膜并清除大弯侧淋巴结（N02、4sa、4sb、4d）	牵引胃大弯，以胰腺上缘的脾动脉为标识，找到胃网膜左血管分支，备好大号和小号 Hem-o-lok，用其夹闭并用超声刀于远心端切断；显露胃脾韧带，向左侧逐步切断全部胃短血管，清除 N04sa、2 组淋巴结，沿胃大弯向右侧切断大网膜，清除大弯侧淋巴结（N04sb、4d）；术中有单个淋巴结脱落的可能，需要备好生理盐水纱布及时接取淋巴结（图 9-1-3）
9. 处理胃网膜右血管（图 9-1-4）并清除幽门下淋巴结（N06）（图 9-1-5）	在胰颈下缘、十二指肠水平段前方，横结肠系膜内找到肠系膜上静脉，沿此静脉定位亨勒（Henle）胃结肠静脉干，并依此追踪胃网膜右静脉。备好大号和小号 Hem-o-lok，于此水平夹闭、切断静脉；于静脉左侧找到同名动脉，离断该动脉并清除幽门下淋巴结（N06）。沿胃窦、胰腺间沟定位胃十二指肠动脉及胃右动静脉，在胃右动静脉与幽门上壁之间开窗后准备腔镜纱布作为指引，继续扩大此间隙
10. 切断十二指肠	组装好电动腹腔镜直线切割吻合器及钉仓，使用前确认其处于正常工作状态，使用后检查电动腹腔镜直线切割吻合器及钉仓是否完整；进一步游离十二指肠上段，远侧距幽门约 2 cm 处，用电动腹腔镜直线切割吻合器闭合并切断十二指肠。准备3-0 可吸收缝线若干，用于十二指肠残端加固和包埋；协助助手医生更换大号持针器，妥善保管好超声刀；备腹腔镜剪刀和持针器，供助手医生为主刀医生剪断缝合线并安全取出

续表

手术步骤	护理配合
11. 清除幽门上、肝十二指肠韧带内、肝总、胃左、腹腔干、脾动脉干、脾动脉远端周围淋巴结（N05、N012a、N08a、N09、N07、N011p、11d）	打开脾动脉、胰腺上缘后方的胰后间隙，向远心端裸化脾动脉，并清除 N07、9、11p、11d 组淋巴结。定位肝总动脉三分叉，于起始处离断胃右动脉并清除 N05、8 组及部分 12a 组淋巴结。显露门静脉壁及胆总管，进一步清除 12a 组淋巴结。备好大号和小号 Hemo-lok，随时用于结扎血管（图 9-1-3）；备好生理盐水纱布及时接取淋巴结，并做好标记；根据手术需要，及时更换腔镜纱布，认真查对数量及完整性
12. 切断食管，标记空肠，关闭气腹	使用电动腹腔镜直线切割吻合器切断食管，以备后续吻合。找到屈氏韧带下 20 cm 处空肠后，给助手医生准备巴克钳，标记空肠位置。此时巡回护士需要关闭气腹
13. 体外切除病灶并取出标本、进行消化道重建（图 9-1-6～图 9-1-8）	巡回护士将患者手推车暂时撤离；洗手护士协助助手医生取出机器人器械，并及时检查功能及完整性 绕脐做长约 5 cm 切口，逐层入腹，放置切口保护套，备显影湿纱布 2 块，用于保护肠管和网膜。经此切口取出完全游离的全胃及附属网膜和淋巴结标本。将距离屈氏韧带 20 cm 处空肠壁裸化，用液状石蜡润滑电动腹腔镜直线切割吻合器和钉仓头端，准备电动腹腔镜直线切割吻合器离断。使用电动腹腔镜直线切割吻合器在近端空肠残端与远端空肠距离残端约 30 cm 处行空肠-空肠侧侧吻合
14. 重建气腹，进行机器人二次定泊，完成胃空肠吻合	巡回护士重建气腹，将患者手推车进行二次定泊；助手医生将器械臂与 Trocar 妥善连接；洗手护士协助助手医生妥善安装机器人器械，更换大号持针器，保管好超声刀，在食管残端与远端空肠距断端 5 cm 处完成胃空肠吻合，共同开口予 3-0 倒刺线连续缝合关闭并行浆肌层包埋，准备小号 Hem-o-lok 加固倒刺线出针口。准备 3-0 可吸收缝线缝合关闭系膜裂孔、Peterson 孔。准备好单极弯剪和持针器，供助手医生为主刀医生剪断缝合线并安全取出
15. 检查吻合口，放置引流管，撤除器械臂及 Trocar，关闭切口	准备温热生理盐水冲洗并确认腹腔内无明显出血。理顺胃、空肠、十二指肠、横结肠位置；经鼻置胃管 1 根于食管空肠吻合口远端，准备双套管 1 根置于右上腹部食管空肠吻合口附近，准备引流管 1 根置于左上腹脾窝处，准备角针 7 号线妥善固定引流管，关闭气腹，排出腹腔内的 CO_2 气体 洗手护士协助助手医生取出机器人器械，分离器械臂与 Trocar 并拔除各 Trocar，并及时检查功能及完整性；巡回护士将患者手推车撤离，拆除器械臂无菌套及中心立柱无菌套，将患者手推车收拢并移动至安全位置；双人认真查对手术用品数量及完整性，确认无误 准备 42℃ 蒸馏水仔细冲洗各臂通道，预防通道肿瘤种植。关闭 Trocar 穿刺孔、绕脐切口，并逐层关腹

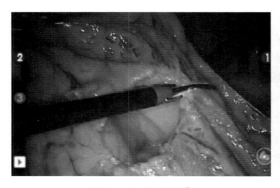

图 9-1-3　处理网膜

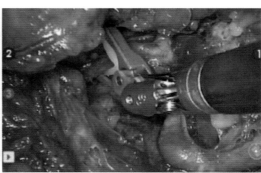

图 9-1-4　处理血管

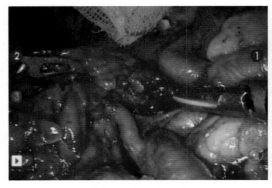

图 9-1-5　清除淋巴结

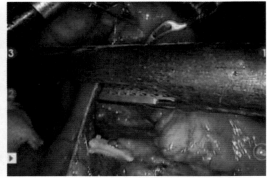

图 9-1-6　消化道重建（一）

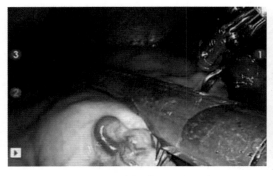

图 9-1-7　消化道重建（二）

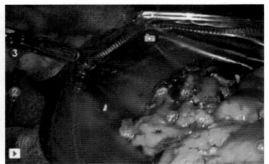

图 9-1-8　取标本

七、注意事项

1. 体温、静脉通道的管理

内容同第 8 章第 1 节。

2. 体位的管理

手术体位为人字位，头高足低，且需要倾斜手术床，因此需要在患者足部放置固定器，并妥善固定四肢，防止因重力作用导致患者出现滑落风险；还应关注长时间头高足低位对下肢静脉血液回流的影响。

（1）在安置器械臂的前、中、后，巡护护士均应评估体位是否安全，防止机器人底座挤压肢体，还应防止器械臂在摆动过程中碰撞患者身体。

（2）由于手推车器械臂定泊于患者头侧，术前应协同麻醉医生将麻醉机移动至患者头侧前方，在麻醉呼吸机管路允许的范围内，注射泵及麻醉深度监测仪放置在患者头侧 1 m 外，术中注意避免造成术野区域的污染。

（3）保护头面部。由于手推车器械臂定泊于患者头侧，巡回护士应注意对患者进行头面部保护，可在面部上方放置麻醉管理架，确认机器臂不会与患者的头面部接触，必要时可使用保护垫进行隔离处理。同时应关注患者眼部及耳郭安置情况，避免受压。

（4）尽量缩短头高足低位维持时间，减少 DVT 发生的风险。术前综合评估手术时间和体位，如头高足低角度可能大于 30°，持续头时间超过 2 h 的，应采取干预措施（如给予弹力袜等），同时应关注患者的 $EtCO_2$，及时发现可能发生肺栓塞的风险。

（5）由于患者处于头高体位，如血压过低则不利于脑灌注，因此巡回护士应关注患者的血压情况，避免低血压的发生。

（6）手术完成后及时将床调回至水平位，减轻静脉淤滞状态。

3. 皮肤的管理

消化道恶性肿瘤患者存在不同程度的营养不良，消瘦、骨突出明显，而机器人手术时间较开腹和腹腔镜手术长，加之器械臂重力作用等多种因素，皮肤压力性损伤发生的风险较其他手术高。因此，巡回护士应加强患者的皮肤管理，包括术前综合评估风险因素，术中采取个性化的防护措施，术后做好交接和随访工作。

4. 气腹的管理

手术中在保证术野清晰的前提下尽量降低气腹压。当气腹压力＞14 mmHg 时增加高碳酸血症和皮下气肿发生的风险，术中还需要关闭气腹并进行机器人二次定泊，此时巡回护士更应重点关注患者出血量及呼吸参数，根据患者气道压力及时调整气腹压力，在不影响手术的前提下，尽量维持低气腹压力状态，建议使用恒压、恒流气腹机。

5. 机器人二次定泊管理

消化道重建时，需要暂时撤离患者手推车，巡回护士应将患者手推车器械臂暂时收拢，并移至人员走动较少且不易污染的位置。

6. 术中护理配合注意事项

（1）术中需要使用荷包线悬吊肝，荷包针使用完毕后洗手护士应及时查对完整性，尤其注意针尖是否断裂或卷曲；剑突处需要垫一腔镜纱布以减轻荷包线对皮肤的压迫损伤，护士对数时应注意查对此腔镜纱布。

（2）术中需要用巴克钳标记空肠位置，因此巴克钳应配套可锁紧手柄，避免滑脱移位的发生。

（3）各吻合口使用电动腹腔镜直线切割吻合器进行吻合时需要涂抹液状石蜡润滑，便于两臂顺利进入肠管，吻合后建议使用可吸收缝线进行缝合加固，确保吻合牢靠。

（4）正确使用超声刀：胃瘘、肠瘘及胰瘘多是在游离周围组织过程中超声刀使用不当而灼伤胃、结肠、胰腺等部位引起脏器损伤而形成瘘。因此，正确使用超声刀、精准解剖并游离周围组织有助于降低胃瘘、肠瘘及胰瘘的发生率。

作为洗手护士，在手术过程中应关注手术医生是否正确使用超声刀，提醒手术医生避免长时间连续激发超声刀，不能闭合刀头空踩脚踏板，不能加持金属物品等。术中应保证超声刀头清洁无痂，术中清洁刀头时可将刀头完全浸没于无菌蒸馏水中，利用足控或者手控开关启动超声刀清洁刀头，避免与容器边缘接触。对于难以清洗的焦痂，应用生理盐水纱布轻轻擦拭，避免用力过猛损坏刀头。

第 2 节　机器人辅助下乙状结肠癌根治性切除术的护理配合

据调查，结直肠癌在我国恶性肿瘤发病率中排第 3 位，病死率排第 5 位。不同部位的结肠癌，存在着明显的差异，这种差异会直接影响对患者治疗方案的选择。左半结肠在发育过程中融合层面较多，手术中需要游离的范围跨度大，周围脏器多，手术难度相对较大。腹腔镜结肠癌手术因具有手术创伤小、术后康复快等优势，已在临床广泛应用，其安全可行性、肿瘤根治性已得到认可。随着外科微创技术的不断发展，2002 年，韦伯（Weber）等应用机器人手术系统完成了第一例乙状结肠手术，从此开启了机器人切除乙状结肠手术的序幕。机器人手术系统行乙状结肠切除的优势主要在于更为精细的手术操作，高清三维视野与高自由度的可转向器械相配合，更容易克服传统腹腔镜直杆器械在游离中的"相对死角"，从而更为精准与流畅地进行组织分离，保障肠系膜的完整切除，减少创伤，促进术后恢复，保护盆腔脏器功能。

一、手术适应证和禁忌证

1. 适应证

（1）乙状结肠肿瘤。

（2）结肠脾曲肿瘤。

（3）降结肠肿瘤。

2. 禁忌证

（1）有腹部手术史，考虑腹部粘连严重者。

（2）伴有肠梗阻者。

（3）肿瘤侵犯其他脏器者。

（4）全身状况差，不耐受全身麻醉或长时间气腹者。

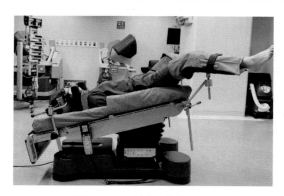

图 9-2-1　头低足高截石位

二、麻醉方式

全身麻醉，气管内插管。

三、手术体位

截石位，头低足高 15°～30°，建立气腹后，手术台向右倾斜 15°～30°（图 9-2-1）（详见第 6 章第 1 节）。

四、物品准备

1. 设备

da Vinci Xi 手术机器人系统：患者手推车、医生控制台、图像车；电外科设备、超声刀、负压吸引装置。

2. 手术器械

（1）普通器械

① 常规普外开腹包：4#刀柄、7#刀柄、长线剪、长甲状腺剪、组织剪、小无齿镊、小有齿镊、长无齿镊、S 拉钩、腹壁拉钩、甲状腺拉钩、压肠板、钢尺、打结器、针持、长针持、扣克钳、肠钳、大直角钳、小直角钳、大弯钳、中弯钳、组织钳、小弯钳、布巾钳、长圈钳（备中转开放手术使用）。

② 普外腔镜包：弯分离钳、普通肠钳、巴克钳、弯剪、吸引器头、Hem-o-lok 钳、可复位针持、弯头肠钳。

（2）机器人器械：中心立柱无菌套、器械臂无菌套、30° 镜头、8 mm 器械臂金属套管、金属套管内芯、套管封帽、单极弯剪、无创抓钳、马里兰钳、机器人专用超声刀、单极电凝线、单极弯剪尖端盖。

3. 其他物品

（1）一次性物品：11#刀片、20#刀片、缝合针、1#4#7# 丝线、显影纱布、腔镜纱布、可伸缩电刀、无菌吸引器管、吸引器头、60 mL 注射器、液状石蜡、一次性 12 mm Trocar、大 / 小 Hem-o-lok 夹、马克笔、引流管。

（2）特殊物品：荷包钳、荷包线、可吸收缝线、电动腹腔镜直线切割吻合器及钉仓若干、管状吻合器、切口保护套。

五、Trocar 的定位和患者手推车的定泊

1. Trocar 的定位（图 9-2-2）

Trocar 一般采用四孔法布局。

（1）于平脐经腹直肌做环脐切口（C）长约 8 mm，逐层进腹。从该切口置入 8 mm Trocar，建立气腹并维持气压于 12～14 mmHg。通过此 Trocar 连接 3 号器械臂置入 30° 内镜镜头。

（2）在腹腔镜监视下，在脐上 5 cm（①）、右侧腹直肌外缘与双侧髂前上棘连线交点略下方平脐的位置（②）分别置入 8 mm Trocar 连接 1 号器械臂和 2 号器械臂，作为副操作孔、主操作孔。

（3）在右侧平脐水平腋前线（A）置入 12 mm

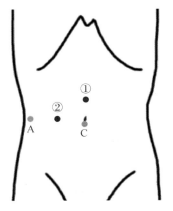

图 9-2-2　机器人辅助下乙状结肠癌根治性切除术 Trocar 的定位

Trocar 作为助手操作孔。

2. 患者手推车的定泊（图 9-2-3）

患者手推车放置于患者头侧，对准患者身体中轴线。主刀医生位于医生控制台，助手医生位于患者一侧。两个无菌台分别位于患者右膝和足部双下肢中间。机器人 3 号器械臂连接 30° 内镜镜头；2 号器械臂连接马里兰钳或无创抓钳，1 号器械臂连接超声刀系统，C 孔为助手操作孔，完成机器人入位对接（可根据不同医院手术室的布局及手术医生的习惯进行相应调整，因术中只需要对接 3 个器械臂，故器械臂的选择也可与定泊位置相对应）。

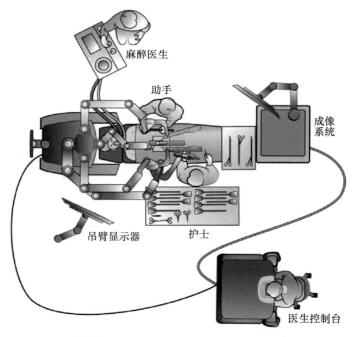

麻醉医生

助手

成像系统

吊臂显示器　　护士

医生控制台

图 9-2-3　机器人辅助下乙状结肠癌根治性切除术手术室布局示意图

六、手术步骤及护理配合

机器人辅助下乙状结肠癌根治性切除术的手术步骤及护理配合见表 9-2-1。

表 9-2-1　机器人辅助下乙状结肠癌根治性切除术的手术步骤及护理配合

手术步骤	护理配合
1. 消毒皮肤，铺无菌单	洗手护士准备皮肤消毒剂，助手医生按乙状结肠手术常规消毒铺单
2. 连接设备	巡回护士协助洗手护士检查、连接机器人系统，电外科设备，超声刀设备，负压吸引装置，操作端妥善固定于手术台上
3. 建立通道	（参见本节 Trocar 的定位）

续表

手术步骤	护理配合
4. 腹腔探查	探查腹腔内有无腹水，探查腹腔粘连、周围脏器转移情况，定位肿瘤部位、大小、质地及侵犯范围。探查完成后评估是否能够通过机器人完成手术
5. 定泊患者手推车	巡回护士将手术台调整至合适高度及角度，将患者手推车定泊于合适位置（参见本节患者手推车的定泊）。助手医生将器械臂与 Trocar 妥善连接
6. 连接机器人器械	1 号臂连接机器人超声刀系统，2 号臂连接马里兰钳或无创抓钳，3 号臂连接 30° 镜头，4 号臂收拢后放置于合适位置，C 孔为助手操作孔（图 9-2-2）。洗手护士协助助手医生妥善安装机器人器械；30° 镜头轻拿轻放，妥善安装；为助手医生准备腹腔镜下吸引器或巴克钳
7. 降、乙结肠两侧分离并离断肠系膜下动、静脉	（1）为助手医生准备肠钳帮助主刀医生提拉肠系膜，准备吸引器用来及时清理术野。于骶岬前方的乙状结肠系膜根与后腹壁移行部，沿黄白交接线做纵行腹膜切口并延伸至腹主动脉表面的肠系膜下动脉根部；经此进入乙状结肠系膜后方的 Toldt 筋膜间隙，在此间隙游离至肠系膜下动脉根部 （2）分离并脉络化肠系膜下动脉主干 2 cm，清扫周围脂肪组织和淋巴结，术中有单个淋巴结脱落的可能，需要备好生理盐水纱布及时接取淋巴结并做好标记。备好大号和小号 Hem-o-lok 夹，紧贴肠系膜下动脉根部用 Hem-o-lok 夹夹闭并离断动脉 （3）准备腔镜纱布，用于清理术野和术中钝性分离组织时使用。于胰腺下缘高位离断肠系膜下静脉。清除肠系膜下动脉和静脉末段周围的淋巴及结缔组织，生理盐水纱布及时接取淋巴结，并做好标记；纵行切开结肠外侧腹膜返折；将乙状结肠向右侧翻转，使降、乙结肠两侧的游离平面相互贯通，到达降结肠中段。准备大号和小号 Hem-o-lok 夹，用于结扎血管
8. 直肠周围游离	准备腔镜纱，用于清理因超声刀切割组织产生的液体 （1）前面：向尾侧延长乙状结肠两侧腹膜返折切口，直至直肠膀胱陷凹腹膜返折水平的直肠中段两侧 （2）后面：紧贴结直肠系膜，在结直肠系膜与骶前筋膜之间的直肠后间隙内向尾侧扩展外科平面 （3）外侧：向两侧扩展直肠后间隙，直至游离至肿块下方超过 5 cm
9. 裸化肠壁	在肿块远处约 10 cm 处，切开直肠系膜，使肠壁完全裸化。准备电动腹腔镜直线切割吻合器切断已裸化的直肠肠管，形成近侧待切除肠管盲端和远侧待吻合肠管盲端
10. 离断肠管、体外切除病灶，取出标本	洗手护士协助助手医生取出机器人器械，并及时检查功能及完整性；巡回护士关闭气腹，将患者手推车撤离，暂时收拢并移动至可保持无菌状态的安全位置 绕脐切开皮肤，逐层进腹，备可显影大湿纱布 2 个，用于保护肠管及网膜；给予切口保护套前用生理盐水润滑，取出切口保护套后注意检查完整性；放置切口保护套，将近侧肠管从切口取出。在标本近侧 10 cm 处的预吻合平面，游离结肠系膜和肠脂垂，形成宽约 1 cm 的裸化肠管，准备荷包钳做肠壁荷包缝合。切断肠管，取出标本，巡回护士及时固定标本并登记 准备 3 把组织钳撑开肠管，准备腔镜纱布蘸取聚维酮碘消毒近侧结肠肠腔，准备液状石蜡润滑好的管状吻合器的抵钉座塞入肠腔，收紧荷包缝线并打结，使近侧肠管呈待吻合状态。腔镜纱布消毒肠管时，认真查对腔镜纱布数量，避免术中数目遗漏或完整性受损
11. 二次定泊机器人，行肠管吻合	缝闭腹膜，重建气腹，巡回护士将患者手推车重新定泊；助手医生将器械臂与 Trocar 妥善连接；洗手护士协助助手医生妥善安装机器人器械 巡回护士为台下助手医生准备液状石蜡涂抹双手，充分扩肛后，准备 50 mL 注射器抽取聚维酮碘，从肛门洗净远侧直肠腔。准备液状石蜡润滑好的圆形吻合器从肛门插入至闭合钉处，在腔镜监视下，吻合并压迫止血

续表

手术步骤	护理配合
12. 检查吻合口，放置引流管，撤除器械臂及 Trocar，止血、冲洗、关闭切口，手术结束	在降 - 直肠吻合口后方的结肠后间隙右侧放置引流胶管 1 条，自右下腹 Trocar 引出并固定。清理术野，检查吻合口无出血，系膜无扭转，肠管血运好，观察各穿刺孔无出血，关闭气腹
	洗手护士协助助手医生取出机器人器械，与巡回护士双人核查取出的器械和 Trocar 的功能及完整性；巡回护士将患者手推车撤离，拆除器械臂无菌套及中心立柱无菌套，将患者手推车收拢并移动至安全位置。双人认真查对手术用品数量及完整性，确认无误
	准备 42℃蒸馏水仔细冲洗器械臂通道预防通道肿瘤种植
	准备可吸收线关闭 Trocar 穿刺孔，逐层关闭切口

七、注意事项

1. 体位的管理

患者采用截石位，头低足高 15°～30°，建立气腹后，手术台向右倾斜 15°～30°。由于麻醉状态下患者肌肉处于松弛状态，失去自主控制力，术中容易因重力作用或其他因素发生体位滑脱。因此需要在患者肩部放置固定器，并妥善固定四肢，防止因重力作用导致患者出现滑落风险，还应关注长时间头低足高体位带来的其他相关风险。

（1）在安置器械臂的前、中、后，巡护护士均应评估体位是否安全，防止机器人底座挤压肢体，也应防止器械臂在摆动过程中碰撞患者身体。

（2）由于手推车器械臂定泊于患者头侧，术前应协同麻醉医生将麻醉机移动至患者头侧前方，在麻醉呼吸机管路允许的范围内，注射泵及麻醉深度监测仪放置在患者头侧 1 m 外，术中注意避免造成术野区域的污染。

（3）保护头面部：由于手推车器械臂定泊于患者头侧，巡回护士应注意对患者进行头面部保护，可在面部上方放置麻醉管理架，确认机器臂不会与患者的头面部接触，必要时可使用保护垫进行隔离处理。同时应关注患者眼部及耳郭安置情况，避免受压。

（4）应尽量缩短头低足高位维持时间，在手术床角度大于 30°，持续时间超过 2 h 时，应尽量采取干预措施。

（5）有条件的可使用医用几丁糖眼膜等专用眼贴人为制造潮湿环境，使眼部处于相对舒适的环境中，减少眼部并发症发生的风险。

（6）手术完成后及时将床调回至水平位，以缓解头面颈部血液淤积状态，降低眼部瘀血的风险。

2. 气腹、静脉通道、机器人二次定泊的管理

内容同第 9 章第 1 节。

3. 术中液体容量的管理

长时间气腹和头低足高体位会对患者的循环、呼吸、内分泌等系统造成不利影响，尤其是对循环系统的影响最大，因其十分不利于头颈部的静脉回流。术中，巡回护士

应关注患者的体液管理，控制好输液速度，避免容量过度负荷，以免加重患者头面部肿胀及喉头、声门、气管水肿，当手术结束，气腹解除及患者恢复正常体位后，可适度加快补液速度，维持循环稳定。

4. 术中护理配合注意事项

（1）术中需要使用荷包线，荷包针使用完毕后洗手护士应及时查对完整性，尤其注意针尖是否断裂或卷曲。

（2）术中使用腔镜纱布次数较多，护士对数时应注意认真查对腔镜纱布数量及完整性。

（3）各吻合口使用电动腹腔镜直线切割吻合器及圆形吻合器进行吻合时均须涂抹液状石蜡润滑，便于顺利进入肠管，吻合后建议使用可吸收缝线进行缝合加固，确保吻合牢靠。

（4）正确使用超声刀（内容同第9章第1节）。

（5）严格执行手术隔离技术：术中台下助手医生需要将管状吻合器从患者肛门插入至闭合钉处完成吻合，巡回护士应为医生准备好独立操作台，包括聚维酮碘、50 mL注射器、液状石蜡、检查手套、管状吻合器等，避免污染主器械台。

第3节 机器人辅助下右半结肠癌根治性切除术的护理配合

在我国，结直肠癌发病率呈逐年上升的趋势。据调查，结直肠癌在我国恶性肿瘤发病率中排第3位，病死率排第5位，多数患者诊断时已属于中晚期，严重影响我国人民群众的生活健康。尽管近年来放化疗等综合治疗得到发展和进步，但手术仍然是右半结肠癌唯一可能的治愈方法。腹腔镜手术因其微创的特点得到了快速发展和应用，但存在器械灵活性差、缝合难度高、术野范围有限等弊端。2001年，韦伯（Weber）等首次报道了机器人辅助下右半结肠良性肿瘤切除术，证实机器人手术系统用于治疗结肠肿瘤安全可行。相较于传统开腹手术和腹腔镜手术，机器人手术系统具有强大的缝合功能及准确性，腹腔内吻合亦轻松许多，从而使得腹部切口进一步缩小，可达到更好的美容效果并减轻术后疼痛。在右半结肠癌根治术中，机器人手术可显著减少术中出血量，降低中转开放手术率，加快术后胃肠道功能恢复，缩短住院时间，在减少术后并发症方面具有潜在优势。

一、手术适应证和禁忌证

1. 适应证

（1）回盲部肿瘤。

（2）升结肠肿瘤。

（3）横结肠右半肿瘤。

（4）结肠肝曲的肿瘤。

2. 禁忌证

（1）心肺功能不能耐受手术者。

（2）并发急性梗阻或穿孔者。

（3）伴有腹腔广泛粘连。

（4）伴有周围组织广泛浸润等。

二、麻醉方式

全身麻醉，气管内插管。

三、手术体位

人字分腿仰卧位（详见第 6 章第 1 节），头低脚高 15°～30°，建立气腹后，手术台向左侧倾斜 15°～30°（图 6-1-5）。

四、物品准备

1. 设备

da Vinci Xi 手术机器人系统：患者手推车、医生控制台、图像车；电外科设备、超声刀、负压吸引装置。

2. 手术器械

（1）普通器械

① 常规普外开腹包：4#刀柄、7#刀柄、长线剪、长甲状腺剪、组织剪、小无齿镊、小有齿镊、长无齿镊、S 拉钩、腹壁拉钩、甲状腺拉钩、压肠板、钢尺、打结器、针持、长针持、扣克钳、肠钳、大直角钳、小直角钳、大弯钳、中弯钳、组织钳、小弯钳、布巾钳、长圈钳（备中转开放手术使用）。

② 普外腔镜包：弯分离钳、普通肠钳、巴克钳、弯剪、吸引器头、Hem-o-lok 钳、可复位针持、胃钳。

（2）机器人器械：中心立柱无菌套、器械臂无菌套、30° 镜头、8 mm 器械臂金属套管、金属套管内芯、套管封帽、机器人专用超声刀、无创抓钳、大号持针器。

3. 其他物品

（1）一次性物品：11#刀片、20#刀片、缝合针、1#4#7# 丝线、显影纱布、腔镜纱布、电刀、吸引器管、吸引器头、60 mL 注射器、液状石蜡、保温杯、2-0 可吸收缝线、0 号可吸收缝线、一次性 12 mm Trocar、大 / 小 Hem-o-lok 夹。

（2）特殊物品：3-0 可吸收缝线若干、电动腹腔镜直线切割吻合器及钉仓若干、切口保护套。

五、Trocar 的定位和患者手推车的定泊

1. Trocar 的定位（图 9-3-1）

Trocar 一般采用四孔法布局。

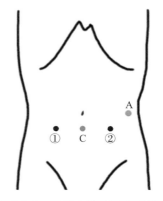

图 9-3-1 机器人辅助下右半结肠癌根治性切除术 Trocar 的定位

（1）于脐下 5 cm 处（C）做纵行切口长约 8 mm，逐层进腹。从该切口置入 8 mm Trocar，建立气腹，维持气压于 12～14 mmHg。通过此 Trocar 连接 3 号器械臂，置入 30° 内镜。

（2）在内镜的监视下，依次在左侧腹外直肌（②）、右侧腹外直肌（①）平观察孔位置行 8 mm 切口并置入 8 mm Trocar，分别连接 2 号器械臂和 1 号器械臂作为主操作孔、副操作孔。

（3）在左侧腋前线平脐水平（A）行 12 mm 切口并置入 12 mm Trocar，作为助手操作孔。

2. 患者手推车的定泊（图 9-3-2）

患者手推车放置于患者头右侧。主刀医生位于医生控制台，助手医生位于患者一

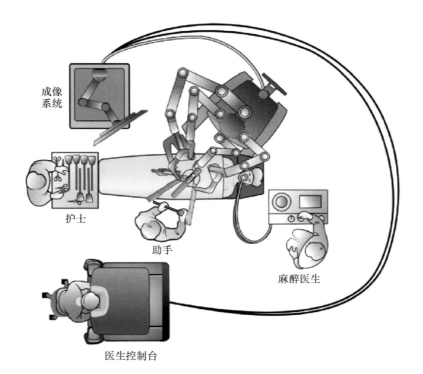

图 9-3-2 机器人辅助下右半结肠癌根治性切除术手术室布局示意图

侧。两个无菌台分别位于患者足侧。机器人 3 号器械臂连 30° 内镜镜头，1 号器械臂连接机器人超声刀系统，2 号器械臂连接无创抓钳，C 孔为助手操作孔，完成机器人入位对接（定泊位置及助手医生和洗手护士的站位可根据不同医院手术室的布局及手术医生的习惯进行相应调整）。

六、手术步骤及护理配合

机器人辅助下右半结肠癌根治性切除术的手术步骤及护理配合见表 9-3-1。

表 9-3-1 机器人辅助下右半结肠癌根治性切除术的手术步骤及护理配合

手术步骤	护理配合
1. 消毒皮肤，铺无菌单	洗手护士准备皮肤消毒剂，助手医生按右半结肠切除手术常规消毒铺单
2. 连接设备	巡回护士协助洗手护士检查、连接机器人系统，电外科设备，超声刀设备，负压吸引装置，操作端妥善固定于手术台上
3. 建立通道	（参见本节 Trocar 的定位）
4. 腹腔探查	自观察孔置入 30° 镜头，探查肝、胆、脾、胃、小肠浆膜层及大网膜有无异常，定位肿瘤部位、大小、质地及侵犯范围，探查完成后评估是否能够通过机器人完成手术
5. 定泊患者手推车	巡回护士将手术台调整至合适高度及角度，将患者手推车定泊于合适位置（参见本节患者手推车的定泊）。助手医生将器械臂与 Trocar 妥善连接
6. 连接机器人器械	1 号臂连接机器人超声刀系统，2 号臂连接无创抓钳，3 号臂连接 30° 镜头，4 号臂收拢后放置于合适位置，A 孔为助手操作孔，协助助手医生妥善安装机器人器械；30° 镜头轻拿轻放，妥善安装；为助手医生准备吸引器或巴克钳
7. 结肠系膜开窗并显露十二指肠降段	在升结肠系膜上段找到系膜薄弱部，切开后腹膜及右半结肠系膜，进入系膜后面的 Toldt 间隙，暴露后方的十二指肠降段和水平段移行部，为助手医生准备腹腔镜肠钳提拉肠系膜，准备吸引器用来及时清理术野
8. 离断右半结肠血管并清除淋巴结	沿肠系膜上血管，向上分离并裸化右结肠动静脉、回结肠动静脉及结肠中动静脉右支，准备好大号和小号 Hem-o-lok 夹，用其夹闭近端，并用超声刀切断上述动、静脉；清除上述血管周围的淋巴结，术中有单个淋巴结脱落的可能，需要备好生理盐水纱布及时接取淋巴结，并做好记录
9. 游离右半结肠系膜	沿系膜后叶和肾前筋膜之间的间隙向外周锐性分离，到达 Toldt 线，使升结肠系膜后方完全游离，随时准备好大号和小号 Hem-o-lok 夹，用于结扎血管；继续扩展此间隙直至分到到达结肠肝曲远侧 10 cm 和盲肠，以及盲肠后方，使中心侧的右半结肠系膜从肾前筋膜上完全游离，准备腔镜纱布，用于清理术野和术中钝性分离组织时使用
10. 游离右半结肠	游离回肠末段，使末段回肠、盲肠和升结肠完全游离；找到并离断胃网膜右血管，同时清除幽门下淋巴结。离断肝结肠韧带，使升结肠右侧和横结肠上方的切口会合；沿横结肠系膜后表面游离，使横结肠右侧部和结肠肝曲完全游离，准备好大号和小号 Hem-o-lok 夹，随时用于结扎血管；备好腔镜纱布并认真查对腔镜纱布数量，避免出现遗漏或完整性受损

续表

手术步骤	护理配合
	洗手护士协助助手医生取出机器人器械，并及时检查其功能及完整性；巡回护士关闭气腹，将患者手推车撤离，拆除器械臂无菌套及中心立柱无菌套，将患者手推车收拢并移动至安全位置
11. 关闭气腹，撤除器械臂及 Trocar，体外切除病灶、取出标本、吻合	绕脐切开皮肤，逐层进腹，备可显影大湿纱布 2 个，用于保护肠管及网膜，给予切口保护套前用生理盐水润滑，取出切口保护套后注意检查完整性，放置切口保护套，将已完全游离的肠管取出。在预定切除线上，各夹一把 Kocher 钳，离该血管钳约 5 cm 在健侧肠管上再各夹一把肠钳。在扣克钳和肠钳之间切断肠管，将标本取出，巡回护士及时固定登记。准备聚维酮碘和生理盐水依次擦拭待吻合肠管的肠痈，准备电动腹腔镜直线切割吻合器行回肠 - 横结肠侧侧吻合。检查吻合口可容两指，将横结肠系膜和回肠系膜的切缘间断缝合。关闭系膜裂孔，将吻合部位肠管送回腹腔
12. 重建气腹，检查吻合口，止血、冲洗、关闭切口，手术结束	重建气腹，检查吻合口无出血，系膜无扭转，肠管血运良好，观察腹壁切口和各穿刺孔无出血；双人认真查对手术用品数量及完整性，确认无误
	准备 42℃蒸馏水仔细冲洗器械臂通道，预防通道肿瘤种植
	准备可吸收缝线关闭 Trocar 穿刺孔，逐层关闭切口

七、注意事项

1. 体位、液体的管理

内容同第 9 章第 2 节。

2. 静脉通道的管理

内容同第 9 章第 1 节。

3. 术中护理配合注意事项

（1）术中使用 Hem-o-lok 夹次数较多，传递 Hem-o-lok 夹前应确保夹子妥善固定于卡槽内，避免因夹子偏移造成结扎失败。传递和使用 Hem-o-lok 钳时，注意防止无意击发导致 Hem-o-lok 夹闭合或滑脱。

（2）术中使用腔镜纱布次数较多，护士对数时应注意认真查对腔镜纱布数量及完整性。

（3）各吻合口使用电动腹腔镜直线切割吻合器及圆形吻合器进行吻合时均须涂抹液状石蜡润滑，便于顺利进入肠管，吻合后建议使用可吸收缝线进行缝合加固，确保吻合牢靠。

（4）使用电动腹腔镜直线切割闭合器时须进行端部润滑，卸除已使用的电动腹腔镜直线切割闭合器及钉仓后，应及时清洁钉道内残钉，避免因残钉遗留造成未使用的电动腹腔镜直线切割闭合器及钉仓固定不稳或角度偏移，影响击发和吻合效果。

（5）正确使用超声刀（内容同第 9 章第 1 节）。

（傅　灿　刘雪妍　林　填）

第 10 章　肝胆胰腺外科机器人手术的护理配合

第 1 节　机器人辅助下胰十二指肠切除术的护理配合

胰腺为腹膜后器官，其解剖位置深，毗邻多支重要血管，恶性肿瘤易周围浸润，具有较大的手术难度和较高的手术风险，被认为是普通外科最复杂的手术之一，也是微创外科最难突破的一个术式；以上因素导致以传统腹腔镜为代表的微创手术在胰腺外科手术方面发展较为缓慢。

1994 年，加涅（Gagner）与蓬普（Pomp）报道了第一例腹腔镜胰十二指肠切除（laparoscopic pancreato-duodenectomy，LPD），而手术机器人的出现和发展彻底改变了微创手术的模式。2003 年，朱利亚诺蒂（Giulianotti）等首次报道的机器人辅助下胰十二指肠切除术（robot-assisted pancreatico-duodenectomy，RPD），开启了胰十二指肠微创手术的新模式。手术机器人系统的灵活性有助于术者在腹腔有限的空间内游离胰腺钩突、解剖血管、进行消化道重建等精细复杂的操作。遇到复杂困难的 RPD（如侵犯门静脉 / 肠系膜上静脉的胰腺肿瘤、巨大胰头肿瘤等），机器人手术系统能凭借其精细稳定的技术优势，减少因损伤大血管导致术中出血的风险。

目前全球的达芬奇机器人手术系统主要集中于欧美发达国家。我国虽然拥有较多的需要行胰十二指肠切除术治疗的患者，但是由于我国的 RPD 起步较晚，推广范围较小，并且昂贵的手术费用和传统的手术观念也制约了 RPD 的发展。近年来，随着 RPD 的安全性和有效性得到认可，机器人手术系统装机数量的增加，开展 RPD 的手术中心逐步增多。RPD 完成的手术质量、手术数量也在逐步提升，国内一些中心的 RPD 水平与数量已经达到国际先进水平。RPD 作为一种安全有效的手术方式，相信会被越来越多的患者所接受，在我国将有更好的应用与发展前景。更令人值得期待的是，达芬奇手术机器人因其标准化的设计与构造，为远程手术提供了一个合适的平台。通过与 5G 技术相结合，它可以让医生在远离患者的地方进行更加精密的手术，大大提高了医学资源的利用效率，实现外科手术学又一次跨时代的飞跃。

一、手术适应证和禁忌证

1. 适应证

（1）壶腹部良性肿瘤或交界性胰头十二指肠区域疾病。

（2）病变直径≤10 cm。

（3）门静脉 - 肠系膜上静脉局限性侵犯，受侵犯长度≤4 cm。

2. 禁忌证

（1）全身状况差，不能耐受长时间气腹者。

（2）腹腔内粘连难以分离显露病灶。

（3）合并严重胰腺炎或胆管炎患者（如胆道金属支架置入）。

（4）肿瘤体积较大，直径大于 10 cm，影响镜下显露者。

（5）门静脉 - 肠系膜上静脉受侵犯大于 4 cm，存在血管置换可能的患者。

（6）肿瘤侵犯肠系膜上动脉。

（7）肿瘤已经发生远处转移。

（8）还有一些特殊部位，如肿瘤位于肠系膜上血管正后方的恶性疾病，机器人在术中解剖和淋巴清扫时有一定难度，建议开腹。

二、麻醉方式

全身麻醉，气管内插管。

三、手术体位

头高足底 15°～30° 分腿平卧，胰头手术右侧抬高 30°，胰体尾手术左侧抬高 30°，中段手术左右水平位（图 6-1-6）（详见第 6 章第 1 节）。

四、物品准备

1. 设备

da Vinci Xi 手术机器人系统：患者手推车、医生控制台、图像车；电外科设备、超声刀、负压吸引装置。

2. 手术器械

（1）普通器械

① 常规肝胆开腹包：4# 刀柄、7# 刀柄、线剪、长线剪、长甲状腺剪、甲状腺剪、组织剪、小无齿镊、小有齿镊、长无齿镊、S 拉钩、腹壁拉钩、甲状腺拉钩、压肠板、长针持、针持、扣克钳、肠钳、直角钳、大弯钳、胸科大弯、中弯钳、组织钳、小弯钳、布巾钳、长圈钳、吸引器、Hem-o-lok 钳（备中转开放手术使用）。

② 肝胆腔镜包：弯分离钳、肠钳、胆囊抓钳、巴克钳、直角钳（小、大）、不可复位针持（弯头）、吸引器头、电凝钩、打结器、歪把子钳、肠钳、五叶钳。

（2）机器人器械：中心立柱无菌套、器械臂无菌套、30° 镜头、8 mm 器械臂金属套管、金属套管内芯、套管封帽、单极电凝钩、有孔双极镊、无创抓钳、单极弯剪、针持单极电凝线、双极电凝线、单极弯剪尖端帽。

3. 其他物品

（1）一次性物品：11#刀片、20#刀片、缝合针、1#4#7#丝线、电刀、吸引器管/头、显影纱布、腔镜纱布、取物袋、一次性 12 mm Trocar、大/小 Hem-o-lok 夹、20 mL/50 mL 注射器、液状石蜡、引流袋。

（2）特殊物品：5-0 可吸收缝线、4-0 普理灵（Prolene）线、电动腹腔镜直线切割吻合器及钉仓若干。

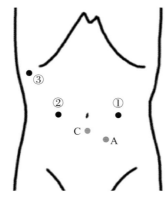

图 10-1-1　机器人辅助下胰十二指肠切除术 Trocar 的定位

五、Trocar 的定位和患者手推车的定泊

1. Trocar 的定位（图 10-1-1）

于脐上或脐下气腹针穿刺建立 CO_2 气腹，建议气腹压维持在 12～14 mmHg。

（1）脐下 3 cm（C）穿刺 12 mm Trocar 为观察孔。

（2）直视下分别于右侧腋前线肋缘下（③）、右侧锁骨中线与脐水平交界处（②）、左侧锁骨中线与脐水平交界处（①）建立操作孔。

（3）助手孔置于镜头孔左下方（A）。

2. 患者手推车的定泊与连接（图 10-1-2）

患者手推车置于患者头侧，图像车及能量平台放于患

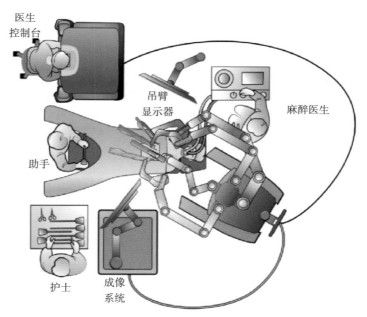

图 10-1-2　机器人辅助下胰十二指肠切除术手术室布局示意图

者一侧，主刀医生位于医生控制台，助手医生位于患者双下肢中间，洗手护士及无菌台位于患者一侧；C 孔放置内镜，①孔 1 号器械臂安装超声刀，重建时更换腔镜针持，②孔连接 2 号器械臂安装有孔双极镊，③孔连接 4 号器械臂安装无损伤抓钳，A 孔为助手孔，建立气腹，完成机器人入位对接（定泊位置及助手医生和洗手护士的站位可根据不同医院手术室的布局及手术医生的习惯进行相应调整）。

六、手术步骤及护理配合

机器人辅助下胰十二指肠切除术的手术步骤及护理配合见表 10-1-1。

表 10-1-1　机器人辅助下胰十二指肠切除术的手术步骤及护理配合

手术步骤	护理配合
1. 消毒皮肤，铺无菌单	洗手护士准备皮肤消毒剂，助手医生按胰十二指肠切除手术常规消毒铺单
2. 连接设备	巡回护士协助洗手护士检查、连接机器人系统，电外科设备，超声刀设备，负压吸引装置，操作端妥善固定于手术台上
3. 建立通道	（参见本节 Trocar 的定位）
4. 腹腔探查	进入腹腔后，先进行腹腔探查，明确肿瘤是否侵犯胸、腹壁、膈肌及结肠等，探查完成后初步评估能否通过机器人完成手术
5. 定泊患者手推车	巡回护士将手术台调整至合适高度及角度，将患者手推车定泊于合适位置（参见本节患者手推车的定泊）。助手医生将器械臂与 Trocar 妥善连接
6. 连接机器人器械	3 号臂连接 30° 镜子，1 号臂连接超声刀系统，2 号臂连接有孔双极镊，4 号臂安装无创抓钳，A 孔为助手操作孔（图 10-1-1） 洗手护士协助助手医生妥善安装机器人器械；30° 镜头轻拿轻放，妥善安装；为助手医生准备腹腔镜下吸引器或巴克钳
7. 离断胃结肠韧带、游离结肠肝曲	进入腹腔后，先准备无创抓钳和超声刀于血管弓外离断胃结肠韧带，右侧向右一直分离，打开网膜囊。仔细解剖胃结肠干，准备钳带丝线和超声刀给予结扎、切断。随后准备电钩或超声刀进一步游离结肠肝曲，结肠肝曲一般位于胰头十二指肠前方，随后继续使用超声刀打开部分升结肠右侧的侧腹膜
8. 门脉及胰腺颈部的解剖	准备电凝钩进一步解剖胰腺颈部下缘，准备超声刀清扫脂肪、淋巴组织，准备钳带丝线结扎胰腺颈部的小血管。解剖显露出肠系膜上静脉及其分支。沿肠系膜上静脉追踪解剖出门静脉，于胰腺颈部后方贯通
9. 完成科克尔（Kocher）（十二指肠右侧后腹膜）切口，顺行切除胆囊、离断胆管	准备超声刀沿十二指肠进行游离，分离胰头及十二指肠后缘结缔组织，显露下腔静脉、左肾静脉及腹主动脉。在分离下腔静脉右侧时，应注意避免损伤右侧输尿管 准备超声刀清扫腹主动脉周围淋巴结，取出后巡回护士送冰冻病理检查，明确有无转移。 准备超声刀顺行切除胆囊，准备超声刀在胆囊管汇入平面离断胆管（图 10-1-3）
10. 肝总动脉全程游离显露	① 准备超声刀于距离肝脏脏面 3 mm 处清扫肝十二指肠韧带。注意仔细解剖，显露左肝动脉，同时注意保护中肝动脉。沿胰腺颈部上缘解剖分离，显露肝总动脉 ② 解剖出胃右动脉，准备 Hem-o-lok 夹和超声刀给予结扎、离断，并清扫胃右动脉周围淋巴、脂肪组织 ③ 解剖出胃十二指肠动脉，准备 Hem-o-lok 夹和超声刀给予结扎、离断（图 10-1-4） ④ 随后向左解剖，游离显露肝总动脉全程
11. 门静脉游离与周围淋巴结清扫	胆管离断后，其后方即为门静脉。准备超声刀沿门静脉仔细游离解剖，显露门静脉全程。进一步清扫第 12p 组淋巴结。准备盐水纱布接取淋巴结，并做好标记

续表

手术步骤	护理配合
12. 离断胃（图 10-1-5）	准备超声刀离断大网膜和小网膜血管，较大分支准备 Hem-o-lok 夹夹闭，准备吻合器离断远端胃
13. 胰腺颈部离断（图 10-1-6）	先根据患者原发疾病，确定离断线。准备单极电钩或超声刀进行离断。在离断过程中尤其需要注意胰腺后方门静脉汇合处的小静脉，避免造成大量出血
14. 屈氏（Treitz）韧带离断及空肠游离	取横结肠系膜上入路，将横结肠向左下方牵开，同时将十二指肠水平部向右上方牵拉，准备超声刀仔细离断 Treitz 韧带，此处有肠系膜上动脉左侧发出的胰十二指肠下动脉，准备 Hem-o-lok 夹结扎。游离近端空肠，将空肠上段拖出（图 10-1-7）
15. 离断胰腺钩突	准备超声刀自上而下或自下而上离断胰腺钩突，分为淋巴结、胰腺钩突和肠系膜 3 个部分。淋巴结解剖离断后，左侧部分经小网膜囊入路清扫；胰腺钩突部分则沿着肠系膜上动脉右侧进行清扫，此处需要注意肠系膜上动脉分支；肠系膜准备超声刀进行离断，粗大静脉随时准备好 Hem-o-lok 夹结扎夹闭
16. 胰腺空肠吻合（图 10-1-8）	准备超声刀继续向左侧游离胰腺断端，需要游离的长度依据所需要做的吻合方式而定。胰管 - 空肠黏膜对黏膜吻合一般游离断端 2 cm，套入式吻合则需要进一步游离胰腺断端至 4 cm。吻合时仔细寻找胰管，准备置入硅胶管以支撑胰管，准备 5-0 可吸收缝线固定。准备 4-0 普理灵线于胰腺上下缘各缝一针，胰腺断面 1～2 针 U 形缝合，2 根 4-0 普理灵线行双层吻合完成胰腺空肠吻合
17. 胆肠吻合（图 10-1-9）	胆管断端一般应离分叉处 1 cm 以上，肠管的开口不宜过大，可以边距大小进行调节。胆管口径在 5 mm 以下者准备 5-0 可吸收缝线进行间断缝合，胆管口径 5 mm 以上者准备 4-0 普理灵线进行连续缝合
18. 胃肠吻合（图 10-1-10）	取胃大弯侧与近端空肠各做一小切口。准备直线切割吻合器置入，行侧侧吻合，再进一步关闭吻合口剩余部分
19. 引流管的放置及标本的取出	排除活动性出血和胆漏后，准备 2 根引流管。文氏孔放置 1 根自 3 臂 Trocar 处引出，胰肠吻合口下方放置 1 根，自 2 臂 Trocar 处引出 准备腔镜取物袋，竖行扩大助手孔取出标本，洗手护士检查取物袋的完整性，巡回护士及时固定标本并做好登记
20. 移出器械臂及 Trocar，止血、冲洗、关闭切口，手术结束	洗手护士协助助手医生取出机器人器械，与巡回护士双人核查取出的器械和 Trocar 的功能及完整性；巡回护士将患者手推车撤离，拆除器械臂无菌罩及中心立柱无菌罩，将患者手推车收拢并移动至安全位置。双人认真查对手术用品数量及完整性，确认无误 准备 42℃蒸馏水仔细冲洗 2 臂通道及 1 臂通道，预防通道肿瘤种植 准备可吸收缝线逐层关闭切口

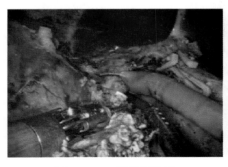
图 10-1-3　切断胆总管

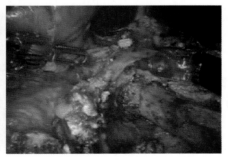
图 10-1-4　游离并夹闭胃十二指肠动脉

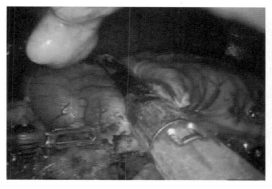

图 10-1-5　切割闭合器离断胃

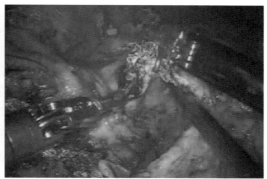

图 10-1-6　离断胰腺

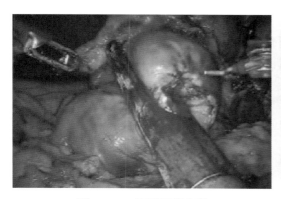

图 10-1-7　离断近端空肠

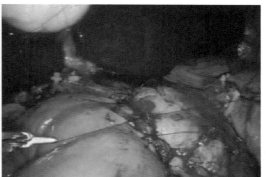

图 10-1-8　胰肠吻合

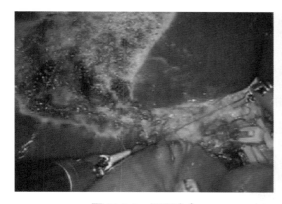

图 10-1-9　胆肠吻合

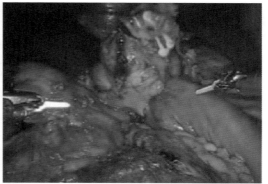

图 10-1-10　胃肠吻合

七、注意事项

1．体温、静脉通道的管理

内容同第 8 章第 1 节。

2. 体位的管理

内容同第9章第1节。

3. 术中液体管理

多数情况下，机器人辅助下胰十二指肠切除术术中出血量在 50～100 mL，术中大出血的发生率非常低。但实际操作过程中，由于手术时间长，手术创伤大，有可能会出现液体补充过多，组织水肿的情况，因此术中要及时和麻醉医生沟通，同时应密切关注患者的中心静脉压和尿量，综合判断患者体液容量，控制液体入量，减轻组织水肿。

4. 术中护理配合注意事项

胰十二指肠手术难度高，手术时间长，这对护士的配合提出了更高的要求，洗手护士应熟练掌握手术配合的步骤和注意事项。

（1）术中快速准确地更换器械臂上的器械。保持镜头光源亮度 100%，准备 50～60℃温水浸泡镜头，保持镜头清晰，减少反复擦拭镜头导致手术时间的延长。

（2）根据每个吻合口的要求将缝线进行精确裁剪，减少主刀医生的操作不便，规范地更换机器人器械，确认器械腕部已经伸直且没有夹住任何组织，节约手术时间的同时也避免误伤周围脏器。

（3）为防止术后腹腔出血，在夹闭血管时，血管钳夹外侧要保留一定长度的血管，大 Hem-o-lok 钳是有方向的，准备时应看好方向，否则夹子保留一侧如果血管过少易造成夹子脱落。

（4）正确使用超声刀（内容同第9章第1节）。

5. 手术患者的选择

由于该手术较开腹手术时间长，术中需要用 CO_2 建立气腹以提供开阔的手术视野，要求患者的心、肺功能可以耐受长时间气腹带来的不良反应；身高是影响手术开展的另一个因素，如患者上半身长度超过一定限度、腹腔横径较窄，会限制机器人器械臂的活动，因此手术前应合理评估。

6. 血糖的管理

胰腺手术可损害胰腺内分泌功能，胰岛素分泌下降，引起血糖升高，影响伤口的愈合，可能引起感染、出血、吻合口漏等并发症。因此，巡回护士术前访视评估患者时应关注其血糖的控制情况。

7. 高碳酸血症的预防

由于机器人辅助下胰十二指肠切除术的手术时间较长，长时间 CO_2 气腹增加了高碳酸血症的风险，术中常因检测到循环 CO_2 增高导致手术暂停。临床工作中，降低 CO_2 气腹压可以减少腹腔内对 CO_2 的吸收，从而减轻高碳酸血症的发生风险，可以采取以下 3 种方式。

（1）降低气腹机的压力，调整到 10 mmHg。

（2）降低腹壁张力，麻醉医生使用肌松药物，减轻腹肌紧张而导致的腹压增大。

（3）采用机器人臂悬吊技术，协助显露空间，保证手术空间的操作。

这 3 种方式需要巡回护士、主刀医生和麻醉医生的全力配合，才能有效减少 CO_2

在腹腔内的吸收并减少高碳酸血症的发生。

8. 患者及家属心理指导

机器人在肝胆胰外科发展相对缓慢，普及率较低，因此患者及家属对于机器人手术的认识不足。因此要充分告知患者及其家属，机器人手术相对于常规腹腔镜手术来说有着诸多优势，对于复杂肝胆胰手术的微创治疗成功率更高，术中对组织的处理和分离更加灵活等，从而消除患者及其家属的担忧。

第 2 节　机器人辅助下右半肝切除术的护理配合

肝癌是我国常见的恶性肿瘤，是第 2 位肿瘤致死病因，严重威胁我国人民的生命和健康，也造成了沉重的社会负担。原发性肝癌的死亡人数在全球癌症相关死亡人数中排名高居第 3 位。在现阶段医疗水平下施行手术进行病灶切除仍是最有效的治疗方法。自 1991 年赖希（Reich）等首次应用腹腔镜切除肝脏边缘的良性肿瘤以来，腹腔镜肝切除术已被广泛应用于肝脏良恶性肿瘤的切除。2002 年，Giulianotti 等完成了第一例机器人肝切除手术，从此，国内外的各大医学中心均逐渐开展机器人肝切除术。达芬奇机器人手术系统由其放大 10 倍以上的高清晰三维成像系统、7 个自由度的内腕式器械、符合人体工学的医生操作台、术者手部震颤过滤等优点，使其在狭小的空间更容易进行精细的游离缝合等操作，在微创外科领域迅速发展。

在各类肝脏手术中，右半肝体积较大且位于膈下较深部位，受肋弓影响，解剖和处理第一、第二和第三肝门时难度及风险较大，手术时间较长，因此该术式学习曲线长、中转开腹手术率较高。大出血是该手术被迫中转开腹的主要原因，机器人 3 个器械臂能在同一术者的操作下，在不中转开腹的前提下止血，发挥了很好的优势。3 个器械臂能作为临时的止血夹，钳夹控制住出血部位，还能够在一些较难操作的区域进行缝合和结扎，可以为手术团队平稳患者生命体征和制订解决方案争取更多时间。这些优势都是腹腔镜肝切除术止血时所无法达到的。随着机器人系统的改良和手术经验的积累，其在肝切除手术中的应用前景将更加广阔。

一、手术适应证和禁忌证

1. 适应证

（1）病变位于奎诺（Couinaud）Ⅴ、Ⅵ、Ⅶ、Ⅷ段。

（2）病变大小以不影响第一、第二肝门的解剖根部或主干血管为准，良性病变最好不超过 15 cm，恶性肿瘤不超过 10 cm。

（3）结直肠癌转移的患者，肝脏无基础疾病，不需要增加额外的切口取标本的可适当放宽手术适应证。

（4）囊性肿瘤减压后可明显缩小，血管瘤等良性病变在控制血流后可明显缩小、变软，取标本时可将标本粉碎，无须延长切口，因此可适当放宽手术适应证。

（5）患者肝功能分级应在 Child-Pugh 分级 A 级以上，其他脏器无严重器质性病变，肝功能储备良好。

（6）活体肝移植供肝切取。

2. 禁忌证

（1）病变已侵犯下腔静脉或肝静脉根部者。

（2）肝脏病变较大，影响第一、第二肝门暴露和分离者。

（3）肝癌合并肝内转移、门静脉癌栓、肝门淋巴结转移或肿瘤边界不清者。

（4）有上腹部手术史且腹内粘连严重、严重肝硬化、门静脉高压者。

（5）肝功能分级 Child-Pugh B、C 级，或其他重要脏器功能不全者。

二、麻醉方式

全身麻醉，气管内插管。

三、手术体位

头高足低人字分腿仰卧位（头高 20°～30°），右侧稍抬高 15°，以使肠管下沉、术区暴露充分（图 6-1-6）（详见第 6 章第 1 节）。

四、物品准备

1. 设备

da Vinci Xi 手术机器人系统：患者手推车、医生控制台、图像车；电外科设备、超声刀、负压吸引装置。

2. 手术器械

（1）普通器械

① 常规肝胆开腹包（备用）：4#刀柄、7#刀柄、线剪、长线剪、长甲状腺剪、甲状腺剪、组织剪、小无齿镊、小有齿镊、长无齿镊、S 拉钩、腹壁拉钩、甲状腺拉钩、压肠板、长针持、针持、扣克钳、肠钳、直角钳、大弯钳、胸科大弯、中弯钳、组织钳、小弯钳、布巾钳、长圈钳、吸引器、Hem-o-lok 钳（备中转开放手术使用）。

② 肝胆腔镜包：弯分离钳、肠钳、胆囊抓钳、巴克钳、直角钳（小、大）、不可复位针持（弯头）、吸引器头、电凝钩、打结器、歪把子钳、肠钳、五叶钳。

（2）机器人器械：中心立柱无菌套、器械臂无菌套、30° 镜头、8 mm 器械臂金属套管、金属套管内芯、套管封帽、单极电凝钩、无创抓钳、有孔双极镊、分离钳、单极弯剪、针持、单极电凝线、百克钳、单极弯剪尖端盖。

3．其他物品

（1）一次性物品：11# 刀片、20# 刀片、缝合针、1#4#7# 丝线、电刀、吸引器管 /
头、显影纱布、腔镜纱布、取物袋、一次性 12 mm Trocar、大 / 小 Hem-o-lok 夹、20 mL/
50 mL 注射器、液状石蜡、引流袋。

（2）特殊物品：5-0 可吸收缝线、4-0 普理灵线、电动腹腔镜直线切割吻合器及钉
仓若干、8# 尿管、剪好 3 cm 吸引器套管、血管夹钳、血管夹。

五、Trocar 的定位和患者手推车的定泊

1．Trocar 的定位（图 10-2-1）

于脐上或脐下气腹针穿刺建立 CO_2 气腹，建议气腹压维持在 12～14 mmHg。

（1）镜头孔位于右锁骨中线脐下水平（C）。

（2）在直视下建立其他操作孔，2 号器械臂位于右侧腋
中线肋弓下 4～6 cm（②），4 号、1 号器械臂分别位于左侧
腋前线和左锁骨中线肋弓下 2～4 cm（④、①）。

（3）助手辅助孔位于脐上，可根据剑突距脐的距离
适当上下调整（A）。各 Trocar 孔围绕手术区域大致呈弧
形分布，间距≥6～8 cm，以减少器械臂的碰撞。

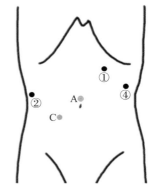

**图 10-2-1　机器人辅助下右半肝
切除术 Trocar 的定位**

2．患者手推车的定泊（图 10-1-2）

患者手推车置于患者头侧，图像车及能量平台放于
患者左前方，主刀医生位于医生控制台，助手医生位于
患者双下肢中间，洗手护士及无菌台位于患者一侧。C 孔
连接 3 号器械臂放置内镜，2 孔 2 号器械臂，1、4 孔分别
连接 1 号器械臂和 4 号器械臂。各 Trocar 孔围绕手术区域大致呈弧形分布，间距≥6～
8 cm，以减少器械臂的碰撞，建立气腹，完成机器人入位对接（定泊位置及助手医生和
洗手护士的站位可根据不同医院手术室的布局及手术医生的偏好进行相应调整）。

六、手术步骤及护理配合

机器人辅助下右半肝切除术的手术步骤及护理配合见表 10-2-1。

表 10-2-1　机器人辅助下右半肝切除术的手术步骤及护理配合

手术步骤	护理配合
1．消毒皮肤，铺无菌单	洗手护士准备皮肤消毒剂，助手医生按右半肝切除手术常规消毒铺单
2．连接设备	巡回护士协助洗手护士检查、连接机器人系统，电外科设备，超声刀设备，负压吸引装置，操作端妥善固定于手术台上
3．建立通道	（参见本节 Trocar 的定位）

续表

手术步骤	护理配合
4. 腹腔探查	进入腹腔后，先进行腹腔探查，明确肿瘤是否侵犯胸、腹壁、膈肌及结肠等，探查完成后初步评估能否通过机器人完成手术
5. 定泊患者手推车	巡回护士将手术台调整至合适高度及角度，将患者手推车定泊于合适位置（参见本节患者手推车的定泊）。助手医生将器械臂与Trocar妥善连接
6. 连接机器人器械	3号器械臂连接30°镜头，1号器械臂连接超声刀系统，2号器械臂连接有孔双极镊，4号器械臂连接无创抓钳，防止术中影响操作，A孔为助手操作孔（图10-2-1）；洗手护士协助助手医生妥善安装机器人器械；30°镜头轻拿轻放，妥善安装；为助手医生准备腹腔镜下吸引器或巴克钳
7. 胆囊切除	准备无创抓钳和超声刀提起壶腹部，切开胆囊颈前浆膜，仔细解剖胆囊三角，游离出胆囊管，准备Hem-o-lok夹，距胆总管0.5 cm处予Hem-o-lok夹夹闭后离断，解剖出胆囊动脉，用Hem-o-lok夹夹好后剪断；牵起胆囊管断端，将胆囊从胆囊床完整剥离
8. 第一肝门解剖及入肝血流的控制	
（1）显露第一肝门	切除胆囊后，准备无创抓钳协助将肝脏向上抬起，显露第一肝门，准备电凝钩或超声刀进行肝门解剖
（2）离断右肝动脉	解剖出肝动脉，准备Hem-o-lok夹夹闭后，准备超声刀离断右肝动脉
（3）夹闭门静脉右支主干	在深面解剖出门静脉右支，准备超声刀游离门静脉右支，准备丝线结扎门静脉右支，再准备Hem-o-lok夹夹闭门静脉右侧主干
9. 肝脏游离	准备超声刀依次切断肝圆韧带、镰状韧带、右肝肾韧带、右三角韧带，游离右冠状韧带至右肝静脉根部，使整个右半肝完全游离，直至显露下腔静脉。游离过程中2号器械臂可提供稳定的向左牵引力。若右肝或肿瘤较大，游离困难，不必强求完全游离右肝，可离断肝实质后再游离右肝（图10-2-2）
10. 肝短静脉游离（图10-2-3）	采用2号器械臂，将右侧肝脏充分向上抬高，显露第三肝门及肝后下腔静脉，准备超声刀、丝线经第一肝门，逐步向上游离结扎，准备电凝钩或超声刀，切开腔静脉韧带，显露后方肝短静脉，准备分离钳钝性分离肝短静脉，准备Hem-o-lok夹夹闭肝短静脉
11. 第二肝门的显露及流出道解剖与处理	准备分离钳自腔静脉陷窝向右下方轻柔地分离，于腔静脉前方向左上方分离，两者结合后分离出肝静脉主干，穿入牵引带后备用或准备电动直线切割吻合器切断
12. 预置肝门阻断带	准备8#尿管绕过第一肝门，两头穿入剪好的3 cm吸引器套管让其处于松弛状态，准备血管夹钳夹固定。如果在离断过程中出血多，可提起尿管，下压吸引器套管，阻断肝门后用血管夹钳夹固定，每次阻断15~20 min
13. 肝实质的离断（图10-2-4）	右肝门静脉及右肝动脉阻断后，右肝会因血流阻断在肝表面出现缺血变色线，准备电凝钩或超声刀沿此变色线划定预切线，或直接采用机器人下荧光显影技术，标定手术切除线。准备超声刀、无损伤抓钳和直线切割闭合器离断肝实质，离断面是肝表面缺血线、肝中静脉右缘、下腔静脉中线的平面。术中可用超声探查确定肝中静脉的走行，协助调整离断平面。遇到出血时准备双极电凝钳止血，在过程中遇到肝内管道准备Hem-o-lok夹夹闭后直接离断；准备吸引器给助手充分吸引手术区域
14. 右肝肝蒂的处理	随着肝实质离断的深入，右肝蒂逐渐显露，准备电动直线切割吻合器离断（图10-2-5），也可分别解剖离断肝右动脉、门静脉右支及右肝管。若肝内胆管结石或胆管癌栓病例需要准备超声刀切开右肝管，清除结石或癌栓
15. 出肝血流的处理	肝实质离断至第二肝门时，肝右静脉根部显露，准备电动直线切割吻合器离断肝右静脉，准备Hem-o-lok夹夹闭后准备超声刀切断

续表

手术步骤	护理配合
16. 创面的止血	可以准备百克钳止血，切除后的断面准备电凝钩喷凝止血，遇到较大的静脉交通支应予以缝扎或夹闭处理
17. 标本取出、腹腔冲洗、放置引流管	准备腔镜取物袋，标本放于原位，使用 3 个器械臂将标本上抬，取物袋经标本后方置入，一边外推取物袋一边体外退出取物袋套管，直至内镜下取物袋完全展开，将标本置入取物袋内，助手收紧取物袋。良性疾病扩大穿刺孔将标本粉碎后取出，恶性疾病延长助手孔，扩大后取出标本，巡回护士及时固定并做好登记 排除活动性出血后，准备 42℃蒸馏水仔细冲洗腹腔。于右肝断面放置 2 根引流管，经过 2 号器械臂穿刺孔引出并固定
18. 移出器械臂及 Trocar，止血、冲洗、关闭切口，手术结束	洗手护士协助助手医生取出机器人器械，与巡回护士双人核查取出的器械和 Trocar 的功能及完整性；巡回护士将患者手推车撤离，拆除器械臂无菌罩及中心立柱无菌罩，将患者手推车收拢并移动至安全位置。双人认真查对手术用品数量及完整性，确认无误。准备 42℃蒸馏水仔细冲洗臂通道，预防通道肿瘤种植，准备可吸收缝线逐层关闭切口

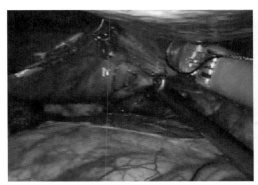

图 10-2-2　游离右侧肝脏

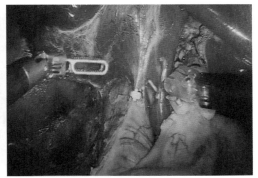

图 10-2-3　处理肝短静脉

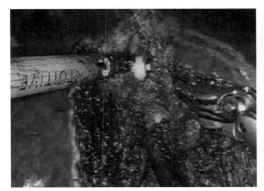

图 10-2-4　离断肝实质

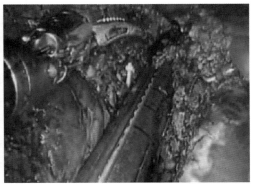

图 10-2-5　直线切割吻合器离断右侧肝蒂

七、注意事项

（1）体位、静脉通道、液体的管理，高碳酸血症预防，术中护理配合注意事项：内容同第 10 章第 1 节。

（2）预防肿瘤腹腔及腹壁种植：注意术中无菌操作技术，尽量降低气腹压力，建立肿瘤隔离区域，以便分清有瘤区和无瘤区，分别放置被污染和未被污染的器械与敷料；提醒手术医生术中及时把淋巴结装入标本袋中，防止肿瘤细胞播散，取出后分类放置，做好标记，不可用手直接接触肿瘤。

（3）出血的预防和处理：出血是机器人肝切除手术过程中最常见的并发症，也是中转开腹的主要原因。护士需要提前备好开腹用物，做好术中出血较多需要中转开腹的准备。机器人手术不同于腹腔镜手术，能够快速撤离器械并中转手术，机器人下中转手术需要助手、护士与主刀相互配合，一方面要机器人下采用器械臂压迫止血的同时，逐步去除其他器械臂，并快速中转开腹，待助手可以用普通器械控制住术中出血后，助手或者洗手护士快速安全移除器械臂上的器械，解开 Trocar 与器械臂的连接卡扣，向上推移器械臂，巡回护士迅速将床旁器械臂系统安全撤离患者，立即寻求帮助成立抢救小组，相互配合密切观察患者生命体征，及时统计出入量。

（4）预防出现肝衰竭：机器人右半肝切除术对肝及腹腔的影响都比开腹手术要小，因此该手术导致肝衰竭的风险明显降低。而导致肝衰竭的主要因素为术前未能全面做好残余肝体积的计算及肝储备功能的评估，有条件的单位建议常规进行吲哚菁绿排泄试验。

第 3 节 机器人辅助下胆囊癌根治术的护理配合

胆囊癌（gallbladder carcinoma，GBC）是消化系统常见肿瘤之一，约占我国胆道疾病的 3%，90% 的患者发病年龄超过 50 岁，平均发病年龄 59.6 岁，女性发病率为男性的 3～4 倍。相对于胃肠道器官，胆囊缺乏黏膜下层，浆液层的肌肉相对薄弱，所以胆囊癌组织恶性程度高，进展快，预后差，确诊时绝大部分病例已达晚期，中位生存期为 6 个月，5 年生存率仅 2%～5%，80% 以上的患者在诊断后 1 年内死亡。因此，其治疗效果十分有限。

目前，基于 TNM 分期外科手术治疗仍是 GBC 唯一的治愈方式。早期 GBC，如 T1T2 期，往往是由于对胆囊良性疾病检查或手术时意外发现，此时规范的手术治疗能达到治愈。然而，对于较晚期的 GBC，扩大根治性手术仍存在争议。这些争议主要来自根治性胆囊切除术的难度、范围，肿瘤细胞的种植转移，以及手术后的高复发率等。但随着微创技术的快速发展，大范围腹腔镜肝切除和重建手术的普遍实施、机器人手术的推广，从手术技术的角度来说似乎认为微创方法可应用到 GBC 的治疗。机器人手术系统在淋巴结清扫及胆肠吻合时有着明显的优势，精准、充分的淋巴结清扫，可以在一定程度上提高胆囊癌的远期预后，精细的胆肠吻合技术也可以避免胆管狭窄、胆瘘等胆道并发症的发生。其还可以极大地降低人体应激反应，促进早期下床活动、恢复胃肠蠕动，从而缩短住院时间及避免相关并发症的发生。

一、手术适应证和禁忌证

1. 适应证

（1）内文（Nevin）Ⅱ～Ⅳ期的胆囊癌，以及术后病理意外发现的胆囊癌。

（2）患者全身状况良好，肝肾功能及凝血功能正常。

2. 禁忌证

（1）已有肝内及远处脏器转移，腹壁或腹腔内种植转移，肿瘤侵犯左肝动脉。

（2）肝十二指肠韧带呈"冰冻"样肿瘤浸润。

（3）全身状况差，心肺功能不全，无法耐受麻醉及气腹。

（4）病变紧贴或直接侵犯大血管。

（5）腹腔内二次或多次手术粘连难以分离显露病灶，无法行机器人微创治疗。

（6）肝门静脉、肝动脉等血管被侵犯或病变本身需要大范围的肝门淋巴结清扫。

二、麻醉方式

全身麻醉，气管内插管。

三、手术体位

头高足低人字分腿仰卧位，右侧抬高 30°（图 6-1-6）（详见第 6 章第 1 节）。

四、物品准备

1. 设备

da Vinci Xi 手术机器人系统：患者手推车、医生控制台、图像车；电外科设备、超声刀、负压吸引装置。

2. 手术器械

（1）普通器械

① 常规肝胆开腹包：4# 刀柄、7# 刀柄、线剪、长线剪、长甲状腺剪、甲状腺剪、组织剪、小无齿镊、小有齿镊、长无齿镊、S 拉钩、腹壁拉钩、甲状腺拉钩、压肠板、长针持、针持、扣克钳、肠钳、直角钳、大弯钳、胸科大弯、中弯钳、组织钳、小弯钳、布巾钳、长圈钳、吸引器、Hem-o-lok 钳（备中转开放手术使用）。

② 肝胆腔镜包：弯分离钳、肠钳、胆囊抓钳、巴克钳、直角钳（小、大）、不可复位针持（弯头）、吸引器头、电凝钩、打结器。

（2）机器人器械：中心立柱无菌套、器械臂无菌套、30° 镜头、8 mm 器械臂金属套管、金属套管内芯、套管封帽、单极电凝钩、无创抓钳、有孔双极镊、单极弯剪、针持、单极电凝线、双极电凝线、单极弯剪尖端盖。

3. 其他物品

（1）一次性物品：11# 刀片、20# 刀片、缝合针、1#4#7# 丝线、电刀、吸引器管 / 头、显影纱布、腔镜纱布、取物袋、一次性 12 mm Trocar、大 / 小 Hem-o-lok 夹、20 mL/50 mL 注射器、液状石蜡、引流袋。

（2）特殊物品：5-0 可吸收缝线、4-0 普理灵线、超声刀、8# 导尿管。

五、Trocar 的定位和患者手推车的定泊

1. Trocar 的定位（图 10-3-1）

于脐上或脐下气腹针穿刺建立 CO_2 气腹，建议气腹压维持在 12～14 mmHg。

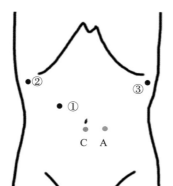

（1）脐下 1 cm 穿刺 12 mm Trocar 为内镜观察孔（C）。

（2）在直视下分别于镜头孔上方偏右 8～10 cm 处（①），左侧腋前线肋缘下（②）、右侧腋前线肋缘下（③）建立操作孔。

（3）助手孔置于镜头孔左侧 5 cm 处（A）。

2. 患者手推车的定泊（图 10-1-2）

患者手推车置于患者头侧，图像车及能量平台放于患者左前方，主刀医生位于医生控制台，助手医生位于患者双下肢中间、洗手护士及无菌台位于患者一侧。C 孔连接 3 号器械臂置入内镜，①孔连接 1 号器械臂安装超声刀系统，②孔连接 2 号器械臂安装无创抓钳，③孔连接 4 号器械臂安装单孔双极镊，A 孔为助手孔，建立气腹，完成机器人入位对接

图 10-3-1 机器人辅助下胆囊癌根治术 Trocar 的定位

（定泊位置及助手医生和洗手护士的站位可根据不同医院手术室的布局及手术医生的偏好进行相应调整）。

六、手术步骤及护理配合

机器人辅助下胆囊癌根治术的手术步骤及护理配合见表 10-3-1。

表 10-3-1 机器人辅助下胆囊癌根治术的手术步骤及护理配合

手术步骤	护理配合
1. 消毒皮肤，铺无菌单	洗手护士准备皮肤消毒剂，助手医生按胆囊切除手术常规消毒铺单
2. 连接设备	巡回护士协助洗手护士检查、连接机器人系统，电外科设备，超声刀设备，负压吸引装置，操作端妥善固定于手术台上
3. 建立通道	（参见本节 Trocar 的定位）

续表

手术步骤	护理配合
4. 腹腔探查	进入腹腔后，先进行腹腔探查，明确肿瘤是否侵犯胸、腹壁、膈肌及结肠等，探查完成后初步评估能否通过机器人完成手术
5. 定泊患者手推车	巡回护士将手术台调整至合适高度及角度，将患者手推车定泊于合适位置（参见本节患者手推车的定泊）。助手医生将器械臂与 Trocar 妥善连接
6. 连接机器人器械	3 号臂连接 30° 镜头，1 号臂连接超声刀系统，2 号臂连接无创抓钳，4 号臂安装有孔双极镊，防止术中影响操作，A 孔为助手操作孔；洗手协助助手医生妥善安装机器人器械；30° 镜头轻拿轻放，妥善安装；为助手医生准备腹腔镜下吸引器或巴克钳
7. 胆囊癌淋巴结转移途径的探查（图 10-3-2）	（1）准备无创抓钳、有孔双极镊探查肝十二指肠韧带内肝动脉、门静脉及胆总管周围淋巴结 （2）准备超声刀行 Kocher 切口，充分游离十二指肠降段及胰头后方，探查十二指肠降段、胰头后方、下腔静脉、腹主动脉周围淋巴结 （3）准备超声刀切开肝胃韧带，探查肝十二指肠韧带左侧缘、肝总动脉、腹腔干周围淋巴结
8. 离断胆囊动脉及胆囊管	准备有孔双极镊和超声刀游离胆囊三角，仔细分辨胆囊动脉及胆囊管（图 10-3-3），准备 Hem-o-lok 钳夹闭并离断胆囊动脉，距胆总管 0.5 cm 处离断胆囊管，切缘保留好，做好标记，交予巡回护士及时行冰冻病理检查，近端准备 Hem-o-lok 钳予以可吸收夹夹闭
9. 淋巴结清扫	
（1）清扫游离肝动脉	准备超声刀切开肝十二指肠韧带前层腹膜，游离出肝总动脉后，紧贴血管壁行鞘内分离。准备 8# 导尿管悬吊肝总动脉后，继续向肝门方向，超声刀游离出肝右动脉、胃十二指肠动脉及肝左右动脉。准备丝线在胃右动脉的根部双重结扎并离断
（2）清扫游离肝外胆管	准备超声刀游离出肝外胆管中段并准备 8# 导尿管予以牵拉，沿胆管壁向肝门处及胰腺方向逐步剥离胆管周围组织（图 10-3-4）
（3）清扫游离门静脉（图 10-3-5）	向左右两侧分别牵开悬吊胆总管及肝总动脉的提拉带，充分暴露门静脉，贯通门静脉后用 8# 尿管予以牵引，并将门静脉与周围组织分离。游离过程中需要准备丝线仔细结扎各细小分支
10. 胆囊及胆囊床肝组织的楔形切除或联合半肝切除、肝中叶切除（详细参见第 10 章第 2 节肝切除步骤）（图 10-3-6、图 10-3-7）	切肝时并不需要阻断第一肝门，必要时可预置第一肝门阻断带。肝的楔形切除范围要求距离胆囊床不小于 3 cm。准备左手双极电凝，右手超声刀，遇到大管道均需要准备 Hem-o-lok 钳结扎夹闭并离断；如遇大出血，特别是肝中静脉分支，需要准备用 5-0 普理灵线缝扎止血，术毕准备单极电钩电凝止血
11. 放置腹腔引流管，彻底冲洗腹腔	准备腔镜取物袋，准备引流管放置引流并固定，准备 42℃蒸馏水彻底冲洗腹腔
12. 移出器械臂及 Trocar，取出标本，止血、冲洗、关闭切口，手术结束	洗手护士协助助手医生取出机器人器械，与巡回护士双人核查取出的器械和 Trocar 的功能及完整性；巡回护士将患者手推车撤离，拆除器械臂无菌套及中心立柱无菌套，将患者手推车收拢并移动至安全位置。双人认真查对手术用品数量及完整性，确认无误 小的标本可直接扩大脐部切口取出，大的标本可从肋缘下的 2 个穿刺孔连线做切口或于下腹部另做横切口取出，取出后巡回护士及时固定标本并登记 准备 42℃蒸馏水仔细冲洗 2 臂通道及 1 臂通道预防通道肿瘤种植。准备 4-0 可吸收缝线逐层关闭切口

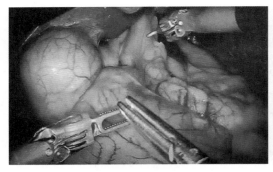

图 10-3-2　腹腔内探查

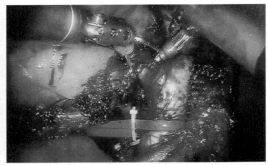

图 10-3-3　解剖胆囊管

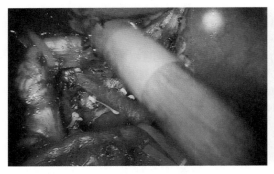

图 10-3-4　悬吊胆总管，清扫后方淋巴结

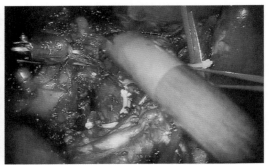

图 10-3-5　清扫门静脉周围淋巴结

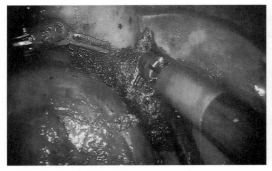

图 10-3-6　完整切除胆囊及部分肝组织

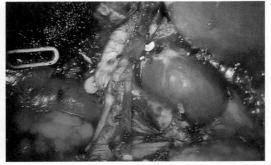

图 10-3-7　完整切除标本及清扫淋巴结

七、注意事项

（1）体位、静脉通道、液体的管理，高碳酸血症预防，术中护理配合注意事项：内容同 10 章第 1 节。

（2）严格执行手术隔离技术，避免切口部位复发转移及"烟囱效应"：洗手护士应掌握手术隔离技术的原则及操作方法，防止肿瘤细胞的转移和种植，提高患者手术预后的质量。洗手护士应建立肿瘤隔离区域，以便分清有瘤区和无瘤区，分别放置被污染和未被污染的器械与敷料；提醒手术医生术中及时把淋巴结装入标本袋中，防止肿瘤细胞播散，取出后分类放置，做好标记，不可用手直接接触肿瘤。

（3）预防出血：在肝切除的过程中易发生出血，一旦发生应迅速夹闭血管，予以结扎或缝扎止血。术中使用 Hem-o-lok 夹次数较多，传递 Hem-o-lok 夹前应确保夹子妥善固定于卡槽内，避免因夹子偏移造成结扎失败。为防止术后腹腔出血，在夹闭血管时，血管钳夹外侧要保留一定长度的血管，大的 Hem-o-lok 钳是有方向的，准备及更换器械时应判断好方向，否则夹子保留一侧如果血管过少易造成夹子脱落。

（4）做好中转开腹的准备：无论行腹腔镜下还是机器人辅助下胆囊手术最常见、最严重的并发症为出血，其也是中转开腹手术的重要原因。少量持续不断的出血易导致术野不清、延长手术时间、增加手术难度，大量术中出血如不能及时止血常导致中转开腹。因此，术前应准备好开腹的用品并核对数目，一旦中转开腹，即可实现无缝衔接，避免因物品准备而延误手术进程，耽误大出血的抢救工作。

第 4 节 机器人辅助下脾切除术的护理配合

自 1991 年德莱特（Delaitre）等报道首例腹腔镜脾切除术（laparoscopic splenectomy，LS）以来，LS 在临床上得到广泛应用，已成为血液病脾切除的"金标准"。在过去的 20 年中，为降低开腹手术相关病死率并实现术后快速康复，微创手术已经基本取代了传统的开腹脾切除术。由于其良好的手术视野暴露、精确的解剖及与开放手术一样的安全性，已成为非创伤性脾脏疾病治疗的首选方法。然而，一项研究指出，在脾大、血液系统恶性肿瘤、肥胖或既往开腹手术等具有挑战性的情况下，腹腔镜手术具有较高的术中中转开腹率和术后并发症发生率。术中出血和显露困难是微创脾切除术中转开腹的主要原因，在巨脾患者的手术中，肿大的脾使得手术空间更有限，血管粗大，分离时更易导致撕裂出血，而机器人手术正是针对腹腔镜手术的局限性和不足而发展起来的，机器人手术系统器械臂能在 360° 的空间下灵活穿行，完成转动、挪动、摆动、紧握等动作，且器械臂上有稳定器，具有人手无法相比的稳定性及精确度，防止人手可能出现的抖动现象，狭窄解剖区域中比人手更灵活，因而可辅助完成精细、复杂等各类高难度手术；其三维高清影像系统可完全辨别组织前后相对关系，同时能放大 10 倍以上视野，这使得在处理脾动脉时更具优势，使游离结扎脾动脉更安全，采用二级脾蒂离断法时手术更精准，能减少对器官的损伤，在狭小空间的准确操作使得各类脾切除变得简单、安全；手术中转开腹率、术后并发症发生率及病死率也相应降低。同时使缝合、打结等操作更简便易学，提高手术效率。

总之，机器人手术患者腹壁创伤小，腹腔脏器暴露少，解剖更精细，可以提高手术操作精准性，避免盲目操作带来的损伤，减少手术出血，保护腹腔脏器功能，预防感染，对促进患者早期康复具有积极意义。

一、手术适应证和禁忌证

1. 适应证

（1）主要为一些血液系统疾病，如特发性血小板减少性紫癜、遗传性球形红细胞增多症、自身免疫性溶血性贫血等。

（2）脾血管瘤、错构瘤等良性疾病。

（3）脾恶性肿瘤或转移性肿瘤。

（4）脾囊肿或脾脓肿。

（5）脾外伤，病情稳定者。

（6）对于伴有门静脉高压的脾切除，为相对适应证。

2. 禁忌证

（1）全身状况差，不能耐受长时间气腹或者全身麻醉手术。

（2）不能纠正凝血的血小板减少性紫癜。

（3）严重的门静脉高压症肝硬化患者脾切除为相对禁忌证。

（4）脾的直径<20 cm，重量<3200 g时最佳，因为3200～3600 g之间中转手术较多，建议行腹腔镜下脾切除。但对于患者腹腔较小，脾体积相对较大者，因腹腔操作空间受限，应为相对禁忌证。

（5）BMI>35 kg/m^{2}者要慎重选择。

二、麻醉方式

全身麻醉，气管内插管。

三、手术体位

头高足低人字分腿仰卧位，左侧抬高30°（图6-1-6）（详见第6章第1节）。

四、物品准备

1. 设备

da Vinci Xi手术机器人系统：患者手推车、医生控制台、图像车；电外科设备、超声刀、负压吸引装置。

2. 手术器械

（1）普通器械

① 常规肝胆开腹包：4# 刀柄、7# 刀柄、线剪、长线剪、长甲状腺剪、甲状腺剪、组织剪、小无齿镊、小有齿镊、长无齿镊、S拉钩、腹壁拉钩、甲状腺拉钩、压肠板、

长针持、针持、扣克钳、肠钳、直角钳、大弯钳、胸科大弯、中弯钳、组织钳、小弯钳、布巾钳、长圈钳、吸引器、Hem-o-lok 钳（备中转开放手术使用）。

②肝胆腔镜包：弯分离钳、肠钳、胆囊抓钳、巴克钳、直角钳（小、大）、不可复位针持（弯头）、吸引器头、电凝钩、打结器、歪把子钳、肠钳、五叶钳。

（2）机器人器械：中心立柱无菌套、器械臂无菌套、0°镜头、8 mm 器械臂金属套管、金属套管内芯、套管封帽、单极电凝钩、无创抓钳、有孔双极镊、单极弯剪、针持、单极电凝线、双极电凝线、单极弯剪尖端盖。

3. 其他物品

（1）一次性物品：11# 刀片、20# 刀片、缝合针、1#4#7# 丝线、电刀、吸引器管 / 头、显影纱布、腔镜纱布、取物袋、一次性 12 mm Trocar、大 / 小 Hem-o-lok 夹、20 mL/50 mL 注射器、液状石蜡、引流袋。

（2）特殊物品：5-0 可吸收缝线、4-0 普理灵线、直线切割闭合器、提拉带。

五、Trocar 的定位和患者手推车的定泊

1. Trocar 的定位（图 10-4-1）

（1）内镜观察孔位于脐上或脐下（C）。

（2）1 号器械臂在左腋前线平肚脐处（①）；2 号器械臂位于右锁骨中线肋缘下 10 cm 左右（②）；4 号器械臂位于右锁骨中线右侧 3～4 cm，肋缘下 3～4 cm 处（③）。

（3）助手孔位于左锁骨中线平脐稍下 1 cm 处（A）。

2. 患者手推车的定泊（图 10-1-2）

患者手推车置于患者头侧，图像车及能量平台放于患者左前方，主刀医生位于医生控制台，助手医生位于患者双下肢中间，洗手护士及无菌台位于患者一侧。C 孔连接 3 号器械臂置入内镜，1 号器械臂安装超声刀，2 号器械臂安装无创抓钳，4 号器械臂安装有孔双极镊，A 孔为助手孔，建立

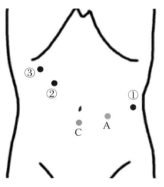

图 10-4-1 机器人辅助下脾切除术 Trocar 的定位

气腹，完成机器人入位对接（定泊位置及助手医生和洗手护士的站位可根据不同医院手术室的布局及手术医生的习惯进行相应调整）。

六、手术步骤及护理配合

机器人辅助下脾切除术的手术步骤及护理配合见表 10-4-1。

表 10-4-1 机器人辅助下脾切除术的手术步骤及护理配合

手术步骤	护理配合
1. 消毒皮肤，铺无菌单	洗手护士准备皮肤消毒剂，助手医生按脾切除手术常规消毒铺单
2. 连接设备	巡回护士协助洗手护士检查、连接机器人系统，电外科设备，超声刀设备，负压吸引装置，操作端妥善固定于手术台上

续表

手术步骤	护理配合
3. 建立通道	（参见本节 Trocar 的定位）
4. 腹腔探查	机器人置入镜头后，观察腹腔内情况，评估脾大小、位置及与周围脏器的关系，特别要关注脾肿瘤与横结肠脾区的关系，是否存在结肠侵犯等情况，探查完成后初步评估能否通过机器人完成手术
5. 定泊患者手推车	巡回护士将手术台调整至合适高度及角度，将患者手推车定泊于合适位置（参见本节患者手推车的定泊）。助手医生将器械臂与 Trocar 妥善连接
6. 连接机器人器械	3 号臂连接 30° 镜头，1 号臂连接超声刀系统，2 号臂连接无创抓钳，4 号臂连接有孔双极镊，A 孔为助手操作孔（图 10-4-1）；洗手护士协助助手医生妥善安装机器人器械；30° 镜头轻拿轻放，妥善安装；为助手医生准备吸引器或巴克钳
7. 脾脏周围韧带离断	
（1）离断靠近脾门处胃结肠韧带，显露脾门结构	如果是单纯脾切除，可以不离断胃结肠韧带，或者准备超声刀离断靠近脾门处胃结肠韧带，以便显露脾门结构情况
（2）离断脾结肠韧带	准备超声刀和有孔双极镊由左侧腹壁进行游离（图 10-4-2），显露脾下极，离断脾结肠韧带，至脾门处。脾结肠韧带内多数存在 1～2 支血管，注意给予游离后准备丝线结扎离断
（3）离断胃脾韧带	胃脾韧带内有胃短血管、胃网膜左血管等，解剖后，准备超声刀离断胃脾韧带（图 10-4-3），至脾上极（图 10-4-4）。肝硬化伴门静脉高压时，胃短血管扩张、增粗，且交通血管支明显增多，注意仔细分离，随时准备 Hem-o-lok 钳分别结扎后进行离断，防止血管损伤引起难以控制的出血情况
（4）离断脾膈韧带	经过脾下极时，准备有孔双极镊协助显露脾下极，准备超声刀经脾膈面游离及离断脾膈韧带（图 10-4-5）。过脾下极后向脾门后方游离，经肾上缘游离脾蒂下方（图 10-4-6），完整显露脾蒂，准备自制提拉带悬吊脾蒂（图 10-4-7）
8. 脾蒂的离断	牵拉提拉带显露脾蒂，准备电动直线切割吻合器、白钉进行脾门脾蒂的离断。在部分情况下，可以完整游离脾动脉及静脉后，准备 Hem-o-lok 钳分别结扎进行离断，特别是在胰腺尾部与脾门关系密切的情况下，可以减少对胰腺尾部的损伤
9. 标本的取出、腹腔冲洗、放置引流管	准备腔镜取物袋，标本放于原位，使用 3 个器械臂将标本上抬，取物袋经脾后方置入，一边外推取物袋一边体外退出，直至内镜下取物袋完全展开，将标本置入取物袋内。如果标本只是定性诊断是否为恶性肿瘤，则可以粉碎标本，扩大助手孔取出，巡回护士及时固定标本并登记，排除活动性出血后，准备 42℃ 蒸馏水仔细冲洗腹腔。准备引流管，于脾窝处放置引流管并固定
10. 移出器械臂及 Trocar，止血、冲洗、关闭切口，手术结束	洗手护士协助助手医生取出机器人器械，与巡回护士双人核查取出的器械和 Trocar 的功能及完整性；巡回护士将患者手推车撤离，拆除器械臂无菌罩及中心立柱无菌罩，将患者手推车收拢并移动至安全位置。双人认真查对手术用品数量及完整性，确认无误

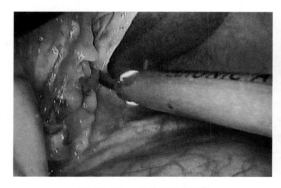

图 10-4-2 分离左侧腹膜

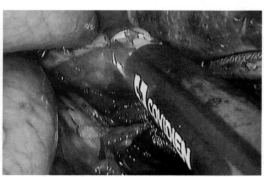

图 10-4-3 离断胃脾韧带及胃短静脉

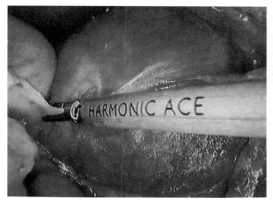

图 10-4-4　游离脾上极及肿瘤

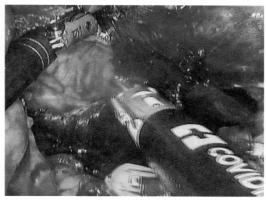

图 10-4-5　离断脾膈韧带

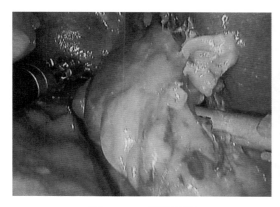

图 10-4-6　游离脾蒂

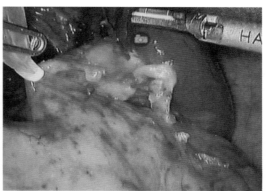

图 10-4-7　悬吊脾蒂

七、注意事项

（1）手术体位的选择：小截石位、右侧卧位、右侧斜卧位、左侧抬高 30° 的头高足低人字分腿仰卧位为目前机器人辅助下脾切除术较常见手术体位。有文献报道头高足低人字分腿仰卧位是显露脾门、结扎脾动脉及寻找副脾的最佳体位。手术采用该体位的优点在分离脾周韧带及血管上。选择右侧卧位及右侧斜卧位时，可充分利用脾自身重力作用使其向腹内侧翻转，同时使用器械辅助可适当扩大手术操作空间。右侧卧位的缺点是术中操作视野较小，易遗漏副脾。综合各方面优势，目前文献报道中大多建议选择头高足低人字分腿仰卧位，左侧抬高 30°。巡回护士术前应与主刀医生协商，根据主刀医生的习惯和患者的具体情况选择合适的手术体位，确保手术顺利开展。

（2）体位的管理：内容同第 9 章第 1 节。

（3）做好中转开腹的准备：无论行腹腔镜下还是机器人辅助下脾切除术，最常见、最严重的并发症为出血，其也是中转开腹手术的重要原因。因很多巨脾患者脾周围血管曲张及患者自身凝血功能差，导致脾分离过程中更易出血，少量持续不断的出血易导致术野不清、延长手术时间、增加手术难度，大量术中出血如不能及时止血常导致中转开腹。因此，术前应准备好开腹的用品并核对数目，一旦中转开腹，即可实现无缝衔接，避免因物品准备而延误手术进程，耽误大出血的抢救工作。

（4）关注患者围手术期凝血功能情况：脾手术术中出血，术后创面渗血或者是术后血栓相关性并发症的发生都与患者的凝血功能有很大的关系，巡回护士在术前访视时应注意评估患者的凝血功能，准备好凝止血相关材料，做好取血的准备工作。

（董梦柠　周　凯　张起帆）

第 11 章　胸外科机器人手术的护理配合

第 1 节　机器人辅助下右下肺癌根治术的护理配合

肺癌治疗手段目前以手术切除为主，同时结合化疗、放疗、靶向治疗、免疫治疗等。手术方式从早期的开胸手术，逐渐发展至以胸腔镜辅助手术为主的微创手术，直到现今迅速崛起的机器人辅助手术。达芬奇手术机器人系统于 21 世纪初得到 FDA 批准，并迅速在胸外科手术中得到应用。2003 年摩根（Morgan）等首次报道了机器人辅助肺叶切除术，而后安德森（Anderson）等在 2007 年报道了世界上首例机器人辅助肺段切除术，此后机器人更多地应用于早期肺癌手术。机器人辅助手术系统操作性好，视野清晰，动作可靠，可以高质量地完成肺叶切除及系统性淋巴结清扫，规范地治疗早期肺癌，可以最大限度地减轻患者的痛苦。最新的 da Vinci Xi 手术机器人系统允许外科医生自主完成切割闭合和使用红外线技术。它的优势不仅在于有一个可以让器械手臂旋转的吊杆，可保证机器人在接近患者时具有更大的方向性和灵活性；与 da Vinci Si 相比，移动端口还让 da Vinci Xi 技术实现了视频转换；同时也有了更细的器械臂和更长的操作器械。基于明显的技术操作优势，相信机器人辅助胸外科手术将在肺癌根治手术中应用得越来越广泛。

一、手术适应证和禁忌证

1. 适应证

（1）肿瘤直径小于 7 cm。

（2）分期 T3 以内。

（3）中央型肿瘤未侵犯大血管及主气管。

2. 禁忌证

（1）心肺功能严重异常或合并其他疾病，不能耐受手术者。

（2）肿物侵犯食管者。

（3）无法耐受单肺通气者。

（4）胸腔粘连严重者。

二、麻醉方式

全身麻醉，气管内插管，单肺通气。

三、手术体位

健侧卧位或健侧折刀侧卧位（图 6-1-7、图 6-1-8）（详见第 6 章第 1 节）。

四、物品准备

1. 设备

da Vinci Xi 手术机器人系统：患者手推车、医生控制台、图像车；电外科设备、超声刀（备用）、负压吸引装置。

2. 手术器械

（1）普通器械

① 常规胸外开胸包：4# 刀柄、7# 刀柄、长甲状腺剪、胸科长组织剪、长线剪、甲状腺剪、长无齿镊、小有齿镊、小无齿镊、甲状腺拉钩、压肠板、打结器、中号开胸器、针持、扣克钳、肠钳、长圈钳、大直角钳、加长小直角钳、小直角钳、肺钳（大/小）、大弯钳、中弯钳、组织钳、小弯钳、弯无齿卵圆钳、弯有齿卵圆钳、Hem-o-lok 钳、小号可转换牵开器（附配 6 个转换叶）（备中转开放手术使用）。

② 胸外腔镜包：弯分离钳、巴克钳、吸引器头、电凝钩、弯剪、8 mm Trocar。

（2）机器人器械：中心立柱无菌套、器械臂无菌套、30° 镜头、8 mm 器械臂金属套管、金属套管内芯、套管封帽、单极电钩、无创抓钳、有孔双极抓钳、单极电凝线、双极电凝线。

3. 其他物品

（1）一次性物品：11# 刀片、20# 刀片、缝合针、1#4#7# 丝线、电刀、吸引器管/头、显影纱布、腔镜纱布、手术贴膜、一次性 12 mm Trocar、大/小 Hem-o-lok 夹、20 mL/50 mL 注射器、7# 针头、液状石蜡、马克笔、取物袋、胸腔闭式引流装置。

（2）特殊物品：电动腹腔镜直线切割吻合器及钉仓、血管吊带。

五、Trocar 的定位和患者手推车的定泊

1. Trocar 的定位（图 11-1-1）

（1）取右腋前线第 7 肋间做 8 mm 切口，做观察孔（C），连接 3 号器械臂置入机器人胸腔镜。

（2）取右腋前线第 6 肋间（①）、右腋后线第 7 肋间（②）做 8 mm 切口，做操作孔，置入穿刺器连接 1 号器械臂和 2 号器械臂。肩胛骨下方的听觉三角区（④）操作孔根据手术需要再进行穿刺连接 4 号器械臂。

（3）取腋中线前 5 mm 第 10 肋间做辅助切口（A），置入一次性 12 mm Trocar。

2. 患者手推车的定泊（图 11-1-2）

患者手推车放置于患者头侧，对准手术台中轴线后再偏左 15° 角为佳。主刀医生位于医生控制台，助手医生位于手术台左侧，洗手护士及器械台位于手术台尾侧。3 号器械

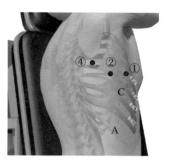

图 11-1-1　机器人辅助下右下肺癌根治术 Trocar 的定位

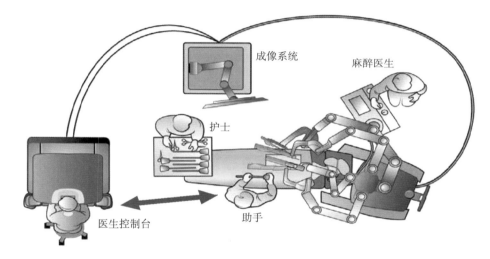

图 11-1-2　机器人辅助下右下肺癌根治术手术室布局示意图

臂置入 30° 镜头，4 号器械臂连接有孔双极镊，2 号器械臂连接单极电钩，1 号器械臂连接无创抓钳，A 孔为助手操作孔，完成机器人入位对接（定泊位置及助手医生和洗手护士的站位可根据不同医院手术室的布局及手术医生的偏好进行相应调整）。

六、手术步骤及护理配合

机器人辅助下右下肺癌根治术的手术步骤及护理配合见表 11-1-1。

表 11-1-1　机器人辅助下右下肺癌根治术的手术步骤及护理配合

手术步骤	护理配合
1. 消毒皮肤，铺无菌单	洗手护士准备皮肤消毒剂，助手医生按肺叶切除手术常规消毒铺单
2. 连接设备	巡回护士协助洗手护士检查、连接机器人系统，电外科设备，负压吸引装置，操作端妥善固定于手术台上

手术步骤	护理配合
3. 建立通道	（参见本节 Trocar 的定位）
4. 胸腔探查	助手医生从观察孔置入机器人 30° 镜头，探查胸腔有无积液，肺与胸壁有无粘连，肺叶间裂分界是否清晰，确定肿瘤质地大小及淋巴结转移情况。初步判断能否通过机器人完成手术
5. 定泊患者手推车	巡回护士将手术台调整至合适高度及角度，将患者手推车定泊于合适位置（参见本节患者手推车的定泊）。助手医生将器械臂与 Trocar 妥善连接
6. 连接机器人器械	4 号臂连接有孔双极镊，3 号臂连接 30° 镜头，2 号臂连接单极电钩，1 号臂连接无创抓钳，A 孔为助手操作孔（图 11-1-1）。30° 镜头轻拿轻放，妥善安装；洗手护士协助助手医生妥善安装机器人器械；为助手医生准备腹腔镜下吸引器或巴克钳
7. 离断右下肺叶静脉	沿纵隔胸膜分离出右下肺叶静脉（图 11-1-3），准备 10 cm 血管吊带用于血管牵拉，准备巴克钳用于夹持血管吊带并牵拉，准备液状石蜡润滑好的电动腹腔镜直线切割吻合器切断右下肺静脉
8. 离断右下叶支气管	沿纵隔继续分离后暴露出右下叶支气管，准备 10 cm 血管吊带用于血管牵拉，准备巴克钳用于夹持血管吊带并牵拉，准备电动腹腔镜直线切割吻合器切断右下叶支气管（图 11-1-4），备好腔镜纱布，用于清理术野和术中钝性分离组织时使用
9. 离断右下肺叶动脉	游离暴露出右下肺叶动脉（图 11-1-5），准备 10 cm 血管吊带用于血管牵拉，准备巴克钳用于夹持血管吊带并牵拉，准备液状石蜡润滑好的电动腹腔镜直线切割吻合器切断右下肺动脉（图 11-1-6），根据手术需要，及时更换腔镜纱布，认真查对数量及完整性
10. 切割右肺斜裂处肺组织（图 11-1-7）	组装好电动腹腔镜直线切割吻合器及钉仓，使用前确认其处于正常工作状态，使用后检查电动腹腔镜直线切割吻合器及钉仓是否完整；备好大号和小号 Hem-o-lok 钳，用于结扎血管
11. 清扫淋巴结（图 11-1-8）	依次清扫纵隔、肺门、叶间裂等处肿大的淋巴结；准备生理盐水纱布及时接取淋巴结标本，于无菌台固定位置妥善放置，并做好标记
12. 取出肺组织	准备腔镜取物袋，用于盛装手术标本；准备弯有齿卵圆钳、显影纱布、液状石蜡，将标本从辅助切口取出，注意检查取物袋完整性，避免因过度牵拉造成标本袋缺损；病理标本及淋巴结术中妥善保存，术后及时送检
13. 冲洗胸腔、检查吻合口、放置引流	准备温热无菌注射用水冲洗胸腔，鼓肺，检查肺组织、支气管残端有无漏气，有无明显活动性出血；准备腔镜纱布清理术野；放置胸腔闭式引流管 1 根，大角针 7# 丝线妥善固定；胸腔闭式引流瓶注入合适容量生理盐水备用
14. 移出器械臂及 Trocar，关闭切口	助手医生取出机器人器械，分离器械臂与 Trocar，将器械臂收拢，拔除各 Trocar；洗手护士协助助手医生取出机器人器械，并及时检查功能及完整性；巡回护士将患者手推车撤离，拆除器械臂无菌套及中心立柱无菌套，将患者手推车收拢并移动至安全位置；洗手护士和巡回护士双人共同查对手术用品数量及完整性，确认无误，方可关胸

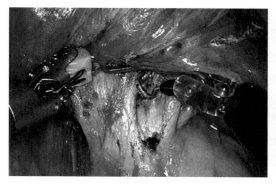

图 11-1-3　分离右下肺叶静脉

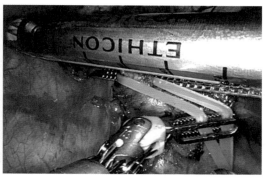

图 11-1-4　离断右下肺叶支气管

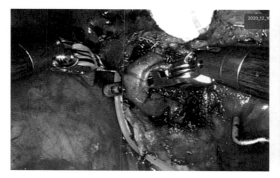

图 11-1-5　暴露右下肺叶动脉

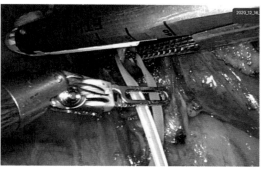

图 11-1-6　离断右下肺叶动脉

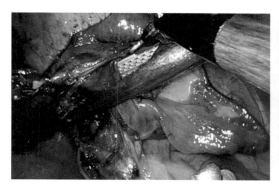

图 11-1-7　切割右肺斜裂处组织

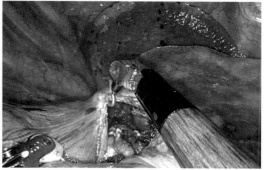

图 11-1-8　清扫淋巴结

七、注意事项

1. 体位的管理

手术体位为侧卧位，在安置体位时应注意以下几点。

（1）避免神经损伤：术中采用的是健侧卧位或者折刀侧卧位，巡回护士注意患者腋神经的保护，避免因体位垫摆放位置不合理造成神经压迫性损伤。

（2）保护头面部：患者头部在机器人手臂环抱范围内，因此极易发生头面部损伤。

巡回护士应注意对患者进行头面部保护，可在头面部上方放置麻醉管理架，确认器械臂不会与患者的头面部接触，必要时可使用保护垫进行隔离处理。同时应关注患者眼部及耳郭安置情况，避免受压。

（3）防止体位滑脱：由于麻醉状态下患者肌肉处于松弛状态，失去自主控制力，侧卧位如果固定不牢固，术中容易因重力作用或其他因素发生体位滑脱甚至坠床。安置体位时，巡回护士可利用约束带约束膝关节、腕关节，固定时松紧适宜，以能伸入两指为佳，既能对身体起到固定作用，又能避免出现血液循环障碍；利用骨盆固定器等体位固定工具使患者处于正侧卧位，确保固定牢固，防止左右摇晃。同时加用海绵垫、硅胶垫、棉垫等，避免造成关节处的压力性损伤。

2. 静脉通道的管理

静脉通道建立在患侧上肢，可使用三通延长输液接头，以满足麻醉医生用药及术中观察的需要。机器人定泊后不利于静脉输液的观察，术前应检查输液管接头衔接是否紧密，固定是否牢固，以防术中脱落，同时应做好三通与皮肤接触部位的皮肤保护，防止三通接头压迫皮肤，造成损伤。

3. 呼吸功能训练

术前应指导患者进行腹式呼吸、有效咳嗽训练，避免术后因疼痛影响正常呼吸功能。

4. 麻醉管道的保护

患者采用双腔气管插管，单肺通气。插管完成后，需要进行支气管镜检查，并确认双腔管进行单肺通气的位置，同时应妥善固定管道，避免发生位移。由于患者头端位置被机器人主体占据，导致术中无法直观地观察麻醉管路的连接固定情况，因此，应注意气管导管连接妥当，并用专用麻醉管道固定架将其固定好，术中定时观察导管的连接情况，避免脱落。此外，摆放体位时应注意深静脉的保护，避免脱落。

5. 肋间神经封闭

虽然机器人手术创伤较小，但由于胸肋间神经丰富，术中受到器械臂挤压刺激，容易出现不同程度的疼痛反应，目前，肋间神经阻滞麻醉已广泛应用于胸科腔镜和机器人手术中。洗手护士在预计手术即将结束前，应提前准备好注射器和针头，抽取0.25% 罗哌卡因备用。

6. 可视化技术应用

机器人系统可在手术区域铺设三维解剖成像，识别免疫荧光下的神经、血管，甚至肌肉细胞。这种可视化技术是在手术区域放置一个机器人摄像机并注入静脉染料，通过近红外荧光引导实现，即达芬奇 Firefly 技术。利用荧光染剂吲哚菁绿，外科医生可以看到带血管蒂的组织，它会亮起一片绿色，这在肺段切除中十分有利。

第 2 节 机器人辅助下前纵隔肿物切除术的护理配合

前纵隔肿瘤是临床上常见的胸部疾病，多来源于胸腺，经诊断后一般需要接受手术切除治疗。纵隔空间狭小，器官分布较为复杂，组织来源多样，周围邻近大血管及心脏等重要脏器，手术风险和难度较高。既往胸骨正中切口切除前纵隔肿瘤是较常见的手术方式，但该方式有创伤大、并发症较多、患者术后恢复慢等缺陷。随着微创技术的不断进步，胸腔镜手术由于其创伤小、切口美观、并发症少等优势，逐渐替代了传统的开胸切除方式，并成为目前前纵隔肿瘤治疗的首选术式，已被广大胸外科医生、患者所接受。

2001 年，吉野（Yoshino）等率先报道了使用达芬奇机器人成功实施纵隔肿瘤切除术的案例。随后达芬奇机器人手术系统逐渐在胸外科手术中得到应用，并取得良好的临床效果。机器人辅助下前纵隔肿瘤切除术能够有效提高医生操作舒适性，并在坚持安全、无瘤和微创的基础上，有助于提高巨大肿瘤完整切除率，使前纵隔淋巴结清扫更彻底，并减少术中、术后并发症的发生，极大地提高了术后疗效。相信随着手术机器人设备及器械的持续改进及操作技术的不断进步，机器人辅助手术将会成为纵隔肿瘤切除的常规手术方式。

一、手术适应证和禁忌证

1．适应证

（1）纵隔肿瘤未明显侵犯大血管、气管、食管、心包、肺组织。

（2）既往无肺结核、胸膜炎或者手术病史。

（3）椎管内未侵犯或者生长。

（4）无严重心肺功能障碍，凝血功能障碍。

2．禁忌证

（1）肿瘤大于 5 cm，且有邻近肺组织及心包受累。

（2）侵犯无名静脉及上腔静脉。

二、麻醉方式

全身麻醉，气管内插管。

三、手术体位

左侧卧位（图 11-2-1）（详见第 6 章第 1 节）。

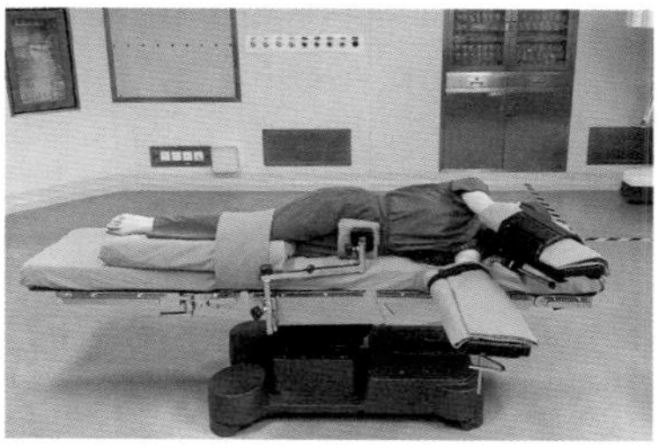

四、物品准备

图 11-2-1　左侧卧位

1．设备

da Vinci Xi 手术机器人系统：患者手推车、医生控制台、图像车；电外科设备、超声刀（备用）、负压吸引装置。

2. 手术器械

（1）普通器械

① 常规胸外开胸包：4# 刀柄、7# 刀柄、长甲状腺剪、胸科长组织剪、长线剪、甲状腺剪、长无齿镊、小有齿镊、小无齿镊、甲状腺拉钩、压肠板、打结器、中号开胸器、针持、扣克钳、肠钳、长圈钳、大直角钳、加长小直角钳、小直角钳、肺钳（大 / 小）、大弯钳、中弯钳、组织钳、小弯钳、弯无齿卵圆钳、弯有齿卵圆钳、Hem-o-lok 钳、小号可转换牵开器（附配 6 个转换叶）（备中转开放手术使用）。

② 胸外腔镜包：弯分离钳、巴克钳、吸引器头、电凝钩、弯剪、8 mm Trocar。

（2）机器人器械：中心立柱无菌套、器械臂无菌套、30° 镜头、8 mm 器械臂金属套管、金属套管内芯、套管封帽、单极电钩、有孔双极镊、单极电凝线、双极电凝线。

3. 其他物品

一次性物品：11# 刀片、20# 刀片、缝合针、1#4#7# 丝线、电刀、吸引器管 / 头、显影纱布、腔镜纱布、手术贴膜、一次性 12 mm Trocar、大 / 小 Hem-o-lok 夹、20 mL/50 mL 注射器、7# 针头、液状石蜡、取物袋、胸腔闭式引流装置、马克笔。

五、Trocar 的定位和患者手推车的定泊

1. Trocar 的定位（图 11-2-2）

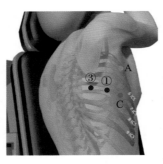

图 11-2-2　机器人辅助下前纵隔肿物切除术 Trocar 的定位

（1）取右腋中线第 7 肋间做 8 mm 切口，做观察孔，置入机器人内镜（C）。

（2）取右侧腋后线第 7 肋间（①）与肩胛下线第 7 肋间（③）做 8 mm 切口做操作口，置入机器人器械臂专用穿刺器分别连接 1 号器械臂和 3 号器械臂。

（3）腋前线第 4 肋间做 12 mm 切口做辅助操作孔，置入一次性 12 mm Trocar（A）。

2. 患者手推车的定泊（图 9-3-2）

患者手推车放置于患者头侧，对准手术台中轴线后再偏右 15° 角为佳。主刀医生位于医生控制台，助手医生位于手术台右侧，洗手护士及器械台位于手术台尾侧。1 号器械臂连接有孔双极镊，2 号器械臂连接 30° 镜头，3 号器械臂连接单极电钩，A 孔为助手操作孔，完成机器人入位对接（定泊位置及助手医生和洗手护士的站位可根据不同医院手术室的布局及手术医生的偏好进行相应调整）。

六、手术步骤及护理配合

机器人辅助下前纵隔肿物切除术的手术步骤及护理配合见表 11-2-1。

表 11-2-1　机器人辅助下前纵隔肿物切除术的手术步骤及护理配合

手术步骤	护理配合
1. 消毒皮肤，铺无菌单	洗手护士准备皮肤消毒剂，助手医生按胸科前纵隔肿物手术常规消毒铺单
2. 连接设备	巡回护士协助洗手护士检查、连接机器人系统，电外科设备，负压吸引装置，操作端妥善固定于手术台上
3. 建立通道	（参见本节 Trocar 的定位）
4. 胸腔探查（图 11-2-3）	助手医生从观察孔置入机器人 30° 镜头，探查胸腔有无积液、确定肿物质地、大小、包膜是否完整、与周围组织有无粘连。初步判断能否通过机器人完成手术
5. 定泊患者手推车	巡回护士将手术台调整至合适高度及角度，将患者手推车定泊于合适位置（参见本节患者手推车的定泊）。助手医生将器械臂与 Trocar 妥善连接
6. 连接机器人器械	1 号臂连接有孔双极抓钳，2 号臂连接 30° 镜头，3 号臂连接单极电钩，4 号臂收拢后放于合适位置，A 孔为助手操作孔（图 11-2-2）；30° 镜头轻拿轻放，妥善安装；洗手护士协助助手医生妥善安装机器人器械；为助手医生准备腹腔镜下吸引器或巴克钳
7. 分离胸腺组织	钝性加锐性分离胸腺组织，准备好腔镜纱布，用于清理术野和术中钝性分离组织时使用（图 11-2-4、图 11-2-5）；分离组织过程中注意保护右侧无名静脉，准备好大号和小号 Hem-o-lok 夹，用于结扎血管
8. 离断滋养静脉	准备好大号和小号 Hem-o-lok 夹，用于结扎血管
9. 取出标本	准备腔镜取物袋，用于盛装手术标本；准备弯有齿卵圆钳、显影纱布、液状石蜡，将标本从辅助切口取出；注意检查取物袋完整性，避免因过度牵拉造成标本袋缺损；病理标本及淋巴结术中妥善保存，术后及时送检
10. 冲洗胸腔、检查术野、放置引流	准备温热无菌注射用水冲洗胸腔，检查有无明显活动性出血（图 11-2-6）；准备腔镜纱布清理术野。放置胸腔闭式引流管 1 根，大角针 7# 丝线妥善固定；胸瓶注入合适容量生理盐水备用
11. 移出器械臂及 Trocar、关闭切口	助手医生取出机器人器械，分离器械臂与 Trocar，将器械臂收拢，拔除各 Trocar；洗手护士协助助手医生取出机器人器械，并及时检查功能及完整性；巡回护士将患者手推车撤离，拆除器械臂无菌套及中心立柱无菌套，将患者手推车收拢并移动至安全位置；洗手护士和巡回护士双人共同查对手术用品数量及完整性，确认无误后方可关胸

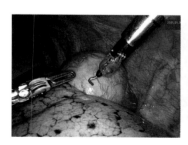
图 11-2-3　探查肿瘤

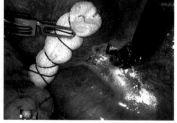
图 11-2-4　游离肿瘤侧边

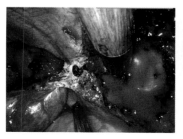
图 11-2-5　游离肿瘤基底部

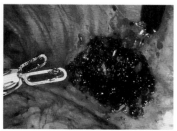
图 11-2-6　创面止血

七、注意事项

（1）体位管理、术前肺功能锻炼、肋间神经封闭：内容见第 11 章第 1 节。

（2）妥善放置暂空器械臂：纵隔肿瘤切除手术使用 3 条器械臂即可，洗手护士使用器械臂套将 4 号器械臂套好后备用，妥善移动至不干扰其他器械臂进行手术操作的位置，同时术中避免 4 号器械臂受到污染。

第 3 节　机器人辅助下三切口食管癌根治术的护理配合

食管癌是我国常见、多发的消化系统恶性肿瘤，每年新发食管癌病例占全球病例数的 70% 左右。对于食管癌的治疗，放疗、化疗的 5 年生存率分别为 10%、15%，而手术切除的 5 年生存率约为 40%，因此手术切除仍是食管癌的主要治疗方式。目前我国食管癌外科手术切除率为 90%～97%，死亡率低于 3.5%，5 年生存率为 30.0%～55.5%。食管因其解剖部位十分特殊，传统开胸手术创伤大、出血多、患者疼痛感强，胸腔镜手术操作范围有限，腔镜器械灵活度并不十分理想，存在一定的局限性。自 2004 年洪甘（Hongan）等首次报道了机器人辅助下食管癌根治术以来，机器人手术系统越来越多地应用于食管癌根治手术。机器人手术系统由于三维高清手术视野、7 个自由活动度的手术器械、震颤过滤及良好的人体工程学体验，使食管癌手术操作的稳定性和精确性更高，在狭小的后纵隔与腹膜后间隙进行食管和胃的游离及喉返神经旁淋巴结的清扫时，误伤神经、气管及胸导管的概率明显降低，同时淋巴结清扫的彻底性显著提高，有效降低了手术过程中医源性创伤的风险，减少了术后声带麻痹、乳糜胸和气管膜部损伤等并发症的发生。

一、手术适应证和禁忌证

1. 适应证

（1）无明显肿瘤外侵，肿瘤上缘距右胸顶＞8 cm。

（2）无邻近组织的直接侵犯。

（3）无食管床及胃小弯淋巴结转移。

（4）无严重合并症。

（5）心肺功能可以耐受单肺通气和开胸手术。

2. 禁忌证

（1）肿瘤严重外侵者。

（2）胸腹腔粘连广泛者。

二、麻醉方式

全身麻醉，双腔气管插管。

三、手术体位

（1）胸腔部分：90°左侧卧位，头高足低 15°（图 11-3-1）。腋下垫条形软枕，距腋窝 5～10 cm。双上肢向前平伸放置于托手板上，右上肢尽可能放低，防止被机器人器械臂压伤。

（2）腹腔、颈部部分：平卧肩颈后仰卧位（图 11-3-2）。双上肢固定于身体两侧，头高足低 15°，肩颈下垫一软枕，使头后仰并稍偏向右侧。

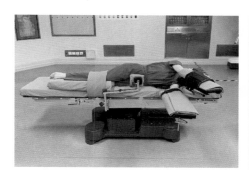
图 11-3-1　90°左侧卧位，头高足低 15°

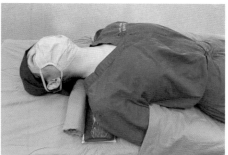
图 11-3-2　平卧肩颈后仰卧位

四、物品准备

1. 设备

da Vinci Xi 手术机器人系统：患者手推车、医生控制台、图像车；电外科设备、超声刀、负压吸引装置。

2. 手术器械

（1）普通器械

① 常规胸外开胸包：4# 刀柄、7# 刀柄、长甲状腺剪、胸科长组织剪、长线剪、甲状腺剪、长无齿镊、小有齿镊、小无齿镊、甲状腺拉钩、小甲状腺拉钩、压肠板、打结器、中号开胸器、针持、扣克钳、肠钳、长圈钳、大直角钳、加长小直角钳、小直角钳、肺钳（大 / 小）、大弯钳、中弯钳、组织钳、小弯钳、弯无齿卵圆钳、弯有齿卵圆钳、Hem-o-lok 钳、小号可转换牵开器（附配 6 个转换叶）（备中转开放手术使用）。

② 胸外腔镜包：弯分离钳、巴克钳、吸引器头、电凝钩、弯剪、8 mm Trocar。

（2）机器人器械：中心立柱无菌套、器械臂无菌套、30° 镜头、8 mm 器械臂金属套管、金属套管内芯、套管封帽、单极电钩、无创抓钳、有孔双极抓钳、单极电凝线、双极电凝线。

3. 其他物品

（1）一次性物品：11# 刀片、20# 刀片、缝合针、1#4#7# 丝线、电刀、吸引器管 / 头、显影纱布、腔镜纱布、手术贴膜、一次性 12 mm Trocar、大 / 小 Hem-o-lok 夹、20 mL/50 mL 注射器、7# 针头、液状石蜡、马克笔、胸腔闭式引流装置。

（2）特殊物品：电动腹腔镜直线切割吻合器及钉仓、腹腔镜管状吻合器、食管吊带、切口保护套、3-0 可吸收缝线。

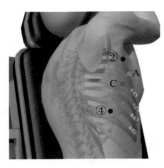

图 11-3-3　机器人辅助下三切口食管癌根治术胸腔部分 Trocar 的定位

五、Trocar 的定位和患者手推车的定泊

1. Trocar 的定位

（1）胸腔部分（图 11-3-3）

① 取右腋中线第 6 肋间做 8 mm 切口做观察孔（C），连接 3 号器械臂，置入机器人内镜镜头。

② 右腋后线第 9 肋间（②）、右腋中线第 3 肋间（④）分别做 8 mm 切口做操作孔，置入机器人器械臂专用穿刺器，分别连接 2、4 号器械臂。

③ 右腋前线前方第 4 肋间做一约 12 mm 切口做辅助操作孔（A），置入一次性 12 mm Trocar。

（2）腹腔部分（图 11-3-4）

① 在脐左下方做 8 mm 切口做观察孔（C），连接 3 号器械臂，置入机器人内镜镜头。

② 脐上方左右锁骨中线交叉处分别做 8 mm 切口做操作孔（②、④），置入机器人专用穿刺器，分别连接 2、4 号器械臂。

③ 右锁骨中线脐下方及右腋前线脐上方分别做约 12 mm 切口做辅助操作孔（A1、A2），置入一次性 12 mm Trocar。

2. 患者手推车的定泊（图 9-3-2）

（1）胸腔部分：患者手推车放置于患者头部背侧，其中心点与机器人镜头孔的连线与患者纵轴成 30° 角。主刀医生位于医生控制台，助手医生位于手术台左侧，洗手护士及器械台位于手术台尾侧。4 号器械臂连接有孔双极镊，3 号器械臂连接 30° 镜头，2 号器械臂连接单极电钩，A 孔为助手操作孔，完成机器人入位对接（定泊位置及助手医生和洗手护士的站位可根据不同医院手术室的布局及手术医生的偏好进行相应调整）。

（2）腹腔、颈部部分：患者手推车从头右侧进入。主刀医生位于医生控制台，助手医生位于手术台一侧，洗手护士及器械台位于手术台尾侧。4 号器械臂连接有孔双极镊，3 号器械臂连接 30° 镜子，2 号器械臂连接单极电钩，A1、

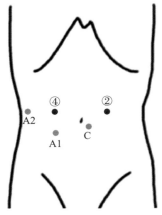

图 11-3-4　机器人辅助下三切口食管癌根治术腹腔部分 Trocar 的定位

A2 为助手操作孔，完成机器人入位对接（图 9-3-2）（定泊位置及助手医生和洗手护士的站位可根据不同医院手术室的布局及手术医生的偏好进行相应调整）。

六、手术步骤及护理配合

机器人辅助下三切口食管癌根治术的手术步骤及护理配合见表 11-3-1。

表 11-3-1　机器人辅助下三切口食管癌根治术的手术步骤及护理配合

手术步骤	护理配合
胸腔部分	
1. 消毒皮肤，铺无菌单	洗手护士准备皮肤消毒剂，助手医生按食管癌手术常规消毒铺单
2. 连接设备	巡回护士协助洗手护士检查、连接机器人系统，电外科设备，负压吸引装置，操作端妥善固定于手术台上
3. 建立通道	（参见本节胸腔部分 Trocar 的定位）
4. 胸腔探查	助手医生从 C 孔置入机器人 30° 镜头，探查胸腔有无积液，肺与胸壁有无粘连，胸腔及肿瘤有无转移或侵犯周围组织。初步判断能否通过机器人完成手术
5. 定泊患者手推车	巡回护士将手术台调整至合适高度及角度，将患者手推车定泊于合适位置（参见本节患者手推车的定泊）。助手医生将器械臂与 Trocar 妥善连接
6. 连接机器人器械	4 号臂连接有孔双极镊，3 号臂连接 30° 镜头，2 号臂连接单极电钩，1 号臂收拢后放于合适位置，A1、A2 为助手操作孔。30° 镜头轻拿轻放，妥善安装；洗手护士协助助手医生妥善安装机器人器械；为助手医生准备腹腔镜下吸引器或巴克钳
7. 切断奇静脉	游离奇静脉，血管远、近心端分别准备液状石蜡润滑过的电动腹腔镜直线切割吻合器切断奇静脉
8. 游离食管	沿主动脉边缘游离食管，上至胸膜顶，下至食管裂孔，备好腔镜纱布，用于清理术野和术中钝性分离组织时使用
9. 清扫胸腔淋巴结	清扫右喉返神经链、左喉返神经链、食管上中下段食管旁淋巴结、隆突淋巴结，准备巴克钳夹取脱落的淋巴结；准备生理盐水纱布及时接取淋巴结，并做好标记
10. 止血，放置引流，移出器械臂及 Trocar，关闭切口	彻底止血，于腋后线第 9 肋间放置胸腔闭式引流管 1 根，大角针 7# 丝线妥善固定；胸腔闭式引流瓶内注入合适容量生理盐水备用；助手医生取出机器人器械，分离器械臂与 Trocar，将器械臂收拢，拔除各 Trocar；洗手护士协助助手医生取出机器人器械，并及时检查功能及完整性；巡回护士将患者手推车撤离，暂时收拢并移动至可保持无菌状态的安全位置；洗手护士和巡回护士双人共同查对手术用品数量及完整性，确认无误后方可关胸
腹腔部分	
1. 消毒皮肤，铺无菌单	洗手护士准备皮肤消毒剂消毒皮肤，助手医生进行手术铺单，注意暴露颈部和腹部两处手术区域
2. 连接设备	巡回护士协助洗手护士检查、连接机器人系统，电外科设备，负压吸引装置，操作端妥善固定于手术台上
3. 建立通道	（参见本节腹腔部分 Trocar 的定位）
4. 腹腔探查	助手医生从观察孔置入机器人 30° 镜头，探查腹腔有无积液，腹腔脏器有无粘连及肿瘤侵犯
5. 定泊患者手推车	巡回护士将手术台调整至合适高度及角度，将患者手推车定泊于合适位置（参见本节腹腔、颈部部分患者手推车的定泊）。助手医生将器械臂与 Trocar 妥善连接
6. 连接机器人器械	4 号臂连接有孔双极镊，3 号臂连接 30° 镜头，2 号臂连接单极电钩，1 号臂收拢后放于合适位置，C 孔为助手操作孔。30° 镜头轻拿轻放，妥善安装；洗手护士协助助手医生妥善安装机器人器械；为助手医生准备腹腔镜下吸引器或巴克钳

续表

手术步骤	护理配合
7. 游离胃，处理血管	游离胃，结扎胃左动脉、胃右动脉、胃网膜左动脉，保留胃网膜右动脉。备好腔镜纱布，用于清理术野和术中钝性分离组织时使用；备好大号和小号 Hem-o-lok 夹，用于结扎血管
8. 清扫胃左、贲门旁淋巴结	给助手医生准备巴克钳及时取出脱落的淋巴结；准备生理盐水纱布及时接取淋巴结，并做好标记，妥善放置于器械台固定位置
9. 撤离患者手推车	助手医生取出机器人器械，分离器械臂与 Trocar，将器械臂收拢，拔除各 Trocar；洗手护士协助助手医生取出机器人器械，并及时检查功能及完整性；巡回护士将患者手推车撤离，拆除器械臂无菌套及中心立柱无菌套，将患者手推车收拢并移动至安全位置
10. 制作管状胃	在剑突下做 5 cm 切口，准备切口保护套并置入，将胃拉出腹腔，准备电动腹腔镜直线切割吻合器沿胃小弯制作管状胃，准备 3-0 可吸收缝线将浆肌层连续缝合包埋
11. 保护腹部切口	准备温盐水纱布暂时覆盖腹部切口
颈部部分	
1. 游离颈部食管	在左颈部胸锁乳突肌后缘做 5 cm 切口，在胸锁乳突肌内侧分离达气管、食管沟层面，充分游离颈部食管
2. 吻合	将胃通过食管床提至颈部，准备液状石蜡充分润滑管状胃，以减少胃与食管床的摩擦，使胃通过食管床时避免过度牵拉，准备好电动腹腔镜直线切割吻合器行侧侧吻合，关闭胃食管切口
3. 检查止血、放置引流、关闭切口	再次检查腹腔有无活动性出血，胃有无扭转及张力；检查颈部吻合口是否完整有无渗漏；在腹部及颈部各放置 1 根引流管；洗手护士和巡回护士双人共同查对手术用品数量及完整性，确认无误后方可关闭腹腔及颈部切口

七、注意事项

（1）术中体温管理：内容同第 8 章第 1 节。

（2）术中体位管理：食管癌根治术手术步骤复杂，手术耗时较长，尤其是食管癌三切口手术，术中需要更换手术体位。因此，在摆放体位时，巡回护士要注意患者肢体处于功能位置，保持床单干燥平整，骨隆突处及受压部位给予减压辅料保护，避免患者皮肤损伤。同时做好保暖工作，预防低体温的发生。术中更换体位时应做到轻柔、迅速、准确，加强手术医生、巡回护士与洗手护士的配合度，提高效率。

（3）生命体征观察：该手术游离和清扫范围较广，对患者的手术创伤较大，麻醉医生及巡回护士应积极关注患者生命体征变化，如有异常及时采取干预措施。

（4）准确清点核对物品：由于该手术有 3 个切口，术中需要更换体位，重新消毒铺单，所用物品种类数量较多，因此器械护士和巡回护士应注意认真清点手术器械及用品的数量和完整性，并准确记录。

（6）肋间神经封闭：内容同第 11 章第 1 节。

（7）机器人二次定泊管理：术中需要暂时撤离患者手推车，巡回护士应将患者手推车器械臂暂时收拢，并移至人员走动较少且不易污染的位置。

（刘雪妍　苗　叶　刘曦光）

第12章　妇科机器人手术的护理配合

第1节　机器人辅助下广泛全子宫切除＋盆腔淋巴结清扫术的护理配合

宫颈癌是最常见的女性生殖系统恶性肿瘤之一。据世界卫生组织发布，2019年全球新发宫颈癌病例约56.9万例，死亡病例约31.1万例，其中84%的病例发生于经济欠发达的国家，由于经济、卫生条件的影响，很多女性在疾病发现之初已属晚期。

广泛全子宫切除术联合盆腔淋巴结清扫术是宫颈癌手术治疗的标准方案，近年来随着微创理念的发展、手术器械和技术的进步，腹腔镜宫颈癌根治术已经被证实是安全有效的，并逐步取代传统开腹手术，有效减少了术后并发症和恢复时间。但是腹腔镜在理论与技术上仍存在一些问题及难点需要去解决。达芬奇机器人手术系统最早在2000年应用于早期子宫颈癌的治疗中，自2006年报道首例机器人辅助下根治性子宫切除术（robotic radical hysterectomy，RRH）治疗宫颈癌以来，一系列研究报道证实了RRH的可行性、安全性、有效性。机器人的三维高清影像、全景视觉、灵活的手臂能更好地对子宫旁及腹膜后组织进行分离。此外，荧光技术可在术中显影淋巴管和血管，对于妇科恶性疾病术中前哨淋巴结的定位意义重大。因此，RRH在临床的应用越来越广泛。

一、手术适应证和禁忌证

1. 适应证

（1）Ⅰb～Ⅱa期，癌灶直径≤4 cm的子宫颈癌。

（2）Ⅱb期癌灶直径＞4 cm，经术前放疗或化疗后。

（3）Ⅰ期伴脉管浸润、癌灶融合，多发或细胞分化不良者。

（4）Ⅱ期子宫内膜癌。

（5）侵犯阴道上1/3的阴道癌。

2. 禁忌证

（1）子宫颈癌Ⅱb期以上。

（2）严重心肺系统及其他内科疾病，不能耐受人工气腹或头低足高体位者。

（3）不能耐受麻醉者。

（4）大的腹疝或膈疝。

（5）急性弥漫性腹膜炎。

（6）既往腹部反复手术史或感染性肠道疾病或穿刺点部位有肠管粘连、粘连严重、肠损伤风险增加为相对禁忌。

二、麻醉方式

全身麻醉，气管内插管。

三、手术体位

头低足高截石位（图 9-2-1）（详见第 6 章第 1 节）。

四、物品准备

1. 设备

da Vinci Xi 手术系统：患者手推车、医生控制台、图像车；电外科设备、超声刀、负压吸引装置。

2. 手术器械

（1）普通器械

① 常规妇科开腹包：4# 刀柄、7# 刀柄、线剪、甲状腺剪、组织剪、小无齿镊、小有齿镊、长无齿镊、S 拉钩、腹壁拉钩、甲状腺拉钩、压肠板、针持、扣克钳、肠钳、中直角钳、大弯钳、中弯钳、组织钳、小弯钳、布巾钳、长圈钳（备中转开放手术使用）。

② 妇科腔镜包：弯分离钳、微齿抓钳、弯剪、吸引器头、举宫器、单极电凝钩、双极电凝钳、针持、巴克钳。

（2）机器人器械：中心立柱无菌套、器械臂无菌套、0° 镜头、8 mm 器械臂金属套管、金属套管内芯、套管封帽、单极电钩、超声刀、无创抓钳、有孔双极镊、针持、单极弯剪、单极弯剪尖端盖、单极电凝线、双极电凝线。

3. 其他物品

（1）一次性物品：11# 刀片、20# 刀片、缝合针、1#4#7# 丝线、电刀、吸引器管 / 头、显影纱布、腔镜纱布、取物袋、20 mL/60 mL 注射器、液状石蜡、16# 双腔气囊导尿管、引流袋、马克笔。

（2）特殊物品：0 号、2-0 可吸收缝线，T 型引流管。

五、Trocar 的定位和患者手推车的定泊

1. Trocar 的定位（图 12-1-1）

在这一手术中，耻骨是比脐更好的标志，1 号器械臂端口尽可能放在下方，以最大限度地扩大所需的工作空间，用于主动脉旁淋巴结清扫，同时尽量减少外臂碰撞。

（1）距离耻骨联合处 24～28 cm，距中线外侧偏右 3 cm 做 1.5 cm 切口做观察孔（C），建立气腹，维持气腹压 13～15 mmHg，通过此 Trocar 置入机器人 3 号器械臂放置镜头。

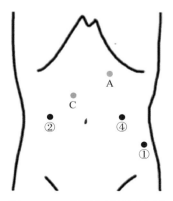

图 12-1-1　机器人辅助下广泛全子宫切除＋盆腔淋巴结清扫术 Trocar 的定位

（2）直视下在距右侧腋中线和左侧腋中线 8～10 cm，低于内镜切口 3～5 cm 处分别做 8 mm 切口（②、④），置入 8 mm Trocar 分别连接 2 号器械臂和 4 号器械臂；在左侧髂前上棘上方 1～2 cm 处做 8 mm 切口（①），置入 8 mm Trocar 连接 1 号器械臂。

（3）在左锁骨中线距离肋下缘 1 cm 处做 1.2 cm 切口做辅助操作孔（A），置入普通穿刺器。

2. 患者手推车的定泊（图 9-1-2）

患者手推车放置于患者头侧，对准患者身体中轴线。主刀医生位于医生控制台，助手医生位于患者一侧中间，洗手护士及器械台分别位于手术台一侧和尾侧。3 号器械臂连接 0° 镜头，1 号器械臂连接超声刀系统，2 号器械臂连接有孔双极镊，4 号器械臂连接单极弯剪，建立气腹，完成机器人入位对接（定泊位置及助手医生和洗手护士的站位可根据不同医院手术室的布局及手术医生的习惯进行相应调整）。

六、手术步骤及护理配合

机器人辅助下广泛全子宫切除＋盆腔淋巴结清扫术的手术步骤及护理配合见表 12-1-1。

表 12-1-1　机器人辅助下广泛全子宫切除＋盆腔淋巴结清扫术的手术步骤及护理配合

手术步骤	护理配合
1. 消毒皮肤，铺无菌单	洗手护士准备皮肤消毒剂，助手医生按妇科手术常规消毒铺单
2. 连接设备	巡回护士协助洗手护士检查、连接机器人系统，电外科设备，超声刀设备，负压吸引装置，操作端妥善固定于手术台上
3. 建立通道	（参见本节 Trocar 的定位）
4. 腹腔探查	进入腹腔后，先进行腹腔探查，明确肿瘤是否侵犯胸腹壁、膈肌及结肠等，探查完成后初步评估能否通过机器人完成手术
5. 导尿、安放举宫器	准备气囊导尿管导尿，准备 20 mL 注射器抽取 10～20 mL 生理盐水充盈气囊，准备窥阴器扩开阴道，聚维酮碘纱球消毒宫颈及阴道，准备宫颈钳夹住宫颈前唇，准备探针探查子宫位置、大小、深度，安放举宫器

续表

手术步骤	护理配合
6. 定泊患者手推车	巡回护士将手术台调整至合适高度及角度，将患者手推车定泊于合适位置（参见本节患者手推车的定泊）。助手医生将器械臂与 Trocar 妥善连接
7. 连接机器人器械	3 号臂连接 0° 高清镜头，1 号臂连接超声刀系统，2 号臂连接有孔双极镊，4 号臂连接单极弯剪，防止术中影响操作，A 孔为助手操作孔；洗手护士协助助手医生妥善安装机器人器械；0° 镜头轻拿轻放，妥善安装；为助手医生准备吸引器或巴克钳
盆腔淋巴结清扫（同法处理两侧）	
8. 打开后腹膜（图 12-1-2）	准备单极弯剪打开右侧后腹膜，切口至髂总动脉上约 2 cm 水平，清除腰大肌外侧 2 cm 脂肪组织，注意避免损伤腰大肌表面的小血管，暴露生殖股神经，充分暴露右侧髂血管区，准备分离钳和超声刀分离髂血管与腰大肌组织，暴露闭孔神经
9. 清扫骶前淋巴结	准备分离钳和单极弯剪分离腹主动脉前及左右髂总动脉前的结缔组织，钳夹并使用单极弯剪断下腔静脉前结缔组织，清除骶前淋巴结
10. 清扫髂总淋巴结	使用 1 号器械臂拨开肠管，暴露右侧髂总动脉，在其分叉处上约 2 cm，准备分离钳分离血管前的淋巴组织，游离髂总淋巴结，准备超声刀离断，向下清除髂总静脉前淋巴结。注意输尿管走向，避免损伤输尿管
11. 清扫髂外动脉淋巴结（图 12-1-3）	从髂总动脉开始，准备超声刀沿髂外动脉断开动脉前鞘至腹股沟韧带，由上而下、由内而外切除髂外动脉淋巴结。避免损伤腰大肌内侧的生殖股神经
12. 清扫髂外静脉淋巴结（图 12-1-4）	准备超声刀从髂外静脉的前方打开血管前鞘，沿髂外静脉周围清扫淋巴组织，此时全部的髂外静脉淋巴结群已全部切除
13. 清扫髂内淋巴结（图 12-1-5）	准备超声刀、分离钳将髂内、外动脉及髂内、外静脉交叉的淋巴结组织切除，由上而下分离并切除髂内淋巴结群
14. 切除闭孔淋巴结群	助手将髂外血管拨向外侧，将膀胱拨向内侧，暴露闭孔区。准备超声刀分离闭孔窝的脂肪组织和淋巴组织，暴露闭孔神经，钳夹并切断闭孔窝顶的淋巴组织，游离出右闭孔
15. 切除腹股沟深淋巴结	腹股沟深淋巴结位于腹股沟下方、髂外静脉前方，准备分离钳分离结缔组织后，准备超声刀切除腹股沟深淋巴结
16. 取出标本	准备腔镜取物袋将标本全部取出，洗手护士将其放入标本盒内，用马克笔做好标记
广泛性子宫切除（图 12-1-6）	
17. 离断骨盆漏斗韧带	准备超声刀在近右侧髂总动脉水平切开阔韧带前叶、后叶，暴露右侧输尿管和髂血管，充分分离卵巢血管，准备丝线结扎血管，准备超声刀切断血管和漏斗韧带。同法处理左侧同名组织
18. 切断圆韧带（图 12-1-7）	准备超声刀向后、向下剪开阔韧带后叶（图 12-1-8）至右侧子宫直肠反折腹膜，向前剪开阔韧带前叶至右侧圆韧带，靠近盆臂准备超声刀切断右侧圆韧带。同法处理左侧同名组织
19. 打开子宫膀胱反折腹膜	举宫者将子宫推向患者头侧，准备分离钳、超声刀暴露并剪开膀胱反折腹膜双侧达圆韧带断端，钝性分离膀胱与阴道间的疏松组织和膀胱至宫颈外口 3~4 cm
20. 分离直肠阴道	将子宫推向前上方，准备超声刀和分离钳在子宫骶骨韧带下 2 cm 处切开直肠阴道反折腹膜，钝性分离直肠阴道后壁间隙，推直肠达宫颈外口下 3~4 cm
21. 离断子宫骶骨韧带	将子宫上举至耻骨联合方向，准备超声刀分离直肠阴道间隙及直肠侧窝，将左、右骶韧带分离，距宫颈 4 cm 电凝切断右侧骶韧带。左侧同法
22. 处理主韧带及子宫血管（图 12-1-9）	准备超声刀分离右侧主韧带及子宫血管，准备无创抓钳提起游离的右侧输尿管，充分分离暴露右侧膀胱侧窝，准备有孔双极镊电凝止血，在入膀胱处使用无创抓钳将输尿管钳向外侧，准备超声刀在距宫颈口 4 cm 近盆壁处离断右侧主韧带。同法处理左侧同名组织

续表

手术步骤	护理配合
23. 打开输尿管隧道	准备超声刀、有孔双极镊沿输尿管走行向内向前离断右侧输尿管隧道前后叶至近膀胱入口处，打开右侧输尿管隧道。同法处理左侧同名组织
24. 处理阴道旁组织，切除子宫（图 12-1-10）、取出标本、缝合阴道残端（图 12-1-11）	把子宫举向患者头侧，准备无创抓钳将膀胱拉向耻骨方向，准备电凝钩沿右侧主韧带断端向内、向下离断阴道旁组织达阴道 1/2 处，左侧同法。准备超声刀在宫颈外口下约 4 cm 水平切开阴道前壁，环形切断阴道前后壁，将切除的全部组织经阴道取出；准备 0 号可吸收缝线连续缝合阴道残端
25. 彻底检查术野，冲洗腹腔确认腹腔内无明显出血；排出腹腔内 CO_2 气体，放置引流管	提前准备好温热生理盐水，冲洗腹腔；备单腔 T 型引流管 1 根做腹腔引流，准备角针丝线固定引流管
26. 取出机器人器械，分离器械臂与 Trocar，拔除各 Trocar，关闭切口，手术结束	洗手护士协助助手医生取出机器人器械，与巡回护士双人核查取出的器械和 Trocar 的功能及完整性；巡回护士将患者手推车撤离，拆除器械臂无菌套及中心立柱无菌套，将患者手推车收拢并移动至安全位置。双人认真对手术用品数量及完整性，确认无误，准备可吸收缝线关闭 Trocar 穿刺孔，逐层关腹

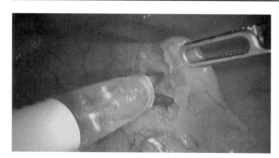

图 12-1-2　打开后腹膜

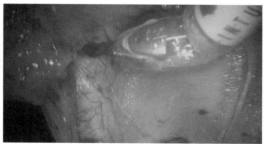

图 12-1-3　清扫髂外动脉淋巴结

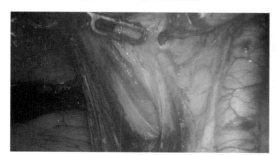

图 12-1-4　清扫髂外静脉淋巴结

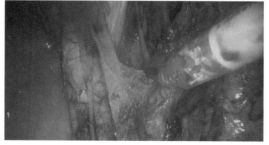

图 12-1-5　清扫髂内淋巴结

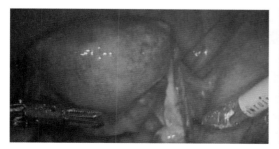

图 12-1-6　骨盆解剖的内镜视图

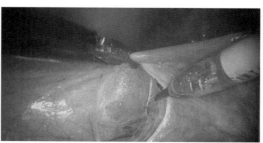

图 12-1-7　横切左侧圆韧带

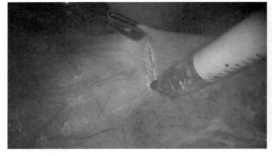

图 12-1-8　子宫阔韧带切口

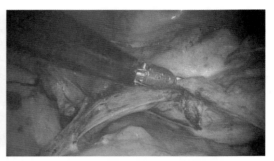

图 12-1-9　凝固并横切左侧子宫血管

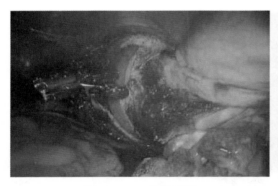

图 12-1-10　切除子宫

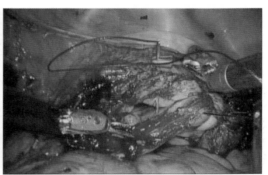

图 12-1-11　缝合阴道残端

七、注意事项

（1）体位的管理：内容同第 9 章第 2 节。

（2）严格执行手术隔离技术：手术过程中，由于操作不当造成肿瘤的盆腹腔种植，会给患者的预后带来灾难性的影响，因此，洗手护士应明确手术隔离原则，严格掌握隔离技术，为患者提供更加安全、可靠的手术保障。

洗手护士应准备两个手术器械台，严格分开阴道入路和腹腔入路的手术物品；建立肿瘤隔离区域，以便分清有瘤区和无瘤区，分别放置被污染和未被污染的器械与敷料；提醒手术医生术中及时把淋巴结装入标本袋中，防止肿瘤细胞播散，取出后分类放置，做好标记，不可用手直接接触肿瘤；探查结束后，操作者应更换手套后再进行手术。

（3）杯状举宫器使用注意事项：术前应根据患者宫颈直径大小和阴道松弛度选择合适的杯型，使举宫杯与阴道穹隆尽量贴合紧密，不要过松。使用前后认真检查举宫器上的螺帽等小零件，以防不慎遗留腹腔。

国外有文献报道早期子宫颈癌腹腔镜手术复发率及病死率高于开腹组，可能与术中举宫杯挤压肿瘤及离断阴道时肿瘤污染腹腔造成复发率高相关。因此，目前有学者尝试改良术式，采用机器人手术系统免举宫器联合经阴道封闭肿瘤广泛性子宫切除术，取得了较好的效果。

（4）自制阴道塞：术中可用手套加绷带填塞阴道，以防切除子宫后腹腔的 CO_2 泄露，待阴道断端缝合完毕后提醒医生及时取出。术后如需要携带纱布填塞阴道带回病房，巡回护士应在手术物品对数单上如实记录，并进行术后随访，确认纱布取出情况。

第 2 节　机器人辅助下子宫肌瘤剔除术的护理配合

子宫肌瘤是常见的生殖系统良性肿瘤，好发于育龄期女性。育龄期女性子宫肌瘤发病率约 70%，50% 的患者有明显症状，包括经期长、经量多、继发性贫血、尿频、尿急、不孕、流产等且需要进行临床干预。为最大限度地保留生育功能，临床常根据肌瘤的类型、大小、数目，对符合手术指征的患者予以外科手术治疗。其手术方式多样，王（Wang）曾比较过机器人辅助下子宫肌瘤剔除术、腹腔镜子宫肌瘤剔除术和开腹子宫肌瘤剔除术三种术式的结局，结果显示，与腹腔镜和开腹手术相比，机器人手术并发症发生率、估计出血量、中转开腹率显著减少，而手术时间较开腹增加。

现有数据表明机器人辅助下子宫肌瘤剔除术具有明显的优势，它打破了传统腹腔镜子宫肌瘤剔除术的禁忌，在病例的选择上，已在很大限度上拓宽了特殊位置子宫肌瘤、多发子宫肌瘤及较大子宫肌瘤的应用范围，将以往不适用于传统腹腔镜手术的子宫肌瘤剔除术极大限度地变成可能。但达芬奇机器人手术系统缺乏触觉反馈，是否会造成子宫肌瘤剔除遗漏率增加仍须行进一步的研究。另外，关于机器人辅助下子宫肌瘤剔除术远期产科及临床结局的数据甚少，有待进一步研究明确。

一、手术适应证和禁忌证

1. 适应证

（1）有以下伴随症状的子宫肌瘤患者：

① 月经过多致继发贫血。

② 严重腹痛、性交痛或慢性腹痛、有蒂肌瘤扭转引起的急性腹痛。

③ 有直肠膀胱压迫症。

（2）能确定肌瘤是不孕或反复流产的唯一原因。

（3）肌瘤生长快或怀疑有恶变。

（4）绝经后肌瘤不缩小或增大。

（5）子宫限于 10 周妊娠大小，宫腔限于 12 cm，黏膜下或内突壁间肌瘤的大小一般限于 5 cm 以内。

（6）子宫无癌变。

2. 禁忌证

（1）单个肌瘤直径＞10 cm，术者镜下缝合技术不熟练。

（2）年龄≥45 岁、肌瘤个数超过 3 个者，患者坚决要求子宫切除。

（3）直径＜3 cm 的肌壁间肌瘤，尤其是肌壁间多发性"碎石样"小肌瘤，术中探查时难以发现肌瘤位置，容易遗漏。

（4）高度怀疑子宫肌瘤恶变或未排除子宫颈、子宫内膜病变。

（5）急性阴道炎、急性盆腔炎。

（6）月经期或自身合并严重的内外科疾病。

（7）对术后只能缓解出血症状，而肌瘤会复发无良好心理承受者。

二、麻醉方式

全身麻醉，气管内插管。

三、手术体位

头低足高截石位（头低 15°～30°）（图 9-2-1）（详见第 6 章第 1 节）。

四、物品准备

1. 设备

da Vinci Xi 手术机器人系统：患者手推车、医生控制台、图像车；电外科设备、超声刀、负压吸引装置。

2. 手术器械

（1）普通器械

① 常规妇科开腹包：4# 刀柄、7# 刀柄、线剪、甲状腺剪、组织剪、小无齿镊、小有齿镊、长无齿镊、S 拉钩、腹壁拉钩、甲状腺拉钩、压肠板、针持、扣克钳、肠钳、中直角钳、大弯钳、中弯钳、组织钳、小弯钳、布巾钳、长圈钳（备中转开放手术使用）。

② 妇科腔镜包：弯分离钳、微齿抓钳、弯剪、吸引器头、举宫器、单级电凝钩、双极电凝钳、10 mm 穿刺器、5 mm 穿刺器、转换帽、针持、巴克钳。

（2）机器人器械：中心立柱无菌套、器械臂无菌套、0° 镜头、8 mm 器械臂金属套管、金属套管内芯、套管封帽、单极电钩、单极弯剪、单极弯剪尖端盖、无创抓钳、分离钳、单极电凝线。

3. 其他物品

（1）一次性物品：11# 刀片、20# 刀片、缝合针、1#4#7# 丝线、电刀、吸引器管/头、显影纱布、腔镜纱布、取物袋、一次性 12 mm Trocar、20 mL/60 mL 注射器、7#针头、液状石蜡、16# 双腔气囊导尿管、引流袋。

（2）特殊物品：0 号可吸收缝线、3-0 可吸收缝线、肌瘤动力粉碎器、垂体后叶素、缩宫素。

五、Trocar 的定位和患者手推车的定泊

1. Trocar 的定位（图 12-2-1）

（1）在脐上缘取 12 mm 横行皮肤切口作为内镜穿刺孔（如子宫大小超孕 4 个月大小，取脐上 2 cm 向左偏 3 cm 处做内镜穿刺孔），气腹针穿刺进入腹腔，建立气腹后置入机器人内镜（C），在镜头直视下穿刺其余 3 个 Trocar。

（2）在内镜穿刺孔左侧 12 cm、偏脚侧 15°（①）置入 8 mm Trocar，连接 1 号器械臂；在内镜穿刺孔右侧 12 cm、偏脚侧 15°（②）置入 8 mm Trocar 连接 2 号器械臂。

（3）于右侧器械臂与镜头孔连线中点上 5 cm 处置入 12 mm Trocar 作为辅助孔（A）。

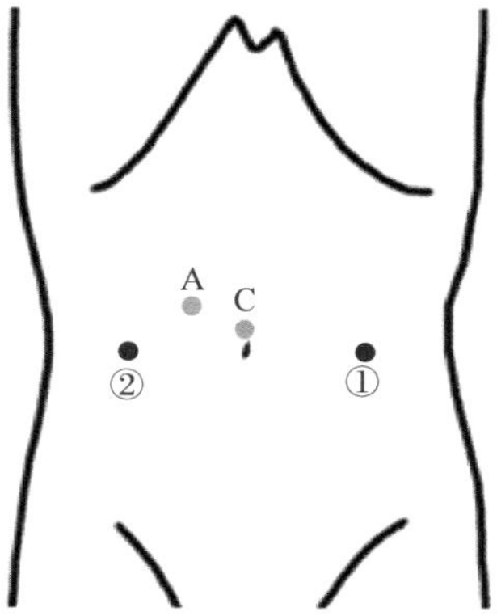

图 12-2-1　机器人辅助下子宫肌瘤剔除术 Trocar 的定位

2. 患者手推车的定泊（图 12-2-2）

固定体位后安置患者手推车，放置于患者尾侧，对准患者身体中轴线。主刀医生位于医生控制台，助手医生位于患者一侧中间，洗手护士及器械台位于手术台尾侧。3 号器械臂连接 0° 镜头，1 号器械臂连接超声刀系统，2 号器械臂连接有孔双极镊，4 号器械臂连接单极弯剪，建立气腹，完成机器人入位对接（定泊位置及助手医生和洗手护士的站位可根据不同医院手术室的布局及手术医生的偏好进行相应调整）。

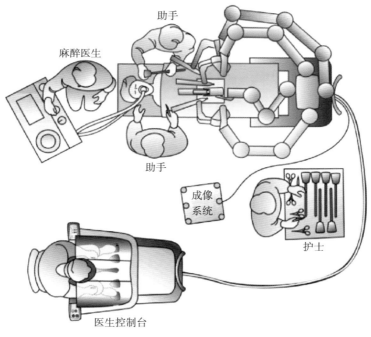

图 12-2-2　机器人辅助下子宫肌瘤剔除术手术室布局示意图

六、手术步骤及护理配合

机器人辅助下子宫肌瘤剔除术的手术步骤及护理配合见表 12-2-1。

表 12-2-1　机器人辅助下子宫肌瘤剔除术的手术步骤及护理配合

手术步骤	护理配合
1. 消毒皮肤，铺无菌单	洗手护士准备皮肤消毒剂，助手医生按妇科手术常规消毒铺单
2. 连接设备	巡回护士协助洗手护士检查、连接机器人系统，电外科设备，超声刀设备，负压吸引装置，操作端妥善固定于手术台上
3. 建立通道	（参见本节 Trocar 的定位）
4. 腹腔探查	进入腹腔后，先进行腹腔探查，查看肌瘤大小、个数、侵犯范围，探查完成后初步评估能否通过机器人完成手术
5. 导尿、安放举宫器	准备气囊导尿管导尿，准备 20 mL 注射器抽取 10～20 mL 生理盐水充盈气囊，准备窥阴器扩开阴道，聚维酮碘纱球消毒宫颈及阴道，准备宫颈钳夹住宫颈前唇，准备探针探查子宫位置、大小、深度，安放举宫器
6. 定泊患者手推车	巡回护士将手术台调整至合适高度及角度，将患者手推车定泊于合适位置（参见本节患者手推车的定泊）。助手医生将器械臂与 Trocar 妥善连接
7. 连接机器人器械	3 号臂连接 0° 高清镜头，1 号臂连接超声刀系统，2 号臂连接有孔双极镊，4 号臂连接单极弯剪，防止术中影响操作，A 孔为助手操作孔；洗手护士协助助手医生妥善安装机器人器械；0° 镜头轻拿轻放，妥善安装；为助手医生准备吸引器或巴克钳
8. 在子宫上注射垂体后叶素或缩宫素	准备注射器及长针头，抽取 6 U 垂体后叶素或 10 U 缩宫素于子宫上注射，3～5 min 后，子宫开始收缩变白
9. 切开肌瘤包膜	准备单极电凝钩切开肌瘤表面浆肌层深达瘤核，裸露白色肌瘤组织
10. 剔除瘤核	根据肌瘤大小，准备无创抓钳夹瘤体，单极电凝钩切断肌瘤与假包膜之间的组织，同时钳夹瘤体，将肌瘤剔除。肌瘤剔除后，先放置于子宫直肠窝或右髂窝内，待粉碎后取出（图 12-2-3）
11. 检查并缝合破裂口	若肌瘤变性发生粘连，剔除时可能穿破宫腔，需要先检查破裂口是否完整，准备单极弯剪剪去露出的内膜组织，准备 3-0 可吸收缝线 "8" 字缝合内膜基底层
12. 连接动力粉碎器，粉碎肌瘤，取出标本	准备腔镜取物袋将肌瘤放置于腔镜取物袋中，扩大助手穿刺孔，提前装好的粉碎器，连接动力粉碎器马达于主机，开启动力粉碎器马达开关，根据肌瘤大小递肌瘤粉碎器内不同型号的穿刺套管，在穿刺套管内放置旋切刀管，准备大抓钳钳夹肌瘤，将肌瘤粉碎后取出标本，巡回护士及时送检病理标本并登记
13. 进行创面止血、冲洗	准备单极电凝钩仔细进行创面止血，准备 42℃ 生理盐水反复冲洗创面
14. 移出器械臂及 Trocar，止血、冲洗、关闭切口，手术结束	洗手护士协助助手医生取出机器人器械，与巡回护士双人核查取出的器械和 Trocar 的功能及完整性；巡回护士将患者手推车撤离，拆除器械臂无菌套及中心立柱无菌套，将患者手推车收拢并移动至安全位置。双人认真查对手术用品数量及完整性，确认无误。准备 42℃ 生理盐水仔细冲洗各臂通道。准备 4-0 可吸收缝线关闭切口

七、注意事项

（1）体位的管理：内容同第 9 章第 2 节。

（2）严格执行手术隔离技术，防止子宫内膜转移和种植：手术过程中，洗手护士应明确手术隔离原则，严格执行隔离技术，防止或减少子宫内膜的转移和种植，为患者提供更加安全、可靠的手术保障。洗手护士应准备两个手术器械台，严格分开阴道入路和腹腔入路的手术物品；减少不必要的宫腔操作，以免将有活性的蜕膜组织种植到切口处；关闭腹腔及缝合腹壁切口前需要用冲洗液进行冲洗，切口周围加铺无菌巾，防止腹壁切口子宫内膜异位；接触子宫内膜的器械应放于固定位置，避免污染其他器械及用物；缝合子宫的线不应再用于缝合腹壁各层。

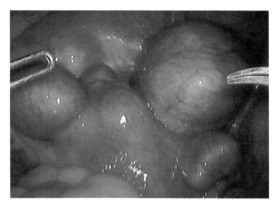

图 12-2-3　多发性子宫肌瘤

（3）防止肿瘤种植和转移：子宫肌瘤的取出方法是通过粉碎器旋切后经穿刺孔取出，如果术中发现恶变，在旋切过程中将会有肿瘤细胞脱落于盆腔，则会造成医源性腹腔内种植转移，因此应注意：在术前未发现恶变的情况下，剔除肌瘤时如发现肌纤维无典型漩涡状结构或质软、脆或呈生鱼肉样改变时，应立即行冰冻病理检查，明确诊断，关腹前用 42℃蒸馏水充分冲洗腹腔和 Trocar 通道，防止肿瘤种植和转移。

（4）杯状举宫器使用注意事项：内容同第 12 章第 1 节。

（5）运用新技术精准定位：目前，在妇科子宫肌瘤的微创治疗上，国外已开发了达芬奇机器人专用腔内超声探头，能够与达芬奇机器人手术系统相匹配，在超声探头的辅助下判断肿瘤的位置、边界，以及微小卫星病灶、血供、软组织中的淋巴结等，为多发子宫肌瘤及肌壁间小肌瘤的微创手术提供更为精确的定位，能够更好地保留子宫，提高患者生命质量。

（董梦柠　鲁永锦　黄间开）

第13章　其他机器人辅助下手术的护理配合

第1节　机器人辅助下甲状腺癌根治术的护理配合

甲状腺癌作为最常见的恶性内分泌肿瘤，发病率逐年升高，2018 年东亚地区的年龄标准化发病率为男性 5.3/10 万、女性 18.1/10 万。由于对放化疗不敏感，甲状腺癌的治疗目前仍以手术为主。因甲状腺位置特殊，传统的甲状腺手术在颈部会遗留永久的手术瘢痕，严重影响美观。1997 年，胡舍尔（Huscher）等首次实施腔镜下甲状腺切除术，标志着甲状腺微创手术时代的来临。随后，2007 年康（Kang）等第一次采用腋窝径路有效地实施了达芬奇机器人甲状腺全切术联合颈部淋巴结清扫术，标志着甲状腺手术方式成功地经历了从开放手术、腔镜手术到机器人手术的演变。

随着手术的相继开展，术者经验的不断累积，机器人甲状腺手术径路也得到不断地完善，根据不同情况，可选择最优化的操作路径。手术注气入路包括双侧腋窝乳晕入路（bilateral axillo-breast approach，BABA）、胸乳入路和经口腔入路等；非注气入路包括单侧腋窝乳晕入路（unilateral axillo-breast approach，UABA）和耳后入路等。其中，以 BABA 和 UABA 最常用，其中 UABA 处理对侧腺叶及淋巴结清扫存在一定困难，对于双侧甲状腺癌患者，推荐 BABA。

机器人手术解决了传统腔镜甲状腺手术存在操作空间狭小、画面不够清晰及手术器械缺乏灵敏与精确度不足的缺点，主要优势体现在以下几方面：①机器人手术画面更清晰，能清楚暴露甲状腺周围细小血管，减少周围血管的损伤，减少术中出血；②三维成像使术中的视野有"浸入"感，具有视觉和空间协同作用及距离消除效果，使术中分离组织的感觉优于传统手术；③机器人手术专用的器械更加精细，且器械臂具有颤动过滤的特点，不容易因为术者动作失误造成喉返神经损伤；④机器人手术切口位于腋下和双侧乳晕，不易被察觉，具有较好的美容效果。

本节主要讲解 BABA 和 UABA 两种入路。

一、手术适应证和禁忌证

1. 适应证
（1）患者年龄不超过 45 岁。

（2）甲状腺肿瘤直径≤3 cm，并且没有累及邻近器官。

（3）患者没有合并心脏及肺等重要脏器功能障碍。

（4）患者淋巴结不存在广泛肿大，即使现在淋巴结肿大，也没有融合固定。

（5）患者对侧以上纵隔不存在淋巴结肿大。

（6）患者没有颈部手术史。

（7）患者知情同意且有强烈的美容愿望。

2．禁忌证

（1）颈部手术或颈部放疗史。

（2）拒绝实施机器人甲状腺手术的患者。

（3）妊娠期或哺乳期女性。

（4）颈部短平、胸廓畸形等患者。

（5）胸骨后甲状腺肿。

（6）良性甲状腺肿块直径＞5 cm。

（7）分化型甲状腺癌

①肿瘤伴甲状腺外侵犯累及周围器官。

②广泛颈部淋巴结转移或肿大淋巴结融合固定。

③转移的淋巴结囊性变。

④转移淋巴结直径＞2 cm。

⑤甲状腺癌伴远处转移。

⑥甲状腺背侧肿瘤突出甲状腺被膜外。

（8）原发性、继发性甲状旁腺功能亢进患者，术前定位甲状旁腺位于颈部以外的部位。

（9）伴有严重凝血功能障碍、心肺功能障碍，不能耐受全身麻醉和手术者。

二、麻醉方式

全身麻醉，经口气管插管。

三、手术体位

（1）BABA：取平卧位，肩背部垫高，头后仰，充分暴露颈部，双上肢紧贴胸壁两侧后固定（图 13-1-1）。

（2）UABA：取平卧位，患侧上肢屈曲外展上悬进行悬吊，头后仰，对侧上肢紧靠躯体固定平卧位（图 13-1-2）。

四、物品准备

1．设备

da Vinci Xi 手术机器人系统：患者手推车、医生控制台、图像车；电外科设备、超

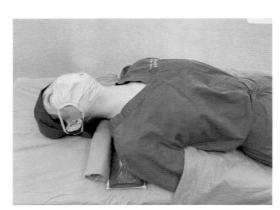

图 13-1-1 BABA 手术体位

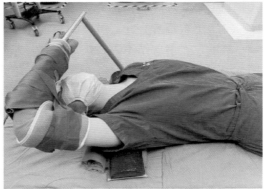

图 13-1-2 UABA 手术体位

声刀、负压吸引装置。

2. 手术器械

（1）普通器械

① 常规甲状腺包（常规开上台）：4# 刀柄、7# 刀柄、线剪、脑膜剪、镊子、神经根拉钩、甲状腺拉钩、气管拉钩、针持、小直角钳、中弯钳、组织钳、小弯钳、纹氏钳、布巾钳、长圈钳（备中转开放手术使用）。

② 甲状腺腔镜包：弯分离钳、弯剪八爪抓钳、直角钳、不可复位针持、吸引器头、电凝钩、经腋窝健腔器。

（2）机器人器械：中心立柱无菌套、器械臂无菌套、30° 镜头、8 mm 器械臂金属套管、金属套管内芯、套管封帽、单极电钩、无创抓钳、有孔双极镊、分离钳、单极电凝线、双极电凝线。

3. 其他物品

（1）一次性物品：11# 刀片、20# 刀片、缝合针、1#4#7# 丝线、电刀、吸引器管/头、显影纱布、腔镜纱布、5 mL/20 mL/60 mL 注射器、取物袋、液状石蜡、马克笔。

（2）特殊物品：4-0 可吸收缝线、倒刺线、罗哌卡因 40 mg、肾上腺素 1 mg。

五、Trocar 的定位和患者手推车的定泊

1. Trocar 的定位

（1）BABA（图 13-1-3）：以切口为注射点沿预定路径向胸骨上窝用注水针向皮下注入肿胀液（生理盐水 500 mL＋罗哌卡因 40 mg＋肾上腺素 1 mg）60～100 mL，用分离棒经切口在深筋膜浅层向胸骨上窝方向潜行分离皮下，建成皮下隧道后，吸引、挤压通道内液体。

① 取右乳晕 1 点位及左乳晕旁 11 点位弧形切口（A），经右乳晕切口置入 12 mm Trocar，接入 30° 镜头并充入低压力、高流量 CO_2 气体（压力 0.7～0.9 kPa、流量

10~15 L/min）。

② 在其监视下，左侧乳晕切口（①）置入 8 mm Trocar 连接 1 号器械臂，右侧腋前线皱襞处（②）取 8 mm 切口置入 8 mm Trocar 连接 2 号器械臂，左侧腋前线皱襞处（③）取 5 mm 切口置入 5 mm Trocar 连接 3 号器械臂，将 Trocar 直接经皮下潜行穿刺直至胸骨上窝 A 区汇合。

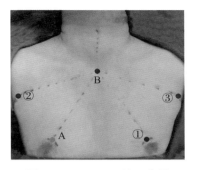

图 13-1-3　BABA 端口位置

（2）UABA：自腋窝切口向甲状腺术区游离皮瓣，下至锁骨上，上至甲状软骨，内侧至同侧胸锁乳突肌内侧缘，乳晕切口沿拟定通道至甲状腺术区并与术区操作空间汇合，腋窝内置入拉钩，继续沿胸锁乳突肌胸骨头与锁骨头间隙分离，将胸骨头牵开继续游离胸锁乳突肌胸骨头及同侧颈前肌群，拉钩将自腋窝至甲状腺床皮瓣、同侧胸锁乳突肌胸骨头及同侧颈前肌群悬吊牵开，建立操作空间，显露患侧甲状腺后，乳晕切口（③）置入 5 mm Trocar，腋窝切口分别置入 12 mm 镜头 Trocar、2 个 8 mm Trocar（①、②）（图 13-1-4、图 13-1-5）。

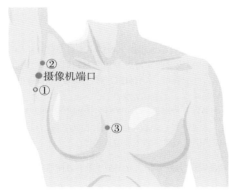

图 13-1-4　UABA 端口位置

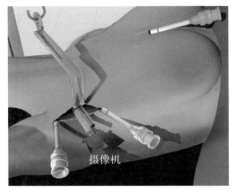

图 13-1-5　UABA 拉钩、Trocar 示意图

2. 患者手推车的定泊

患者手推车根据手术入路不同而位置有所不同，保持患者手推车主轴对准镜头臂 Trocar，根据手术需要调整患者手推车与患者距离，保证多支器械臂同时展开且自由活动。各器械臂与 Trocar 连接后，患者体位不可变动。助手与器洗手护士均须位于手术无菌区内，距离合适，方便器械传递。护士工作台不能干扰器械臂运动。保证两者均能观察手术进程且畅通交流。

（1）BABA：助手和洗手护士分别位于患者右头侧及左足侧；其中 1 号器械臂连接超声刀，2 号器械臂连接有孔双极镊或无创抓钳，3 号器械臂连接分离钳。完成机器人入位对接。

（2）UABA：助手位于患侧头侧，洗手护士位于足侧。其中乳晕处连接 3 号器械臂机器人专用直径 5 mm 分离钳，腋窝 12 mm 镜头 Trocar 连接内镜，2 个 8 mm Trocar 分别连接有孔双极镊或无创抓钳和超声刀，三者呈三角形放置，完成机器人入位对接。

六、手术步骤及护理配合

手术步骤及护理配合见表 13-1-1、表 13-1-2。

表 13-1-1　机器人辅助下 BABA 甲状腺腺叶切除（甲状腺全切除）+

单侧（双侧）中央区淋巴结清扫+单侧（双侧）侧区淋巴结清扫的手术步骤及护理配合

手术步骤	护理配合
1. 消毒皮肤，铺无菌单	洗手护士准备皮肤消毒剂，助手医生按甲状腺手术常规消毒铺单
2. 连接设备	巡回护士协助洗手护士检查、连接机器人系统，电外科设备，超声刀设备，负压吸引装置，操作端妥善固定于手术台上
3. 建立通道	（参见本节 Trocar 的定位）
4. 定泊患者手推车	巡回护士将手术台调整至合适高度及角度，将患者手推车定泊于合适位置（参见本节患者手推车的定泊）。助手医生将器械臂与 Trocar 妥善连接
5. 连接机器人器械	其中 1 号臂连接超声刀，2 号连接有孔双极镊或无创抓钳，3 号臂连接分离钳。洗手护士协助助手医生妥善安装机器人器械；30° 镜头轻拿轻放，妥善安装；为助手医生准备吸引器或巴克钳
6. 显露甲状腺腺叶	准备超声刀及分离钳在颈阔肌深面游离疏松结缔组织，根据手术需要建立操作空间，分离范围上至甲状软骨，外侧为胸锁乳突肌。超声刀切开颈白线，下至胸骨柄上缘。游离颈前肌群，并向外牵拉。3 号臂向外牵颈前肌，充分暴露甲状腺腺叶
7. 甲状腺腺叶切除	确认气管，准备超声刀和分离钳切断峡部，注意切除锥状叶；术中紧靠甲状腺真被膜切断血管。显露并切断甲状腺中静脉。准备超声刀甲状腺上极脱帽，即紧贴甲状腺上极切断上极血管并游离上极。上提下极，切断下极血管，游离下极，精细解剖切除甲状腺叶。术中仔细辨认并保护甲状旁腺、喉上和喉返神经
8. 取标本，同法切除对侧甲状腺腺叶	准备腔镜取物袋自 2 号臂切口取出标本，做好标记，巡回护士及时送病理学检查
9. 清扫气管前及喉前脂肪淋巴组织	准备无创抓钳提起气管前组织，识别血管，准备超声刀切断血管，清扫气管前脂肪淋巴组织。钳夹提起喉前锥状叶及脂肪组织，超声刀切除锥状叶及喉前淋巴脂肪组织
10. 解剖喉返神经、清扫气管食管沟淋巴脂肪组织	准备无创抓钳提起并分离患侧颈总动脉前组织，打开动脉鞘，直视下分离钳解剖喉返神经，准备超声刀清除气管食管沟脂肪淋巴组织。其中右侧注意清扫喉返神经背侧淋巴脂肪组织
11. 清扫患侧及对侧颈侧区淋巴结（图 13-1-6）	此时须扩大手术空间，准备分离钳分离胸锁乳突肌胸骨头与锁骨头间隙，将两者分开后显露颈动脉鞘，保护颈内静脉、颈总动脉和迷走神经，准备超声刀清扫 III、IV 区淋巴脂肪组织，继续向上游离胸锁乳突肌上缘内侧至下颌角，将胸锁乳突肌上段牵向外侧，清扫 II 区淋巴脂肪组织。同法清扫对侧
12. 进行创面止血、冲洗、引流	准备单极电钩仔细进行创面止血，准备 42℃ 蒸馏水冲洗创面，准备 4-0 可吸收缝线间断缝合白线，准备引流管置于创面自左侧乳晕切口引出体外，准备角针丝线固定
13. 移出器械臂及 Trocar，止血、冲洗、关闭切口，手术结束	洗手护士协助助手医生取出机器人器械，移出 1、2、3 械臂及 Trocar，双人核查取出的器械和 Trocar 的功能及完整性；巡回护士将患者手推车撤离，拆除器械臂无菌套及中心立柱无菌套，将患者手推车收拢并移动至安全位置。双人认真查对手术用品数量及完整性，确认无误 准备 42℃ 蒸馏水仔细冲洗各臂通道，预防通道肿瘤种植。准备 4-0 可吸收缝线关闭切口

表 13-1-2　机器人辅助下 UABA 甲状腺腺叶切除（甲状腺全切除）＋
同侧中央区淋巴结清扫＋同侧颈侧区淋巴结清扫的手术步骤及护理配合

手术步骤	护理配合
1. 消毒皮肤，铺无菌单	洗手护士准备皮肤消毒剂，助手医生按甲状腺手术常规消毒铺单
2. 连接设备	巡回护士协助洗手护士检查、连接机器人系统，电外科设备，超声刀设备，负压吸引装置，操作端妥善固定于手术台上
3. 建立通道	（参见本节 Trocar 的定位）
4. 定泊患者手推车	巡回护士将手术台调整至合适高度及角度，将患者手推车定泊于合适位置（参见本节患者手推车的定泊）。助手医生将器械臂与 Trocar 妥善连接
5. 连接机器人器械	1 号臂连接超声刀，2 号臂连接有孔双极镊或无创抓钳，3 号臂连接分离钳。洗手护士协助助手医生妥善安装机器人器械；30° 镜头轻拿轻放，妥善安装；为助手医生准备吸引器或巴克钳
6. 甲状腺腺叶切除	准备分离钳牵开胸锁乳突肌锁骨头，暴露视野，准备抓钳将腺叶向气管前牵开，准备超声刀凝切甲状腺中静脉后，游离甲状腺外侧面，将甲状腺上极向下牵拉，注意保护上甲状旁腺和喉上神经。准备分离钳腺叶后方分离寻找喉返神经后予以保护，准备超声刀完整切除腺体至气管前，切除腺叶及峡部，注意完整切除锥状叶
7. 取标本，同法切除对侧甲状腺腺叶	准备取物袋取出标本，做好标记，巡回护士及时送病理学检查
8. 清扫气管前及喉前脂肪淋巴组织	准备无创抓钳提起气管前组织，识别血管并切断，清扫气管前脂肪淋巴组织。钳夹提起锥状叶及喉前脂肪组织，准备超声刀清扫喉前锥状叶及淋巴脂肪组织
9. 解剖喉返神经、清扫气管食管沟脂肪淋巴组织	准备抓钳提起并分离患侧颈总动脉前组织，直视下分离钳解剖喉返神经，清扫气管食管沟脂肪淋巴组织。其中右侧注意清扫喉返神经背侧淋巴脂肪组织
10. 沿胸锁乳突肌胸骨头锁骨头间清扫Ⅲ、Ⅳ区淋巴脂肪组织	准备抓钳和超声刀游离胸锁乳突肌至下颌角，拉钩拉开胸锁乳突肌后，显露颈动脉鞘上段，清扫Ⅱ区淋巴脂肪组织
11. 进行创面止血、冲洗、引流	准备单极电钩仔细进行创面止血，准备 42℃蒸馏水反复冲洗创面，准备负压引流管放置于创面自乳晕边缘切口引出，准备角针丝线固定
12. 移出器械臂及 Trocar，止血、冲洗、关闭切口，手术结束	洗手护士协助助手医生取出机器人器械，与巡回护士双人核查取出的器械和 Trocar 的功能及完整性；巡回护士将患者手推车撤离，拆除器械臂无菌套及中心立柱无菌套，将患者手推车收拢并移动至安全位置。双人认真查对手术用品数量及完整性，确认无误 准备 42℃蒸馏水仔细冲洗各臂通道，预防通道肿瘤种植。准备 4-0 可吸收缝线关闭切口

七、注意事项

（1）体位的管理：合理正确的手术体位与手术时间、手术效果及术后并发症的发生、术后恢复有着密切的关系。在体位摆放的过程中患者头部后仰的角度应适中，操作时注意气管插管的妥善固定；四肢的固定需要做到松紧适宜，保证静脉输液的畅通。

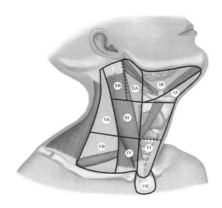

图 13-1-6 淋巴结分区图

如需要悬吊上肢时，应注意吊杆的高度适中，避免肩关节过度上拉，预防臂丛神经牵拉损伤的风险；如使用弹力绷带固定牵拉的上肢时，应注意保护患者的皮肤，松紧适度，固定过松达不到牵拉、暴露的效果，过紧则损伤患者皮肤，必要时可放置衬垫。于足跟处放置硅胶垫，防止肢体悬空，预防手术时间过长或体位放置不当造成的压力性损伤。

（2）术中护理配合熟练：安排经验丰富的护士配合手术，参与术前讨论，做好术前准备、合理布置手术室、熟悉手术流程，具备机器人手术系统常见故障排除和紧急中转开放手术的技能，发挥团队合作精神，密切配合。

（3）术前宣教，功能锻炼：机器人手术患者颈部并无切口，但颈内依然存在内切口，因此患者仍存在术后颈部牵拉感、疼痛、肩颈部僵硬及瘢痕挛缩造成活动困难等问题。建议术前通过培训、视频、微信等方式开展相关肩颈部拉伸训练的培训，以缓解术后肩颈部的酸痛。

（4）预防皮下气肿的发生：由于甲状腺机器人手术中需要 CO_2 建立操作空间，充气压力掌握不当会出现皮下气肿。连接完设备后，巡回护士应重点关注气腹机 CO_2 的压力，并在 CO_2 气体注入过程中注意观察患者心率、脉搏、血压的变化情况，注意手术通道周围皮肤及皮下情况，发现问题立即处理。在满足术者操作空间的同时，避免 CO_2 压力过高引起术后皮肤相关并发症。术中一旦发生 CO_2 气体相关并发症如心肺功能异常、高碳酸血症、皮下气肿、纵隔气肿，应适当降低注气压力，术中保持肌肉放松状态并尽可能缩短手术时间。

（5）正确使用超声刀：避免出血，保持术野清晰，是确保手术安全顺利的关键因素之一，这与术中超声刀的正确使用关系密切，术中应提醒医生正确使用超声刀。

① 切断较粗血管推荐超声刀头与被切断血管垂直，采用"防波堤"操作凝闭切断法，避免术中、术后出血。

② 操作时避免撕破肿瘤包膜，超声刀和注气产生的气雾化作用可能会引起肿瘤扩散种植。

③ 解剖喉神经和甲状旁腺时，超声刀工作面距上述组织＞3 mm，避免喉神经和甲状旁腺热损伤。

④ 正确使用超声刀（内容同第 9 章第 1 节）。

（6）预防术中出血：手术操作过程中须遵循无瘤、无血和无菌等基本外科操作原则，BABA 隧道建立时若发生隧道出血，可体外压迫止血或应用拉钩置入通道内，寻找到出血处后超声刀止血。

（7）预防入路区域及术区皮肤灼伤：注意避免镜头长时间接触皮下组织造成皮肤烫伤。皮肤灼伤处予冷敷，严重者按皮肤热烧伤处理。

（8）术中进行实时喉返神经监测：术中可应用喉返神经监测仪实时监测喉返神经，预防神经损伤。将喉返神经监测仪探针经皮置入术区，利用器械臂抓持电极放置到迷走神经或喉返神经处，采用喉返神经监测"四步法"记录电信号。

（9）遇到以下情况时，应做好中转开放手术的准备

① 术中发现术前未评估到的肿瘤侵犯喉返神经、气管和食管等周围器官，镜下难以彻底切除肿瘤时。

② 术中肿瘤切除困难或出血严重则应及时中转开放手术。

（10）显影技术的应用：如今在甲状腺手术后的并发症中，甲状旁腺损伤已取代喉返神经，成为首要关注问题。推荐术前 12 h 超声引导下注射纳米碳混悬注射液，术中可获得良好的甲状旁腺负显像，有助于甲状旁腺的识别与保护，同时也可以标识淋巴结，方便术者手术。

第 2 节　机器人辅助下房间隔缺损修补术的护理配合

20 世纪医学科学对人类文明的重要贡献之一是微创外科的形成与发展，机器人心脏直视手术作为一种全新的心脏外科微创技术，在外科应用领域的可行性已得到证实。它解决了传统心脏手术在创伤大、恢复慢等方面的局限性，将手术方式提升到新的高度，拓展了心脏外科手术向高危、疑难等大型手术的延伸和发展。

房间隔缺损、室间隔缺损作为最常见的两种先天性心脏病，其外科治疗在心脏外科手术中占有重要地位。传统的正中开胸房间隔缺损（atrial septal defect，ASD）修补术是最常见的外科治疗方法，但其破坏胸骨稳定性、术后舒适度差、失血输血偏多、美容性差等劣势也不容忽视，越来越不被患者接受。机器人手术系统下进行心脏外科手术则能最大限度地兼顾效果、安全、美观、舒适的原则。2001 年，托拉卡（Torracca）及其同事首次报道了机器人辅助下房间隔缺损修补术。2007 年，我国在解放军总医院开展了国内第一例全机器人微创心脏手术，实现了机器人手术的引进及技术转化。自此，机器人手术系统在心脏外科手术中的应用愈加广泛。

一、手术适应证和禁忌证

1．适应证

（1）房间隔缺损直径＞1 cm。

（2）无胸部疾病及胸部手术病史。

（3）无外周血管疾病，肺功能正常，无右向左分流。

（4）无其他先天性心内畸形，无二尖瓣、主动脉瓣关闭不全。

2．禁忌证

（1）体重＜35 kg，身高＜140 cm。

（2）严重脊柱侧凸。

（3）合并重度慢性阻塞性肺疾病、肺气肿或哮喘。

（4）既往胸膜炎或右侧胸腔手术病史。

二、麻醉方式

全身麻醉，双腔气管插管，术中需要进行单肺通气。

三、手术体位

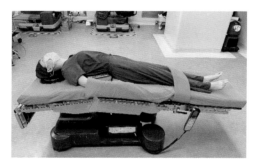

图 13-2-1　仰卧位

仰卧位，右侧胸部垫一小方枕，右侧胸部抬高约 30°，右上肢置于半垂位并固定，向患者左侧倾斜手术床 30°，暴露右侧胸壁，调整手术床呈头低足低腰部隆起的体位（图 13-2-1）。

四、物品准备

1.　设备

da Vinci Xi 手术机器人系统：患者手推车、医生控制台、图像车、电外科设备、负压吸引装置。

2.　手术器械

（1）普通器械

① 常规体外包：4# 刀柄、7# 刀柄、布巾钳、蚊氏钳、小弯钳、中弯钳、组织钳、扣克钳、大弯钳、无损伤钳、直角钳、心耳钳、肾蒂钳、侧壁钳、针持、剪刀、镊子、长圈钳、夹管钳、阻断钳、吸引器头、甲状腺拉钩、花篮拉钩、心房拉钩、套锁钩、神经拉钩、有钩神经剥离子、钢丝剪、钢丝针持、刮匀、开胸器、骨刀、钢尺、排气针、主动脉阻断钳、分支血管阻断钳、超锋利剪、血管针持、切线咬合钳（备中转开放手术使用）。

② 体外腔镜包：瓣片夹持固定钳、持针器、多关节钛合金针持、小弯剪刀、弯剪刀、直柄深部镊、多关节魔力镊、深度推结器、咬骨钳。

（2）机器人器械：中心立柱无菌套、器械臂无菌套、30° 镜头、8 mm 器械臂金属套管、金属套管内芯、套管封帽、单极弯剪、单极电钩、无创抓钳、大号持针器、单极弯剪尖端盖、单极电凝线。

3.　其他物品

（1）一次性物品：11# 刀片、20# 刀片、胸科套针、4#7# 丝线、电刀、吸引器管 /

头、显影纱布、腔镜纱布、手术膜、一次性 12 mm Trocar、大 / 小 Hem-o-lok 夹、50 mL 注射器。

（2）特殊物品：不可吸收缝线、心脏外科特殊手术器械。

五、Trocar 的定位和患者手推车的定泊

1. Trocar 的定位（图 13-2-2）

（1）右侧前腋线内侧第 4 肋间做长约 3 cm 切口作为观察孔（C），置入切口保护套。

（2）常规心外探查后，分别于右腋前线内侧第 3 肋间（①）做 8 mm 操作孔，右腋前线第 6 肋间（②）做 8 mm 操作孔，右锁骨中线内侧第 5 肋间（A）做直径 8 mm 心房拉钩孔，孔内置入机器人器械臂专用穿刺器。

2. 患者手推车的定泊

患者手推车放置于患者左侧，使工作孔、心脏、机器人立柱呈一直线。主刀医生位于医生控制

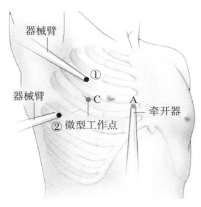

图 13-2-2　机器人辅助下房间隔缺损修补术 Trocar 的定位

台，助手医生位于手术台一侧，洗手护士及器械台位于手术台尾侧。4 号器械臂连接无创抓钳，3 号器械臂连接 30° 镜头，2 号器械臂连接单极电钩，完成机器人入位对接（图 13-2-3）（定泊位置及助手医生和洗手护士的站位可根据不同医院手术室的布局及手术医生的习惯进行相应调整）。

六、体外循环的建立和管理

机器人心脏手术多采用周围体外循环，其主要环节包括以下两方面。

（1）动脉插管：多采用股动脉，因其直径较大、位置较浅，暴露方便。

（2）静脉插管：可以选择经股静脉的双级静脉管，或者采用经颈内静脉和股静脉插管分别引流上腔静脉和下腔静脉的方式。相较于双极股静脉插管，颈内静脉 / 股静脉分别插管的位置容易定位，引流充分；右心房内无静脉管道也有利于右心入路手术的显露。负压辅助静脉引流能保证相对细小的管道亦能得到较好的静脉引流效果。

七、手术步骤及护理配合

机器人房间隔缺损修补术的手术步骤及护理配合见表 13-2-1。

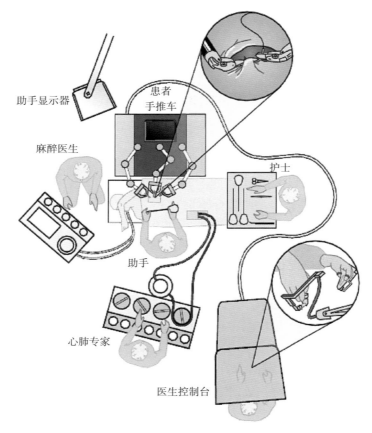

图 13-2-3　机器人辅助下房间隔缺损修补术手术室布局示意图

表 13-2-1　机器人房间隔缺损修补术的手术步骤及护理配合

手术步骤	护理配合
1. 消毒皮肤，铺无菌单	洗手护士准备皮肤消毒剂，助手医生按心脏外科手术常规消毒铺单
2. 连接设备	巡回护士协助洗手护士检查、连接机器人系统，电外科设备，负压吸引装置，CO_2 充气装置，操作端妥善固定于手术台上
3. 建立体外循环	准备血管阻断带、准备合适型号的动静脉引流管，右侧腹股沟韧带旁做 2 cm 左右的切口，分离右侧股动脉、静脉并套带，静脉置荷包缝线；依据体重插入匹配直径的股动脉插管，超声引导下，股静脉置入单极静脉引流管，右侧颈静脉插入动脉插管作为上腔静脉引流管，建立周围体外循环
4. 建立通道	（参见本节 Trocar 的定位）
5. 胸腔探查	助手医生从观察孔置入机器人 30° 镜头，探查胸腔有无积液，心外有无其他异常。探查完成后初步评估能否通过机器人完成手术
6. 悬吊心包	直视下于膈神经前方 3 cm 处切开心包至上、下腔静脉反折处，准备心包线和小号血管钳，悬吊心包于腋中线第 4 肋间并固定，充分暴露术野
7. 定泊患者手推车	巡回护士将手术台调整至合适高度及角度，将患者手推车定泊于合适位置（参见本节患者手推车的定泊）。助手医生将器械臂与 Trocar 妥善连接

续表

手术步骤	护理配合
8. 连接机器人器械	4 号臂连接无创抓钳，3 号臂连接 30° 镜头，2 号臂连接单极电钩，1 号臂处于备用状态，放置于合适位置。30° 镜头轻拿轻放，妥善安装；洗手护士协助助手医生妥善安装机器人器械；为助手医生准备腹腔镜下吸引器或巴克钳
9. 悬吊右房壁	洗手护士准备阻断带用于阻断上腔静脉，右房壁距房室沟 1.5 cm 处切开右房约 3 cm，低流量持续吹入 CO_2，巡回护士注意控制 CO_2 处于低流量状态，准备心房拉钩牵引悬吊右房壁，探查 ASD 及其他心内畸形
10. 直接缝合或补片修补	据缺损的位置、大小及形状采用直接缝合或补片修补。如直接缝合，准备 4-0 普理灵线连续缝合；如补片修补，准备 4-0 普理灵线连续缝合自体心包补片及 ASD 边缘
11. 鼓肺	修补完成前 1～2 针进行鼓肺，彻底排除左房内气体。牢固打结，完成 ASD 修补术。麻醉医生配合手术进度鼓肺
12. 缝合右心房	准备 4-0 普理灵线，由下腔静脉向右心耳方向连续缝合右心房。关闭右心房之前检查是否存在残余分流
13. 检查止血，缝合心包	食管超声评估无残余分流稳定后停机，检查无出血，巡回护士准备鱼精蛋白中和肝素，拔出股动静脉和上腔静脉插管，缝合心包
14. 放置引管，关闭切口	放置胸腔闭式引流管 1 根，大角针 7# 丝线妥善固定；胸腔闭式引流瓶注入合适容量生理盐水备用；助手医生取出机器人器械，分离器械臂与 Trocar，将器械臂收拢，拔除各 Trocar；洗手护士协助助手医生取出机器人器械，并及时检查功能及完整性；巡回护士将患者手推车撤离，拆除器械臂套及中心立柱无菌套，将患者手推车收拢并移动至安全位置；洗手护士和巡回护士双人共同查对手术用品数量及完整性，确认无误后方可关胸

八、注意事项

（1）患者体温的管理：心脏手术在手术过程中由于麻醉药物的影响、深低体温、皮肤消毒、冷灌注液、冲洗液和胸腔注入未加温气体等因素易使患者散热增加，发生低体温的概率增加，发生心肺并发症的风险也随之增加。术中巡回护士应采取综合措施加强对患者的体温保护，如控制室温在 22～24℃，调节变温水床的温度在 39℃ 左右，加温 CO_2 气体，注意术中核心体温的监测，随时调整保温措施，避免患者低体温的发生。

（2）气胸的管理：机器人系统辅助心脏手术，需要向术侧胸腔内持续吹入 CO_2，其目的是压缩肺叶，使纵隔向对侧移动，以显露术野，但这也容易造成患者血流动力学不稳定。有资料表明，当内压超过 10 mmHg 时，即可出现血流动力学变化，PCO_2 升高，兴奋交感神经，升高儿茶酚胺等。如果吹入的气体压力过高，人工气胸就会变为张力性气胸，从而造成静脉回流明显下降和低血压，因此巡回护士需要根据术中需要合理调整吹入 CO_2 气体的压力，尽可能减少损伤。

（3）尿量监测：术中巡回护士应关注患者的尿量情况，每半小时观察尿量一次，还应观察尿液颜色与性质，保证成年人尿量 >30 mL/h。如发现尿量异常，首先要排查导尿管是否堵塞，当尿量 <20 mL/h，应及时反馈，警惕急性肾衰竭的发生。

（4）Trocar 定位注意事项：Trocar 的定位应根据患者体型、性别、肋间隙宽窄和心脏的位置做出具体调整。尤其是体型瘦小的患者，应适当拉大距离，不要求工作孔和内镜孔在同一肋间隙，以免器械臂相互碰撞和干扰。对于女性患者，打孔位置应避开乳腺，打孔前将乳腺固定并暴露打孔位置显得尤为重要。合理的 Trocar 定位，可以增加器械臂的活动自由度，提高医生的操作能力，大大覆盖手术范围。

（5）必要时果断中转开胸，保证患者生命安全：若术中出现特殊情况，应将患者的生命安全放在首位，必要时果断中转开胸。中转开胸时，洗手护士需要反应迅速，配合手术医生取出机器人器械，分离器械臂与 Trocar，将 Trocar 拔除，妥善放置机器人器械和镜头，避免不必要的损坏，同时协助医生连接好各路管道，为中转开胸做好准备；巡回护士将患者手推车撤离，做好取血、输血、配药等准备工作。如果术中发生严重心律失常（如室性心动过速、心室颤动等），麻醉医生和巡回护士需要立即准备电击除颤。如果患者为非体外循环心脏手术需要中转开放，巡回护士应根据医嘱快速配制好肝素并遵医嘱给药，提供建立体外循环所需的各种管道、缝线、血液回输装置等，以便迅速建立体外循环。

（于丹丹　滕红玉　葛军娜　万　俊）

参 考 文 献

曹月敏，王春城，暴雷，等. Da Vinci 外科手术系统在胰腺肿瘤外科应用的优势及现状［J］. 中国微创外科杂志，2016，16（9）：769-773.

曾理平，王志田，何哲浩，等. 达芬奇机器人与胸腔镜下纵隔肿瘤切除术的回顾性队列研究［J］. 中国胸心血管外科临床杂志，2020，27（3）：279-283.

陈尔英，罗永香，黄国雄，等. 重组牛碱性成纤维细胞生长因子滴眼液在全麻手术患者眼睛保护中的应用［J］. 海南医学，2016，27（3）：509-510.

陈淑英，纪妹，赵翠，等. 机器人手术系统与腹腔镜在卵巢癌手术中应用效果的 Meta 分析［J］. 现代妇产科进展，2019，28（2）：97-100.

陈志新. 机器人与腹腔镜全胃切除术临床疗效对照研究［D］. 南昌：南昌大学，2018.

党树伟，刘明，李广恩，等. da Vinci Xi 机器人胰十二指肠切除术（附 5 例报告）［J］. 腹腔镜外科杂志，2020，25（6）：407-409.

董海燕，窦磊，庞晓燕，等. 机器人手术与腹腔镜手术对外科医生影响的比较［J］. 机器人外科学杂志（中英文），2020，1（3）：195-201.

符清胜，吴克盛，赵军，等. 达芬奇机器人与腹腔镜胃癌手术全性与可行性对比的 meta 分析［J］. 腹腔镜外科杂志，2019，24（1）：11-18.

高晨曦，李丰鑫，田东立，等. 达芬奇机器人辅助下单孔腹腔镜手术在妇科领域的应用和发展前景［J］. 实用妇产科杂志，2020，36（6）：436-439.

葛静，那晶，王军，等. 达芬奇机器人系统在复杂性子宫肌瘤剔除术中的应用［J］. 机器人外科学杂志，2020，1（2）：94-101.

苟云久，马继龙，姚亮，等. 达芬奇机器人和胸腔镜辅助胸外科手术治疗非小细胞肺癌有效性和安全性的 Meta 分析［J］. 中国循证医学杂志，2017，17（6）：661-668.

顾圆圆，周冠楠，丁景新. 机器人单孔腹腔镜在妇科手术中应用进展［J］. 中国临床医学，2020，27（1）：136-139.

郭宏骞，庄君龙，邱雪峰，等. 机器人辅助腹腔镜前列腺癌根治术精准化发展趋势［J］. 中国肿瘤外科杂志，2019，11（2）：77-82.

贺青卿，李小磊，朱见. 双侧腋窝乳晕入路机器人甲状腺癌切除的经验与技巧［J］. 外科理论与实践，2019，24（6）：489-494.

贺青卿，朱见，范子义，等. 达芬奇机器人腋乳径路与传统开放手术治疗甲状腺微小癌的对照研究［J］. 中华外科杂志，2016，54（1）：51-55.

胡时栋，胡子龙，邹贵军，等. 达芬奇机器人与腹腔镜辅助胃癌根治术近期疗效的对比研究［J］. 中国临床研究，2017，30（6）：721-724.

黄一乐，胡文娟，吴德标. 机器人辅助全膀胱切除术中患者头低足高位对眼压对影响［J］. 中华护理杂志，2017，52（9）：1043-1046.

纪妹，刘亚芬. 机器人辅助腹腔镜在妇科经自然腔道内镜手术中的应用［J］. 中国实用妇科与产科杂志，2019，35（12）：1321-1324.

贾卓敏，马鑫，艾星，等. 达芬奇机器人手术系统在泌尿外科手术中的优势［J］. 现代泌尿外科杂志，2018，23（5）：328-331.

阚延晟，庄君龙，秦海翔，等. 保留 Retzius 间隙的机器人辅助前列腺癌根治术术后早期尿控的预测因素分析［J］. 中国肿瘤外科杂志，2019，11（2）：87-92.

李军，房爱玲. 达芬奇智能手术机器人的概况及临床应用［J］. 中国医疗器械信息，2019，25（16）：32-33.

李娜，于秀荣，李秀丽，等. 达芬奇机器人辅助下妇科手术体位的安全管理［J］. 中华腔镜外科杂志，2016，9（3）：190-192.

李琴，陈卫珍，王文兰，等. 红霉素眼膏对全身麻醉下长时间手术患者的眼睛保护及护理［J］. 海峡药学，2016，28（12）：217-218.

李雪静. 机器人手术系统的发展及护理管理策略［J］. 护理学杂志，2016，31（4）：108-112.

梁朝朝，周骏，邰胜，等. 达芬奇机器人辅助腹腔镜下肾部分切除术手术入路的新选择［J］. 中华泌尿外科杂志，2016，37（5）：323-327.

廖存香，冯青，李平昂，等. 达芬奇机器人手术系统、腹腔镜与开腹手术治疗局部进展期 Siewert Ⅱ型和Ⅲ型食管胃结合部腺癌近期疗效对比研究［J］. 中华消化外科杂志，2020，19（6）：620-629.

刘惠玲，李胜好. 不同护理方法对全身麻醉术后眼睛的影响［J］. 护理实践与研究，2013，10（3）：14-15.

刘美想，王玉通. 不同眼部保护方式预防心脏外科手术中暴露性角膜炎的效果［J］. 中华现代护理杂志，2016，22（24）：3501-3502，3503.

刘荣，张恭. 达芬奇机器人胰十二指肠根治术的现状与发展［J/CD］. 中华普外科手术学杂志（电子版），2020，14（1）：1-4.

刘晓黎，王泠，魏彦姝，等. 预防成人术中获得性压力性损伤的最佳总结［J］. 中华现代护理杂志，2020，55（10）：1564-1570.

孟元光，翟青枝. 达芬奇机器人系统在妇科领域的应用进展及展望［J］. 妇产与遗传（电子版），2019，9（2）：10-13.

彭鸿. 机器人与腹腔镜远端胃癌根治术近期疗效对比分析［D］. 南昌：南昌大学，2018.

钱文静，钱蒨健. 1 例行机器人前正中入路肝尾状叶肿瘤切除术患者的术中护理［J］. 中华护理杂志，2014，49（2）：178-180.

秦丽敏，刘铁城，戴英丽，等. 体位变化对正常眼与青光眼眼压的影响［J］. 解放军医学院学报，2014，35（2）：124-126，145.

芮琳，周亚昭，王巧桂，等. 改良中凹位对妇科腹腔镜手术眼压的影响［J］. 护理学杂志，2013，28（18）：47-48.

申旭旗，赵永亮，苏崇宇，等. 达芬奇机器人手术系统辅助与腹腔镜辅助局部进展期胃癌根治术近期疗效分析［J］. 中华消化外科杂志，2018，17（6）：581-587.

沈洁芳，郭健，黄海燕，等. 达芬奇机器人辅助下甲状腺手术的体位护理探讨［J］. 上海护理，2018，18（9）：61-63.

沈瑜，韩瑶华，庄利红，等. 达芬奇机器人辅助肺叶切除术的护理配合［J］. 上海护理杂志，2016，16（1）：40-43.

谭云燕，宁传艺，刘丽清，等. 全麻下头面部手术患者眼保护方法的对比研究［J］. 护理实践与研究，2012，9（3）：15-16.

唐朝贤，龚靖淋，王亚晖，等. 达芬奇机器人甲状腺外科手术的现状及前景［J］. 川北医学报，2018，33（3）：468-471.

唐鲁，朱国雄，贺青卿，等. 1 例达芬奇机器人下行甲状旁腺切除及部分腺体自体移植术患者的手术配合［J］. 护理学报，2016，23（6）：61-62.

滕达，李松岩，胡时栋，等. 达芬奇机器人与腹腔镜远端胃癌根治术的近期疗效比较［J］. 解放军医学院学报，2017，38（12）：1095-1097.

田文. 达芬奇机器人甲状腺切除术的现状与发展［J］. 中华普外科手术学杂志（电子版），2020，14（1）：13-16.

同李平，郑晓庆，段鸿涛，等. 达芬奇机器人左肺上叶切除术治疗肺癌的近期临床效果分析［J］. 中国胸心血管外科临床杂志，2020，27（2）：183-189.

王春萍，匡静，田琴. 右旋糖酐羟丙甲纤维素滴眼预防骨科全麻手术暴露性角膜炎［J］. 护理学杂志，2011，26（4）：40-41.

王恩运，吴学谦，薛莉，等. 外科手术机器人的国内外发展概况及应用［J］. 中国医疗设备，2018，33（8）：115-119.

王靖，姜蕾，郭天康，等. 达芬奇机器人在妇科恶性肿瘤中的应用进展［J］. 医学综述，2020，26（4）：673-677.

王莉，张泽勇，陈杰霞，等. 肩托枕头在妇科腹腔镜手术头低脚高位患者中的应用［J］. 护理学报，2016，23（11）：72-73.

王薇，奚春花. 妇科腹腔镜头低位对手术患者眼压的影响及护理措施［J］. 中华现代护理杂志，2017，23（17）：2283-2286.

王希龙，许世广，刘博，等. 机器人肺叶袖式切除成形及支气管成形术的可行性及质量控制［J］. 中国胸心血管外科临床杂志，2020，27（2）：190-194.

王晓鹏，郭进，李渊，等. 达芬奇机器人辅助联合纳米碳在进展期胃癌根治术中的应用［J］. 中华普通外科杂志，2018，33（1）：8-10.

王晓颖. 机器人肝切除应用价值与评价［J］. 中国实用外科杂志，2016，36（11）：1155-1158.

王遥，杨佳欣. 机器人手术系统在妇科领域的应用［J］. 协和医学杂志，2019，10（4）：375-380.

翁原驰，吴志翀，陈曦，等. 机器人经双侧腋窝和乳晕入路甲状腺手术的初步经验（附40例报告）［J］. 外科理论与实践，2016，21（6）：517-520.

邢丹丹，康福霞，李园园，等. 一例先天性双侧输尿管反流患在达芬奇机器人辅助腹腔镜下行双侧输尿管膀胱再植术的护理体会［J］. 护士进修杂志，2016，31（7）：670-671.

徐柳，张梦洁，庄君龙，等. 保留Retzius间隙的机器人前列腺癌根治术在前列腺中叶突出患者中的应用［J］. 中国肿瘤外科杂志，2019，11（2）：83-86，92.

薛敏. 达芬奇机器人在妇科的应用（薛敏2018观点）［M］. 北京：科学技术文献出版社，2018：24-33.

薛勇敢. 达芬奇机器人远端胃癌根治术临床疗效评价［D］. 北京：解放军医学院学报，2015.

杨阳. 22例达芬奇机器人辅助下经双侧乳晕及腋窝入路甲状腺手术患者的护理［J］. 天津护理，2020，28（5）：599-601.

喻晓芬，王知非. 医护团队仿真模拟配合机器人手术的方法及效果［J］. 中华护理杂志，2016，51（8）：943-946.

袁琦，周俊英. 图解妇科手术配合（2015版）［M］. 北京：科学出版社，2015：66-72.

张春燕，潘丽芬，梁艳芳，等. 一例达芬奇机器人辅助腹膜外腔镜治疗化脓性腰椎间盘炎的术中护理［J］. 中国实用护理杂志，2017，33（17）：1314-1316.

张珂诚，卫勃，郗洪庆，等. 基于倾向性评分匹配的机器人和腹腔镜胃癌根治术的近期与远期疗效比较［J］. 中华外科杂志，2018，56（1）：47-51.

赵健，王忠新，宋勇，等. 肾血管三维成像技术在机器人辅助腹腔镜肾部分切除术前肾动脉变异评估中的应用［J］. 现代泌尿外科杂志，2017，22（12）：921-924.

赵坤，潘华峰，王刚，等. 达芬奇手术机器人与腹腔镜行远端胃癌根治术近期疗效对照研究［J］. 中国实用外科杂志，2013，33（4）：325-327.

中国医师协会外科医师分会甲状腺外科医师委员会，中国研究型医院学会甲状腺疾病专业委员会. 机器人手术系统辅助甲状腺和甲状旁腺手术专家共识［J］. 中国实用外科杂志，2016，36（11）：1165-1170.

中华护理学会手术室护理专业委员会. 手术室护理实践指南［M］. 北京：人民卫生出版社，2019：38.

周琦. 中国常见妇科恶性肿瘤诊疗指南（2019版）［M］. 重庆：重庆大学出版社，2019：1-72.

朱峰，秦仁义. 腹腔镜胰十二指肠切除术之我见［J］. 腹腔镜外科杂志，2018，23（6）：401-403.

朱洪银，崔王平，张昕宁，等. 机器人与开腹胰十二指肠切除术治疗壶腹周围癌的近期疗效对比分析［J］. 腹腔镜外科杂志，2020，25（1）：59-64.

子宫肌瘤的诊治中国专家共识专家组. 子宫肌瘤的诊治中国专家共识［J］. 中华妇产科杂志，2017，52（12）：793-800.

邹华. 不同头低位角度对妇科腹腔镜手术患者眼压的影响［J］. 临床护理杂志，2018，17（5）：50-52.

左艳霞，秦寿泽，周杰，等. 布林佐胺联合肩垫对妇科腹腔镜手术中眼内压增高的干预作用研究［J］. 现代中西医结合杂志，2016，25（24）：2635-2638.

《机器人肝胆胰手术操作指南》制定委员会. 机器人肝胆胰手术操作指南［J］. 临床肝胆病杂志，2019，35（7）：1459-1471.

ARAUJO S E, SEID V E, MARQUES R M, et al. Advantages of the robotic approach to deep infiltrating rectal endometriosis: because less is more [J]. J Robot Surg, 2016, 10 (2): 165-169.

ARIAN S E, MUNOZ J L, KIM S, et al. Robot-assisted laparoscopic myomectomy: current status [J]. Robotic Surgery: Research and Reviews, 2017, 4 (1): 7-18.

BERLANDA N, FRATTARUOLO M P, AIMI G, et al. "Money for nothing". The role of robotic-assisted laparoscopy for the treatment of endometriosis [J]. Reprod Biomed Online, 2017, 35 (4): 435-444.

BERTOLO R, AUTORINO R, FIORI C, et al. Expanding the indications of robotic partial nephrectomy for highly complex renal tumors: urologists' perception of the impact of hyperaccuracy three-dimensional reconstruction [J]. J Laparoendosc Adv Surg Tech A, 2019, 29 (2): 233-239.

BERTOLO R, GARISTO J, GETTMAN M, et al. Novel system for robotic single-port surgery: Feasibility and state of the art in urology [J]. Eur Urol Focus, 2018, 4 (5): 669-673.

BRAY F, FERLAY J, SOERJOMATARAM I, et al. Global cancer statistics 2018: GLOBOCAN estimates of incidence and mortality worldwide for 36 cancers in 185 countries [J]. CA Cancer J Clin, 2018, 68 (6): 394-424.

CERFOLIO R J, GHANIM A F, DYLEWSKI M, et al. The long term survival of robotic lobectomy for non-small cell lung cancer: A multi-institutional study [J]. Thorac Cardiovasc Surg, 2017, 155 (21): 778-786.

CHONG K H, WU M H, LAI C W. Comparison of surgical outcome between conventional open thyroidectomy and endoscopic thyroidectomy through axillo-breast approach [J]. Ci Ji Yi Xue Za Zhi, 2020, 32 (3): 286-290.

CORRADO G, VIZZA E, CELA V, et al. Laparoscopic versus robotic hysterectomy in obese and extremely obese patients with endometrial cancer: A multi-institutional analysis [J]. Eur J Surg Oncol, 2018, 44 (12): 1935-1941.

CUSIMANO M C, BAXTER N N, GIEN L T, et al. Impact of surgical approach on oncologic outcomes in women undergoing radical hysterectomy for cervical cancer [J]. Am J Obstet Gynecol, 2019, 221 (6): 619.

CUSIMANO M C, SIMPSON A N, DOSSA F, et al. Laparoscopic and robotic hysterectomy in endometrial cancer patients with obesity: a systematic review and meta-analysis of conversions and complications [J]. Am J Obstet Gynecol, 2019, 221 (5): 410-428.

DING J, ZHANG C, HUANG D, et al. The state of minimally invasive pancreaticoduodenectomy in Chinese Mainland: A systematic literature review [J]. Biosci Trends, 2020, 13 (6): 488-501.

FACER B, WANG F, GRIJALVA C G, et al. Survival outcomes for robotic-assisted laparoscopy versus traditional laparoscopy in clinical stage Ⅰ epithelial ovarian cancer [J]. Am J Obstet Gynecol, 2020, 222 (5): 474.

GRIVAS N, KALAMPOKIS N, LARCHER A, et al. Robotassisted versus open partial nephrectomy: comparison of outcomes: a systematic review [J]. Minerva Urol Nefrol, 2019, 71 (2): 113-120.

GUAN X, NGUYEN M T A, WALSH T M, et al. Robotic single-site endometriosis resection using firefly technology [J]. J Minim Invasive Gynecol, 2016, 23 (1): 10-11.

KIM A C, RIST R C, ZUREIKAT A H. Technical detail for robot assisted pancreaticoduodenectomy [J]. J Vis Exp, 2019,(151): e60261.

KIM H, SHIM S, HWANG Y, et al. Is robot-assisted laparoscopic myomectomy limited in multiple myomas: A feasibility for ten or more myomas [J]. Obstetrics & Gynecology Science, 2018, 61 (1): 135-141.

KNEUERTZ P J, SOUZA D M, RICHARDSON M, et al. Long-term oncologic outcomes after robotic lobectomy for early-stage nonesmall-cell lung cancer versus video-assisted thoracoscopic and open thoracotomy approach [J]. Clin Lung Cancer, 2020, 21 (3): 214-224.

KNEUERTZ P J, SINGER E D, SOUZA D M, et al. Hospital cost and clinical effectiveness of robotic-assisted versus video-assisted thoracoscopic and open lobectomy: A propensity score-weighted comparison [J]. Thorac Cardiovasc Surg, 2019, 157 (5): 2018-2020.

KRISTENSEN S E, MOSGAARD B J, ROSENDAHL M, et al. Robot-assisted surgery in gynecological oncology: Current status and controversies on patient beneiits, cost and surgeon conditions-a systematic review [J]. Acta Obstet Gynecol Scand, 2017, 96 (3): 274-285.

LEE H, NGUYEN N H, HWANG S I, et al. Personalized 3D kidney model produced by rapid prototyping method and its usefulness in clinical applications [J]. Int Braz J Urol, 2018, 44 (5): 952-957.

LEE J, LEE J H, NAH K Y, et al. Comparison of endoscopic and robotic thyroidectomy [J]. Ann Surg Oncol, 2011, 18 (5): 1439-1446.

LI G T, CHEN P, YAN L, et al. Curative effect of da Vinci robot assisted radical gastrectomy for gastric cancer [J]. World Chinese Journal of Digestology, 2018, 26 (24): 1455-1462.

LIU H, WANG Y, WU C, et al. Robotic surgery versus open surgery for thyroid neoplasms: a systematic review and meta-analysis [J]. J Cancer Res Clin Oncol, 2020, 146 (12): 3297-3312.

LIU M, JI S, XU W, et al. Laparoscopic pancreaticoduodenectomy: Are the Best Times Coming? [J]. World J Surg Oncol, 2019, 17 (1): 81.

LIU P, ZHANG Y, QI X, et al. Unilateral axilla-bilateral areola approach for thyroidectomy by da Vinci robot: 500 cases treated by the same surgeon [J]. J Cancer, 2019, 10 (16): 3851-3859.

LJUNGBERG B, ALBIGES L, ABU-GHANEM Y, et al. European association of urology guidelines on renal cell carcinoma: the 2019 update [J]. Eur Urol, 2019, 75 (5): 799-810.

LUU T H, UY-KROH M J. New developments in surgery for endometriosis and pelvic pain [J]. Clin Obstet

Gynecol, 2017, 60 (2): 245-251.

MICCOLI P, BIRICOTTI M, MATTEUCCI V, et al. Minimally invasive video-assisted thyroidectomy: reflections after more than 2400 cases per-formed [J]. Surg Endosc, 2016, 30 (6): 2489-2495.

MICCOLI P, FREGOLI L, ROSSI L, et al. Minimally invasive video-assisted thyroidectomy (MIVAT) [J]. Gland Surg, 2020 (9): S1-S5.

MOHR FW, FALK V, DIEGELER A, et al. Minimally invasive port-access mitral valve surgery [J]. J Card Surg, 2017, 65 (3): 187-190.

MOLINA D C, LAMBRETON F, MAJUL R A. Trends in robotic pancreaticoduodenectomy and distal pancreatectomy [J]. J Laparoendosc Adv Surg Tech A, 2019, 29 (2): 147-151.

MOTOYAMA D, MATSUSHITA Y, WATANABE H, et al. Initial learning curve for robot-assisted partial nephrectomy performed by a single experienced robotic surgeon [J]. Asian J Endosc Surg, 2020, 13 (1): 59-64.

OH D S, REDDY R M, GORREPATI M L, et al. Robotic-assisted, video-assisted thoracoscopic and open lobectomy: propensity-matched analysis of recent premier data [J]. Ann Thorac Surg, 2017, 104 (34): 1733-1740.

OHLMANN C H, HADASCHIK B. Re: Minimally invasive versus abdominal radical hysterectomy for cervical cancer [J]. Eur Urol, 2019, 75 (5): 875.

ONAITIS M W. Thoracoscopic lobectomy is a safe and versatile procedure: experience with 500 consecutive patients. [J]. Ann Surg, 2016, 244 (3): 420-425.

PAEK S H, KANG K H, PARK S J. A comparison of robotic versus open thyroidectomy for papillary thyroid cancer [J]. Surg Laparosc Endosc Percutan Tech, 2018, 28 (3): 170-173.

PAN H F, WANG G, LIU J, et al. Robotic versus laparoscopic gastrectomy for locally advanced gastric cancer [J]. Surgical Laparoscopy, Endoscopy & Percutaneous Techniques, 2017, 27 (6): 428-433.

PARK S, IN K P, EUNG, R K, et al. Current trends of lung cancer surgery and demographic and social factors related to changes in the trends of lung cancer surgery: An analysis of the national database from 2010 to 2014 [J]. Cancer Research & Treatment Official Journal of Korean Cancer Association, 2016, 49 (2): 330-337.

PERRINE C, ANNE-GAELLE P, HERVé F. Are synechiae a complication of laparotomic myomectomy [J]. Reprod Biomed Online, 2018. DOI: 10. 1016/j. rbmo. 2018. 01. 010.

PÖTSCHER A, BITTERMANN C, LÄNGLE F. Robot-assisted esophageal surgery using the da Vinci © Xi system: operative technique and initial experiences [J]. J Robot Surg, 2019, 13 (3): 469-474.

RAMIREZ P T, FRUMOVITZ M, PAREJA R, et al. Minimally invasive versus abdominal radical hysterectomy for cervical cancer [J]. N Engl J Med, 2018, 379 (20): 1895-1904.

RAZ O, BOESEL T W, ARIANAYAGAM M, et al. The effect of the modified Z trendelenburg position on intraocular pressure during robotic assisted laparoscopic radical prostatectomy: a randomized, controlled study [J]. J Urol, 2015, 193 (4): 1213-1219.

RUSSELL J O, RAZAVI C R, GARSTKA M E, et al. Remote-access thyroidectomy: a multi-institutional North American experience with transaxillary, robotic facelift, and transoral endoscopic vestibular approaches [J]. J Am Coll Surg, 2019, 228 (4): 516-522.

SAYYID R K, SIMPSON W G, LU C, et al. Retzius-sparing robotic-assisted laparoscopic radical prostatectomy: A safe surgical technique with superior continence outcomes [J]. J Endouml, 2017, 31 (12): 1244-1250.

SHEU B C, HUANG K J, HUANG S C, et al. Comparison of uterine scarring between robot-assisted laparoscopic myomectomy and conventional laparoscopic myomectomy [J]. J Obstet Gynaecol, 2020, 40 (7): 974-980.

SHI C, GAO Y, YANG Y, et al. Comparison of efficacy of robotic surgery, laparoscopy, and laparotomy in the treatment of ovarian cancer: a meta-analysis [J]. World J Surg Oncol, 2019, 17 (1): 162.

SHI Y, JIN J, QIU W, et al. Short-term outcomes after robot-assisted vs open pancreaticoduodenectomy after the learning curve [J]. JAMA Surg, 2020, 155 (5): 1-6.

SOTO E, LUU T H, LIU X, et al. Laparoscopy vs. robotic-surgery for endometriosis (LAROSE): a multicenter, randomized, controlled trial [J]. Fertil Steril, 2017, 107 (4): 996-1003.

STEWART E A, COOKSON C L, GANDOLFO R A, et al. Epidemiology of uterine fibroids: a systematic review [J]. BJOG, 2017, 124 (10): 1501-1512.

TACHIBANA H, TAKAGI T, KONDO T, et al. Robot-assisted laparoscopic partial nephrectomy versus laparoscopic partial nephrectomy: a propensity score-matched comparative analysis of surgical outcomes and preserved renal parenchymal volume [J]. Int J Urol, 2018, 25 (4): 359-364.

WAKE N, NUSSBAUM J E, ELIAS M I, et al. 3D printing, augmented reality, and virtual reality for the assessment and management of kidney and prostate cancer: a systematic review [J]. Urology, 2020, 143: 20-32.

WANG T, TANG H, XIE Z, et al. Robotic-assisted vs. laparoscopic and abdominal myomectomy for treatment of uterine fibroids: a meta-analysis [J]. Minim Invasive Ther Allied Technol, 2018, 27 (5): 249-264.

WANG X, LI Z, CHEN M, et al. Minimally invasive and open gastrectomy for gastric cancer: A protocol for systematic review and network meta-analysis [J]. Medicine (Baltimore) , 2018, 97 (48): e13419.

WEI Y, YU D, LI Y, et al. Laparoscopic versus open gastrectomy for advanced gastric cancer: A meta-analysis based on high-quality retrospective studies and clinical randomized trials [J]. Clin Res Hepatol Gastroenterol, 2018, 42 (6): 577-590.

XIA L, WANG X, XU T, et al. Systematic reviewand meta-analysis of comparative studies reporting perioperative outcomes of robot-assisted partial nephrectomy versus open partial nephrectomy [J]. J Endourol, 2017, 31 (9): 893-909.

YAN J F, PAN Y, CHEN K, et al. Minimally invasive pancreatoduodenectomy is associated with lower morbidity compared to open pancreatoduodenectomy: An updated meta-analysis of randomized controlled trials and high-guality nonrandomized studies [J]. Medicine (Baltimore) , 2019, 98 (32): e16730.

YANG Y, SUN D, YANG J, et al. Endoscopic thyroidectomy in anteriorchest approach versus open thyroidectomy for patients with papillary thyroid carcinomas, a retrospective study [J]. J Laparoendosc Adv Surg Tech A, 2020, 30 (5): 488-494.

ZHANG G, LI B, ZHANG G, et al. Pros and cons of transoral endoscopic thyroidectomy via vestibular approach: a comparative study [J]. Surg Laparosc Endosc Percutan Tech, 2020, 31 (3): 331-336.

ZHANG T, ZHAO Z M, GAO Y X, et al. The learning curve for a surgeon in robot-assisted laparoscopic pancreaticoduodenectomy: A retrospective study in a high-volume pancreatic center [J]. Surg Endosc, 2019, 33 (9): 2927-2933.

ZHOU Q, HUANG J, LUO Q Q, et al. Operative outcomes and long-term survival of robotic-assisted segmentectomy for stage Ⅰ A lung cancer compared with video-assisted thoracoscopic segmentectom [J]. Transl Lung Cancer Res, 2020, 9 (2): 306-315.